Ania Carolina Muntau (Hrsg.)

50 Fälle Pädiatrie

Ania Carolina Muntau

50 Fälle Pädiatrie

Aus Klinik und Praxis

2. Auflage

Mit Beiträgen von:
Wiebke Aulbert
Claudia Bollmann
Ingo Borggräfe
Katja Doerry
Laura Hecher
Nariman Mokhaberi
Alexandra Pohl
Christine Prell
Stephanie Putzker
Julia Roeb
Friederike Seggewies
Manuela Steinsdörfer

ELSEVIER

Elsevier GmbH, Hackerbrücke 6, 80335 München, Deutschland
Wir freuen uns über Ihr Feedback und Ihre Anregungen an kundendienst@elsevier.com

ISBN 978-3-437-43302-3
eISBN 978-3-437-05807-3

2. Auflage 2020

Wichtiger Hinweis für den Benutzer
Ärzte/Praktiker und Forscher müssen sich bei der Bewertung und Anwendung aller hier beschriebenen Informationen, Methoden, Wirkstoffe oder Experimente stets auf ihre eigenen Erfahrungen und Kenntnisse verlassen. Bedingt durch den schnellen Wissenszuwachs insbesondere in den medizinischen Wissenschaften sollte eine unabhängige Überprüfung von Diagnosen und Arzneimitteldosierungen erfolgen. Im größtmöglichen Umfang des Gesetzes wird von Elsevier, den Autoren, Redakteuren oder Beitragenden keinerlei Haftung in Bezug auf jegliche Verletzung und/oder Schäden an Personen oder Eigentum, im Rahmen von Produkthaftung, Fahrlässigkeit oder anderweitig, übernommen. Dies gilt gleichermaßen für jegliche Anwendung oder Bedienung der in diesem Werk aufgeführten Methoden, Produkte, Anweisungen oder Konzepte.

Für die Vollständigkeit und Auswahl der aufgeführten Medikamente übernimmt der Verlag keine Gewähr.
Geschützte Warennamen (Warenzeichen) werden in der Regel besonders kenntlich gemacht (®). Aus dem Fehlen eines solchen Hinweises kann jedoch nicht automatisch geschlossen werden, dass es sich um einen freien Warennamen handelt.

Bibliografische Information der Deutschen Nationalbibliothek
Die Deutsche Nationalbibliothek verzeichnet diese Publikation in der Deutschen Nationalbibliografie; detaillierte bibliografische Daten sind im Internet über https://www.dnb.de abrufbar.

26 27 28 29 7 6 5 4

Bei Patienten und Berufsbezeichnungen wurden abwechselnd die grammatikalisch maskuline und feminine Form gewählt. Selbstverständlich sind in diesen Fällen immer alle Geschlechter gemeint.

Planung: Inga Schickerling
Lektorat und Projektmanagement: Sabine Hennhöfer
Redaktion: Michaela Mohr/Michael Kraft, mimo-booxx|textwerk., Augsburg
Herstellung: Hildegard Graf, Germering
Satz: Thomson Digital, Noida/Indien
Druck und Bindung: Rodona Industria Gráfica, S.L., Pamplona / Spanien
Umschlagkonzept und Gestaltung: Stefan Hilden, München, www.hildendesign.de
Umschlagabbildung: © Hildendesign unter Verwendung mehrerer Motive von Shutterstock.com
Umschlagherstellung: SpieszDesign, Neu-Ulm

Aktuelle Informationen finden Sie im Internet unter **www.elsevier.de.**

Vorwort

Seit Inkrafttreten der neuen Ärztlichen Approbationsordnung ist das Medizinstudium in Deutschland wesentlich praxis- und patientenorientierter. Der Unterricht sieht bereits in den ersten Semestern Untersuchungskurse und Patientengespräche vor, im Rahmen studienbegleitender mündlicher Prüfungen und im mündlichen Teil des 2. Teils der Ärztlichen Prüfung soll der Studierende klinische Symptome erkennen und benennen, differenzialdiagnostische Überlegungen anstellen sowie diagnostische und therapeutische Konzepte erstellen. Verständlicherweise stellt dies zunächst eine große Herausforderung dar.
Um Sie dabei zu unterstützen, diese klinisch essenziellen Fähigkeiten für das Fach Pädiatrie zu erlernen und zu trainieren, haben wir die 50 wichtigsten Fälle aus der Kinderheilkunde zusammengetragen und didaktisch aufbereitet. Sie sollen Ihnen dabei helfen, eine charakteristische klinische Situation selbstständig und in der Reihenfolge des praktischen Vorgehens im klinischen Alltag zu evaluieren. Jeder Fall ist systematisch von der Anamnese bis zur Therapie aufgebaut. Das didaktische Konzept mit farbigen Tabellen und aussagekräftigen Abbildungen, Merke-Kästen und Zusammenfassungen wird Sie dabei unterstützen, das Gelesene zu strukturieren und damit dauerhaft zu verinnerlichen. Nach Beschreibung der Anamnese wird der Leser zu Beginn des Kapitels mit einer Serie von Fragen konfrontiert. Im Rahmen der Prüfungsvorbereitung ist es sinnvoll, die Fragen laut und konkret zu beantworten, da die Erfahrung zeigt, dass es Ihnen häufig schwer fällt, Ihr vorhandenes theoretisches Wissen in terminologisch korrekte und zielführende Antworten zu gießen. Das Buch könnte damit auch für Lerngruppen ein hilfreiches Instrument sein. Für die 2. Auflage wurden sämtliche Fälle überarbeite und an die jeweils neuesten Leitlinien angepasst. Neu hinzugekommen ist der Fall zur Kindesmisshandlung.
Ich glaube daran, dass dieses Buch ein weiterer Baustein für die optimale, patientenorientierte Unterrichtsbegleitung und Prüfungsvorbereitung ist. Wie immer standen Sie, die Leser, und Ihre von mir vermuteten Bedürfnisse bei der Schreib- und Redaktionsarbeit im Vordergrund. Es ist mir daher ein großes Anliegen, Ihre Rückmeldungen, Kommentare und Anregungen zu erhalten, um das Buch in Zukunft weiter zu verbessern. Ich wünsche Ihnen Freude mit dem Fach Pädiatrie und viel Erfolg bei Ihren Prüfungen!

München, im Frühjahr 2020
Ania Carolina Muntau

Danksagungen

Sehr dankbar bin ich meinen Kolleginnen und Kollegen Dr. Wiebke Aulbert, Prof. Dr. Ingo Borggräfe, Dr. Katja Doerry, Laura Hecher, Dr. Claudia Bollmann, Dr. Nariman Mokhaberi, Dr. Alexandra Pohl, Dr. Christine Prell, Dr. Stephanie Putzker, Dr. Julia Roeb, Dr. Friederike Seggewies und Dr. Manuela Steinsdörfer für die Erstellung der Fallberichte zu ihren Patienten und die sehr intensive und harmonische Zusammenarbeit.

Auch den Mitarbeiterinnen des Elsevier-Verlags, mit dem ich im Rahmen anderer Buchprojekte zum Thema Pädiatrie nun bereits seit langer Zeit verbunden bin, möchte ich sehr herzlich für die erneut ausgezeichnete und vertrauensvolle Zusammenarbeit danken. In diesem Fall haben mich Frau Sabine Hennhöfer und Frau Inga Schickerling durch das Projekt begleitet.

Abbildungsnachweis

Der Verweis auf die jeweilige Abbildungsquelle befindet sich bei allen Abbildungen im Werk am Ende des Legendentextes in eckigen Klammern. Alle nicht besonders gekennzeichneten Grafiken und Abbildungen © Elsevier GmbH, München.

E364	Rumack et al.: Diagnostic Ultrasound, Elsevier Mosby, 2004
E846-013	Rothrock et al.: 'Alexander's care of the patient in surgery, Elsevier Mosby, 2007
F1031-001	Scheffer I. E. / et al.: Gerüst der Epilepsieklassifikation, Springer Nature, November 2018
G679-001	Blickman et al.: Pediatric Radiology - the requisites, Elsevier Mosby 2009
L141	Stefan Elsberger, Planegg
L238	Sonja Klebe, Löhne
M614	Prof. Dr. med Wofgang Rüther, Universitätsklinikum Hamburg-Eppendorf
R135-004	Muntau, Ania Carolina: Intensivkurs Pädiatire, 4. Aufl., 2007
R190-003	Michalk / Schönau: Differentialdiagnose Pädiatrie,4.Auflage 2018, Elsevier, Urban&Fischer,
R232	Mayatepek, Pädiatrie, 1. Auflage 2007
R305	Muntau, Intensivkurs Pädiatrie, 6.Auflage, 2011
T1056	PD Dr. med. Ingo Borggräfe, Klinik im Dr. von Haunerschen Kinderspitals, München
T1057	Claudia Kupczyk, München
T409	Fotosammlung des Dr. von Haunerschen Kinderspitals, München
T700	Dr. med. Julia Roeb, Klinik im Dr. von Haunerschen Kinderspital, München
T703	Prof. Dr. med. Konrad Brockmeier, Uniklinik Köln
T743	Prof. Dr. med Hans-Iko Huppertz, Klinikum Bremen-Mitte
T987	Prof. Dr. Thomas Pfluger, Klinikum der Universität München
V492	Abavo GmbH, Buchloe

Abkürzungen

A

A., Aa.	Arteria(e)
Abb.	Abbildung
ABPA	allergische bronchopulmonale Aspergillose
ACTH	adrenokortikotropes Hormon
ADH	antidiuretisches Hormon
AF	Atemfrequenz
AGS	adrenogenitales Syndrom
AIDS	Acquired Immunodeficiency Syndrome
AK	Antikörper
ALL	akute lymphatische Leukämie
AML	akute myeloische Leukämie
ANA	antinukleäre Antikörper
ANCA	Anti-Neutrophilen-zytoplasmatische Antikörper
a. p.	anterior-posterior
AP	alkalische Phosphatase
aPTT	aktivierte partielle Thrombinzeit
ASCA	Anti-Saccharomyces-cerevisiae-Antikörper
ASD	Vorhofseptumdefekt
ASL	Antistreptolysin
AT-III	Antithrombin III
AV	atrioventrikulär
AZ	Allgemeinzustand

B

BAT	Blutaustauschtransfusion
BE	Broteinheit, Base Excess
BGA	Blutgasanalyse
BKS	Blutkörperchensenkung
BTK	Bruton-Kinase
BZ	Blutzucker
bzw.	beziehungsweise

C

CF	zystische Fibrose
CFTR	Cystic Fibrosis Transmembrane Conductance Regulator
CK	Kreatinkinase
CMV	Cytomegalievirus
CO_2	Kohlendioxid
CRP	C-reaktives Protein
CT	Computertomografie

D

d	Tag
DD	Differenzialdiagnose
DHEAS	Dihydroepiandrostendion
DIC	disseminierte intravasale Koagulopathie
DIOS	distales intestinales Obstruktionssyndrom
DMARD	Disease modifying antirheumatic Drug
DNA	Desoxyribonukleinsäure

E

E. coli	Escherichia coli
EBV	Epstein-Barr-Virus
ED	Einzeldosis
EEG	Elektroenzephalogramm
EHEC	enterohämorrhagische Escherichia coli
EKG	Elektrokardiogramm
ELISA	Enzyme-linked immunosorbent Assay
EMG	Elektromyogramm
EPU	elektrophysiologische Untersuchung
ERCP	endoskopisch retrograde Cholangiopankreatikografie
EZ	Ernährungszustand

F

FFP	Fresh Frozen Plasma
FISH	Fluoreszenz-in-situ-Hybridisierung
FPIES	Food Protein-induced Enterocolitis Syndrome
FSH	follikelstimulierendes Hormon
FSME	Frühsommer-Meningoenzephalitis

G

g	Gramm
GG	Geburtsgewicht
GH	Wachstumshormon
GI-Trakt	Gastrointestinaltrakt
GnRH	Gonadotropin-releasing Hormone
GOT	Glutamat-Oxalacetat-Transaminase
GPT	Glutamat-Pyruvat-Transaminase
G6PD	Glucose-6-Phosphat-Dehydrogenase
γ-GT	γ-Glutamyl-Transferase

H

h	Stunde
Hb	Hämoglobin
HBV	Hepatitis-B-Virus
HCO_3	Bikarbonat
HCV	Hepatitis-C-Virus
HF	Herzfrequenz
Hg	Quecksilber
Hib	Haemophilus influenzae Typ b
HIV	Human Immunodeficiency Virus
HL	Hodgkin-Lymphom
HLA	Human Leukocyte Antigen
HSZT	hämatopoetische Stammzelltransplantation
HSV	Herpes-simplex-Virus
HUS	hämolytisch-urämisches Syndrom
HV	Hyperventilation
HVL	Hypophysenvorderlappen
Hz	Hertz

I

IART	intraatriale Reentry-Tachykardie
IE	internationale Einheiten
IgA, G, M	Immunglobuline A, G, M
IGF1	Insulin-like Growth Factor 1
IGF-BP3	Insulin-like Growth Factor 1 Binding Protein 3
IL	Interleukin
i. m.	intramuskulär
INR	International normalized Ratio
IRT	immunreaktives Trypsin
ITP	Immunthrombozytopenie
i. v.	intravenös

J

JIA	juvenile idiopathische Arthritis
JME	juvenile myoklonische Epilepsie

K

Kg KG	Kilogramm Körpergewicht
KOF	Körperoberfläche

L

LDH	Laktatdehydrogenase
LE	Lupus erythematodes
LH	luteinisierendes Hormon
LK	Lymphknoten

M

m	Meter
M.	Musculus
MCGN	Minimal-Change-Glomerulonephritis
MCU	Miktionszystourethrografie
mg	Milligramm
µg	Mikrogramm
Min.	Minute(n)
ml	Milliliter
mm	Millimeter
MRT	Magnetresonanztomografie

N

N.	Nervus
NEC	nekrotisierende Enterokolitis
NHL	Non-Hodgkin-Lymphom
NIPT	nichtinvasive Pränataldiagnostik
NNRTI	Nicht-Nukleosid-Reverse-Transkriptase-Inhibitor
NRTI	Nukleosid-Reverse-Transkriptase-Inhibitor
NSAID	nichtsteroidale antiinflammatorische Substanzen
NSAR	nichtsteroidale Antirheumatika

O

ORL	orale Rehydratationslösung

P

PAP	Pankreatitis-assoziiertes Protein
PCOS	polyzystisches Ovarialsyndrom
PCR	Polymerasekettenreaktion
PDA	persistierender Ductus arteriosus
PET	Positronenemissionstomografie
PI	Proteaseinhibitor
PLED	Periodic lateralized epileptiform Discharges
p. m.	Punctum maximum
PML	progressive multifokale Leukenzephalopathie
p. o.	per os
PTT	partielle Thromboplastinzeit

R

RF	Rheumafaktor
RNA	Ribonukleinsäure
RR	Blutdruck nach Riva-Rocci
RSV	Respiratory Syncytial Virus

S

SBDS	Shwachman-Bodian-Diamond-Syndrom
s. c.	subkutan
SCID	schwerer kombinierter Immundefekt
Sek.	Sekunde(n)
SGA	Small for Gestational Age
SIDS	Sudden Infant Death Syndrome
SIRS	systemisches inflammatorisches Response-Syndrom
SLE	systemischer Lupus erythematodes
STH	Wachstumshormon
STIKO	ständige Impfkommission
SVT	supraventrikuläre Tachykardie

T

T_3, T_4	Trijodthyronin, Thyroxin
Tab.	Tabelle
TNF	Tumornekrosefaktor
TPO	Thyreoperoxidase
TSH	Thyreoidea Stimulating Hormone
TTP	thrombotisch-thrombozytopenische Purpura

V

V., Vv.	Vena, Venae
VLBWI	Very low Birth Weight Infants
VSD	Ventrikelseptumdefekt
VT	ventrikuläre Tachykardie
VUR	vesikoureteraler Reflux
VWF	Von-Willebrand-Faktor
VZV	Varicella-Zoster-Virus

W

WAS	Wiskott-Aldrich-Syndrom
WPW	Wolff-Parkinson-White(-Syndrom)

Z

ZVK	zentraler Venenkatheter

Inhaltsverzeichnis

Inhaltsverzeichnis nach Diagnosen

Inhaltsverzeichnis nach Fachgebieten

Nephrologie

Neurologie

Onkologie

Orthopädie/Rheumatologie

Stoffwechselerkrankungen

1

Abwesenheit und fehlende Ansprechbarkeit (9 Jahre)

Ingo Borggräfe

Anamnese

Thomas ist seit Wochen immer wieder abwesend. Sogar die Lehrer haben seine Mutter, Frau Huber, schon darauf angesprochen. Die Noten sind im letzten Halbjahr etwas abgesackt und das ausgerechnet in der 4. Klasse einer Regelschule. Neulich hat Frau Huber bei den Vorbereitungen zu Thomas' Kindergeburtstag beobachtet, wie er beim Aufblasen eines Luftballons plötzlich für ca. 10 Sek. vor sich hinstarrte und nicht kontaktfähig war. Nun macht sich Frau Huber Sorgen und will wissen, was da los ist.

Untersuchungsbefund

9 Jahre alter Junge in gutem AZ und EZ. Klinischer Befund internistisch und neurologisch unauffällig.

1. **Wie ist die Absence-Epilepsie definiert?**
2. **Welche Differenzialdiagnosen kommen in Betracht?**
3. **Welche Provokationsmethoden müssen bei der EEG-Ableitung durchgeführt werden?**
4. **Welche Arten von EEG-Wellen gibt es?**
5. **Welche Veränderungen müssen bei der EEG-Befundung beschrieben werden?**
6. **Wie wird die kindliche Absence-Epilepsie behandelt?**

1. Absence-Epilepsie

Die Absence-Epilepsie gehört zu den **idiopathisch generalisierten Epilepsien** mit plötzlich auftretendem Bewusstseinsverlust und ebenso abruptem Ende nach einigen Sekunden. Das EEG zeigt während dieser Absencen generalisierte **3/Sek. Spike-and-Wave-Komplexe** (➤ Abb. 1.1). Man spricht dann, in Abhängigkeit vom Alter, von der **kindlichen Absence-Epilepsie** (Manifestationsalter 4–10 Jahre, Anfallshäufigkeit hoch, kaum Neigung zu generalisiert tonisch-klonischen Anfällen, hohe Remissionsrate im Verlauf) und der **Absence-Epilepsie des Jugendalters** (Alter 11–16 Jahre, niedrige Anfallsfrequenz, höhere Neigung zu generalisiert tonisch-klonischen Anfällen, Remissionsrate geringer als bei kindlicher Absence-Epilepsie). Ferner muss die deutlich seltenere frühkindliche Absence-Epilepsie (1.–3. Lebensjahr) abgegrenzt werden, da bei ihr in bis zu 10 % der Fälle ein behandelbarer Glukosetransporterdefekt vorliegt. Auch bei anderen Epilepsien können Absencen als Anfallssemiologie auftreten. Bei der sich im Kleinkindalter manifestierenden myoklonisch-atonischen Epilepsie (**Doose-Syndrom**) treten neben den charakteristischen astatischen, myoklonischen Anfällen und generalisiert tonisch-klonischen Anfällen auch Absencen auf. Ein

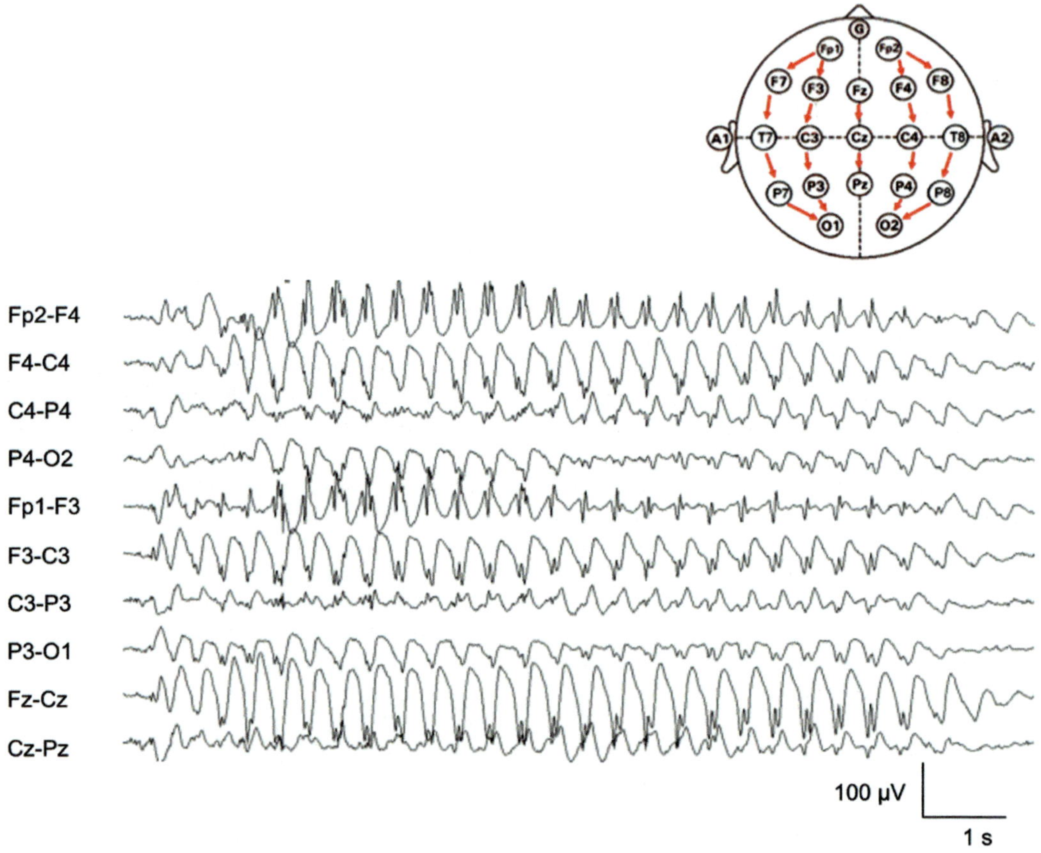

Abb. 1.1 Video-EEG mit Hyperventilation bei Absence-Epilepsie: Wach-EEG mit generalisierten 3/Sek. Spike-and-Wave-Komplexen. [T409]

Auftreten bei anderen idiopathischen Epilepsien (z. B. JME: juvenile myoklonische Epilepsie) ist ebenfalls möglich. Darüber hinaus können Einschränkungen des Bewusstseins auch bei fokalen Epilepsien als Anfallsform auftreten.

2. Differenzialdiagnosen

Neben der typischen Absence-Epilepsie muss differenzialdiagnostisch gedacht werden an:

- Anfälle mit vorwiegend eingeschränktem Bewusstsein im Rahmen fokaler Epilepsien
- **Nicht epileptische** Phänomene: Tagträume, psychogene Anfälle

3. Aktivierungsmethoden

Aktivierungsmethoden dienen der Erhöhung der Sensitivität des EEG. Hyperventilation und Photostimulation werden, wenn es Alter und Kooperation des Patienten zulassen, bei jedem Routine-EEG durchgeführt.

- **Hyperventilation** (HV): Tiefes und schnelles Ein- und Ausatmen mit einer Frequenz von 25–30/Min. über 3–4 Min. führt zu einer Amplitudenzunahme und Verlangsamung des Grundrhythmus sowie zu einer Zunahme langsamer Wellen. Bei idiopathisch generalisierten Epilepsien kann es zur Provokation von Anfällen (z. B. Absencen, generalisiert tonisch-klonische Anfälle) und epilepsietypischen Potenzialen kommen. **Cave:** Kontraindikationen für die HV: zerebrovaskuläre Erkrankungen, Schwangerschaft, schwere pulmonale Erkrankungen.
- **Schlaf:** Für die Schlafaktivierung ist ein natürlicher Schlaf gewünscht. Spontanschlaf wird aufgrund der Stresssituation in der Routine-EEG-Ableitung selten erreicht, sodass schlaffördernde Mittel zum Einsatz kommen, die die Schlafarchitektur nicht beeinflussen (v. a. Melatonin p. o.). Durch Schlaf werden epilepsietypische Potenziale v. a. bei der Rolando-Epilepsie aktiviert.
- **Photostimulation:** Dem Patienten werden rasch wiederholte Blitzreize (1–30 Hz) für jeweils 3–5 Sek. präsentiert. Neben dem sog. Photic Driving (eine normale, v. a. okzipital betonte Synchronisation der Hirnaktivität) können insbesondere bei den generalisierten Epilepsien (v. a. JME) epilepsietypische Potenziale im EEG (selten: generalisiert tonisch-klonische Anfälle, myoklonische Anfälle) ausgelöst werden.

4. EEG-Wellen

Bei der Interpretation eines EEG wird die Frequenz (Wellen/Sekunde in Hertz) und die Amplitude (µV) der EEG-Wellen beurteilt. In Abhängigkeit vom Reifegrad des Gehirns sind unterschiedliche Frequenzbereiche und Amplituden normal bzw. pathologisch. Die Frequenz der EEG-Wellen wird in 4 Bereiche unterteilt:

- **Delta-Band:** 0,5–3,5 Hz
- **Theta-Band:** 4–7 Hz (langsame Wellen)
- **Alpha-Band:** 8–13 Hz (Grundrhythmus über okzipital bei einem gesunden Patienten > 8 Jahre)
- **Beta-Band:** > 13–30 Hz (schnelle Wellen)

5. EEG-Befundung

Befundet werden der **Grundrhythmus** bezüglich Frequenz, Amplitude, Lokalisation und Verteilung, die Morphologie (einschließlich Symmetrie und Modulation), das zeitliche Verhalten/Häufigkeit (Ausprägung) und die Reagibilität (Reaktivität). Hiernach werden pathologische Veränderungen nach dem gleichen Muster wie oben beschrieben:

- **Verlangsamungen** der Grundaktivität (intermittierend oder kontinuierlich, generalisiert oder multi-/regional) sowie des okzipitalen Grundrhythmus.
- **Epilepsietypische Potenziale:** Häufig mit Epilepsie assoziierte Wellenformen wie Spitzen (Spikes), scharfe Wellen (Sharp Waves), Polyspikes und Spitze-Wellen-Komplexe (Spike-Wave-Komplexe).
- **Besondere Muster,** z. B. triphasische Wellen, periodische Muster (Periodic lateralized epileptiform Discharges, PLED, oder biphasische PLED, BiPLED, bei bestimmten Syndromen oder klinischen Konstellationen).
- **Asymmetrien:** Erhöhung der Amplitude trotz physiologischer Aktivität, z. B. bei Knochenlücken oder Erniedrigung der Amplitude, z. B. bei subduralem Hämatom/Hygrom oder kortikalen Resektionen.
- **Koma-Muster:** Delta-Aktivität Koma, Burst Suppression.

Wichtig sind die Beschreibung und Beseitigung von vorhandenen Ableitungsartefakten. **Biologische Artefakte** treten z. B. bei Ableitung eines Oberflächen-EMG über den temporalen Elektroden bei Anspannung der Kopfmuskulatur (M. temporalis), durch eine Pulswelle, Lid- und Bulbusbewegungen, Schwitzen, Atembewegungen oder Körperbewegungen auf. Auch das stets mit aufgezeichnete EKG-Signal kann in die EEG-Kurve eingelagert sein und ein Artefakt hervorrufen. Eine Zahnprothese oder Zahnspange kann ebenfalls zu Störungen bei der EEG-Ableitung führen. **Exogene Artefakte** treten u. a. bei schlechtem Elektrodensitz, abgerissenen Elektrodenkabeln und durch 50-Hz-Wechselstromquellen (z. B. bei Infusomaten und Wärmebetten) auf. Entscheidend ist, dass eine Interpretation des EEG nur bei Kenntnis der vorliegenden Klinik sinnvoll ist. Für eine abschließende Beurteilung muss außerdem die bereits bestehende Medikation bekannt sein.

6. Therapie der Absence-Epilepsie

Ziel der Therapie ist Anfallsfreiheit bei guter Verträglichkeit der Medikation. In einer kürzlich veröffentlichen randomisierten Medikamentenstudie zur kindlichen Absence-Epilepsie mit 3 Parallelgruppen wurden die Wirksamkeit und Verträglichkeit von Ethosuximid, Valproat und Lamotrigin getestet. **Ethosuximid** (ESM) und **Valproat** (VPA) zeigten beide eine vergleichbar gute Wirksamkeit, allerdings traten unter Valproat häufiger Einschränkungen der Aufmerksamkeit auf. **Lamotrigin** (LTG) zeigte eine schlechtere Wirkung als ESM und VPA. Zusammenfassend ist Ethosuximid das Mittel der Wahl bei der kindlichen Absence-Epilepsie, gefolgt von VPA und dann LTG. Welches der Medikamente zum Einsatz kommt, ist aber letztlich auch abhängig von Begleiterkrankungen und Nebenwirkungsprofil (VPA ist z. B. kontraindiziert bei Leberfunktionsstörung und sollte nicht bei gebärfähigen Jugendlichen eingesetzt werden). Bei unzureichendem Therapieeffekt ist eine **Kombinationstherapie** von VPA mit LTG oder ESM möglich.

Medikamente zweiter Wahl sind z. B. Topiramat (TPM), Levetiracetam (LEV) oder Clobazam (CLB). Bei **therapieresistenter Epilepsie (Versagen von 2–3 Antiepileptika der ersten Wahl bei guter Verträglichkeit)** sollte eine Vorstellung in einem **Epilepsiezentrum** erfolgen, um die Diagnose zu überprüfen und ggf. eine alternative Therapie einzuleiten (z. B. Vagusnervstimulation, ketogene Diät).

MERKE

Zur EEG-Befundung werden **Grundrhythmus** der Hirnaktivität, generalisierte und/oder regionale **Verlangsamungen** sowie epilepsietypische und weitere besondere **Muster** beschrieben. Nur in Kenntnis der Klinik und der bestehenden medikamentösen Therapie sind eine abschließende Interpretation des EEG und eine Therapieempfehlung durch einen pädiatrischen Neurologen sinnvoll.

ZUSAMMENFASSUNG

Die typische **Absence-Epilepsie** gehört zu den **idiopathischen generalisierten Epilepsien.** In Abhängigkeit von der Anfallshäufigkeit und dem Alter des Patienten bei Erstmanifestation unterscheidet man die **kindliche Absence-Epilepsie** von der **juvenilen Absence-Epilepsie** mit selteneren Absencen, aber zusätzlich auftretenden Grand-Mal-Anfällen. Klinisch zeigt sich eine fehlende Kontaktfähigkeit zum Teil mit nestelnden Bewegungen oder Blinzeln. Im EEG zeigen sich typischerweise **generalisierte 3 Hz/Sek. Spike-and-Wave-Komplexe,** die sich durch Hyperventilation aktivieren lassen. Eine genetische Prädisposition ist bekannt. Die medikamentöse Therapie besteht aus Ethosuximid, gefolgt von Valproat und Lamotrigin. Abzugrenzen sind Epilepsien mit **Anfällen mit vorwiegend eingeschränkter Kontaktfähigkeit,** die einen fokalen Ursprung haben und sehr ähnlich imponieren können, oft aber langsamer beginnen und enden.

2 Somnolenz, Trinkschwäche und rezidivierendes Erbrechen (10 Tage)

Julia Roeb, Manuela Steinsdörfer

Anamnese

Chris, 10 Tage alt, wird wegen zunehmender Müdigkeit, Trinkunlust und rezidivierenden Erbrechens vorgestellt. Die Eltern berichten, dass der Junge als erstes gemeinsames Kind termingerecht nach unkomplizierter Schwangerschaft entbunden wurde. Das Geburtsgewicht lag bei 3.490 g. Die postnatale Adaptation gestaltete sich komplikationslos, sodass Chris am 3. Lebenstag auf dringenden Wunsch der Eltern aus der Geburtsklinik entlassen wurde. Die Durchführung des Neugeborenenscreenings lehnten die Eltern ab, da die Untersuchung auf angeborene Hormon- und Stoffwechselstörungen bei den Kindern aus jeweils erster Ehe unauffällig gewesen war.

Untersuchungsbefunde

10 Tage alter männlicher Säugling in deutlich reduziertem AZ. Gewicht 3.230 g (25. Perzentile), Temperatur 37 °C. Haut rosig-ikterisch, reduzierter Hautturgor. Fontanelle leicht unter Niveau. Reflexe altersgemäß. Genitale männlich, Hoden beidseits deszendiert, Skrotum gefältelt, leicht hyperpigmentiert. Cor, Pulmo und Abdomen unauffällig.

Laborbefunde

Leukozyten 11.000/µl, Hb 17 g/dl, Thrombozyten 325.000/µl, CRP < 0,5 mg/dl, Natrium 129 mmol/l, Kalium 6,5 mmol/l, BGA: pH 7,28, BE – 11 mmol/l, HCO_3^- 10 mmol/l, pCO_2 20 mmHg.

1. **Wie lautet Ihre Verdachtsdiagnose?**
2. **Beschreiben Sie die Pathogenese der Erkrankung.**
3. **Welche Untersuchungen führen Sie durch?**
4. **Welche Therapie leiten Sie unverzüglich und langfristig ein?**
5. **Die Eltern möchten von Ihnen wissen, ob sie den Verlauf hätten verhindern können. Was sagen Sie?**
6. **Besteht ein Wiederholungsrisiko bei einer erneuten Schwangerschaft? Welche Maßnahmen ergreifen Sie?**

1. Verdachtsdiagnose

Es zeigen sich am 10. Lebenstag klinische Zeichen der **Dehydratation** (reduzierter Hautturgor, eingesunkene Fontanelle) bei einem Gewicht deutlich unter dem Geburtsgewicht. Die körperliche Untersuchung ergibt darüber hinaus eine **Hyperpigmentierung** und **vermehrte Fältelung des Skrotums.** Die Blutuntersuchung zeigt eine **metabolische Azidose** mit **Hyperkaliämie** und **Hyponatriämie.** Aufgrund dieser Konstellation sollte der dringende Verdacht auf ein **adrenogenitales Syndrom (AGS) mit Salzverlust** gestellt werden.

2. Pathogenese

Pathogenetisch handelt es sich um einen **angeborenen Enzymdefekt** in der Kortisolbiosynthese, der einem autosomal-rezessiven Erbgang folgt und zu einer **verminderten Kortisolbildung** mit nachfolgend erhöhter ACTH-Ausschüttung (ACTH: adrenokortikotropes Hormon) führt. In 95 % der Fälle kommt es zu einer Störung der Konversion von 17-Hydroxyprogesteron zu 11-Deoxykortisol aufgrund einer verminderten 21-Hydroxylase-Aktivität. Die vermehrte ACTH-Ausschüttung führt zu einer Anhäufung der gemeinsamen Vorstufen von Kortisol und Androgenen, die angesichts des Syntheseblocks in der Kortisolsynthese vermehrt zu Androgenen abgebaut werden. Der **Androgenüberschuss** führt bei Mädchen zu einer Störung der sexuellen Differenzierung mit pränataler **Virilisierung** (➤ Abb. 2.1) sowie zu einer **verfrühten Pubertätsentwicklung** bei beiden Geschlechtern.

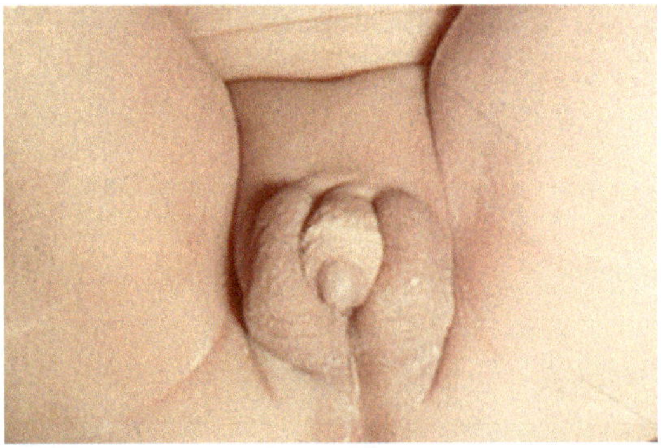

Abb. 2.1 Virilisiertes Genitale bei einem weiblichen Neugeborenen mit AGS. [T409]

Kommt es zusätzlich zu einer **Störung der Aldosteronsynthese,** kann hieraus eine schwere **Salzverlustsymptomatik** mit Dehydratation, Hyperkaliämie und Hyponatriämie resultieren.

MERKE

In 95 % der Fälle liegt dem AGS ein Defekt der **21-Hydroxylase** zugrunde. In 75 % der Fälle handelt es sich um einen kompletten Defekt mit Salzverlust (klassisches AGS mit Salzverlust) und in 25 % der Fälle um einen partiellen Defekt ohne Salzverlust (klassisches, einfach virilisierendes AGS). Weitere Enzymdefekte können die **11-Hydroxylase** sowie **3-β-Hydroxysteroiddehydrogenase** betreffen.

3. Diagnostik

Bei Verdacht auf ein AGS sollten folgende Untersuchungen durchgeführt werden:

- Körperliche Untersuchung mit genauer **Inspektion des Genitales.**
- Blutuntersuchung: **Erhöhung von 17-OH-Progesteron** sowie Dehydroepiandrostendionsulfat (DHEAS), Androstendion und Testosteron im Serum bei stark **erniedrigtem Kortisol.**
- Hormonstimulationstest (**ACTH-Kurztest**): unzureichender Kortisolanstieg bei exzessivem 17-OH-Progesteronanstieg.
- Genetik: **Chromosomenanalyse** zur Bestimmung des chromosomalen Geschlechts, **DNA-Analyse** zum Mutationsnachweis.

4. Therapie

Bei Vorliegen einer Salzverlustkrise im Rahmen eines AGS sollte eine sofortige intensivmedizinische Überwachung eingeleitet werden. Nach einer Blutentnahme sowie der Asservierung weiterer Blutproben zur anschließenden Hormonbestimmung und genetischen Untersuchung stehen zunächst die Therapie der Hypotension, Dehydratation und Elektrolytentgleisung sowie der **Ausgleich des Kortisolmangels** im Vordergrund. Hierzu erfolgen die intravenöse Flüssigkeitssubstitution mit NaCl 0,9 % sowie die Verabreichung von Hydrokortison in Stressdosierung (100 mg/m² KOF). Nach der Stabilisierung des Patienten erfolgt die Umstellung auf eine lebenslange Dauertherapie. Ziel ist hierbei, Kortisol in einer Menge zu verabreichen, die eine **Reduktion der überschießenden ACTH-Ausschüttung und Androgenproduktion** und damit ein normales Längenwachstum sowie eine normale Sexualentwicklung und funktion ermöglicht. Hierzu wird **Hydrokortison** in einer Dosierung von 10–20 mg/m² KOF/d in 3 ED verabreicht. Bei Vorliegen eines Salzverlustsyndroms werden zusätzlich Mineralokortikoide gegeben (Fludrocortison 0,05–0,3 mg/d in 2 ED).

MERKE

Beim Vorliegen eines AGS ist eine **lebenslange Substitution von Kortisol** notwendig. Da in Stresssituationen (z. B. Infektion, Fieber, Operation) der Kortisolbedarf erhöht ist, wird in diesen Phasen die Dosis verdreifacht.

5. Elterngespräch

Es ist wichtig, eine **ruhige Gesprächssituation** zu schaffen. Aus der Frage kann man schon auf die Selbstvorwürfe der Eltern schließen. Bemühen Sie sich mit **einfachen Worten** für Laien, möglichst **ohne medizinische Fachbegriffe** die Situation zu erklären.

Es ist wichtig, den Eltern zu sagen, dass im Neugeborenenscreening angeborene Hormon- und Stoffwechselstörungen erfasst werden, bei denen eine **Behandlung möglich** ist und somit **Folgeschäden verhindert** werden können bzw. der Krankheitsverlauf verbessert werden kann. Man hätte somit auch bei Chris die Entgleisung durch einen zeitnahen Therapiebeginn verhindern können. Glücklicherweise hat Chris sich durch die medizinische Unterstützung (Infusionstherapie, Hydrokortison, Fludrocortison) gut stabilisiert und wird sich bei Einhaltung der Therapie normal entwickeln.

Es ist wichtig, dass Eltern mit einem chronisch kranken Kind auch im weiteren Verlauf ein **vertrauensvolles Verhältnis** zu den Ärzten und dem Pflegepersonal haben. Somit sollten Fragen der Eltern ernst genommen sowie **offen und ehrlich** beantwortet werden.

Es ist wichtig, das Gespräch mit **Empathie** zu führen, aber die lebenswichtige **Notwendigkeit medizinischer Maßnahmen** (wie beispielsweise die tägliche Medikamenteneinnahme) klar und deutlich **hervorzuheben.** Nur so ist eine **gute Compliance** der Eltern möglich.

6. Wiederholungsrisiko und Maßnahmen bei erneuter Schwangerschaft

Da es sich beim AGS um eine **autosomal-rezessiv** vererbte Erkrankung handelt, ist davon auszugehen, dass der Patient homozygoter und die Eltern heterozygote Merkmalsträger sind. Ein weiteres gemeinsames Kind dieser Eltern hat daher ein **Risiko von 25 %,** ebenfalls an einem AGS erkrankt zu sein.

Bei erneuter Schwangerschaft kann im Rahmen eines experimentellen Therapieansatzes zur Unterdrückung der kindlichen Androgenproduktion die Therapie der Schwangeren mit **Dexamethason** erfolgen. Hierdurch lässt sich die Virilisierung eines weiblichen Fetus verhindern. In der 9. Schwangerschaftswoche kann eine Chorionzottenbiopsie zur Bestimmung von Geschlecht und Genotyp des Kindes erfolgen. Mittlerweile ist mithilfe der nichtinvasiven Pränataldiagnostik (NIPT) auch eine frühe Geschlechtsbestimmung des Fetus aus mütterlichem Blut möglich. Nur im Falle eines weiblichen Fetus **mit** homozygoter Merkmalsträgerschaft erfolgt dann die Therapiefortführung bis zur Geburt.

ZUSAMMENFASSUNG

Das **adrenogenitale Syndrom** ist mit 1 : 11.000 Fällen die häufigste Form der Nebennierenrindeninsuffizienz im Kindesalter. **Ätiologisch** handelt es sich um einen Enzymdefekt der Kortisolbiosynthese, wodurch es zu einer vermehrten Androgenproduktion kommt. Dies führt bei Mädchen zu einer Störung der sexuellen Differenzierung mit pränataler Virilisierung sowie zu einer verfrühten Pubertätsentwicklung bei beiden Geschlechtern. Darüber hinaus besteht in 75 % der Fälle eine Mitbeteiligung der Aldosteronsynthese, wodurch es zu einem schweren Salzverlustsyndrom kommen kann. **Laborchemisch** wird die Erkrankung durch eine vermehrte 17-Hydroxyprogesteron-Konzentration im Serum nachgewiesen. Dieser Parameter wird bereits im Rahmen des erweiterten Neugeborenenscreenings bestimmt und liefert den entscheidenden Hinweis auf das Vorliegen eines adrenogenitalen Syndroms. Zudem zeigt sich bei einem Salzverlustsyndrom aufgrund des Aldosteronmangels die Elektrolytkonstellation einer Hyperkaliämie und Hyponatriämie. Zu den wichtigsten **diagnostischen Maßnahmen** zählen die ausführliche körperliche Untersuchung mit Inspektion des Genitales, der ACTH-Kurztest sowie die genetische Untersuchung mittels Chromosomenanalyse und Mutationsnachweis. **Therapeutisch** muss dem Nachweis eines AGS eine lebenslange orale Kortisonsubstitution folgen. Zudem wird bei Vorliegen eines Salzverlustsyndroms Fludrocortison verabreicht.

WAS WÄRE, WENN ...

- ... sich bei Ihnen eine Patientin mit 9 Jahren wegen Großwuchs und erster Schambehaarung vorstellt?
  - Eine prämature Pubarche/Adrenarche, ein Großwuchs, anhaltende Zyklusstörungen, ein Hirsutismus, Akne, vermehrter Haarausfall können klinische Zeichen eines **nicht klassischen AGS** sein. Die Häufigkeit liegt bei 1 : 100 bis 1 : 1000. Bei diesen Mutationen liegt die Restaktivität der 21-Hydroxylase bei über 20 %. Die Klinik ist sehr variabel und geprägt durch die vermehrte Androgenisierung, daher wird die Diagnose überwiegend bei jungen Frauen gestellt.
  - Zur Abklärung sollten ein ACTH-Stimulationstest und eine molekulargenetische Untersuchung erfolgen.
  - Eine Therapie sollte bei symptomatischen Patienten erfolgen. Präpubertär, bei noch offenen Wachstumsfugen, mit Hydrokortison (5–10 mg/m^2/d p. o.). Pubertäre und erwachsene Frauen erhalten meist Prednisolon (5 mg/d p. o.) oder Dexamethason (0,25 mg/d p. o.).
  - Auch orale Kontrazeptiva mit antiandrogener Komponente werden therapeutisch häufig eingesetzt.
  - Als Differenzialdiagnosen kommen ein Nebennierenrindentumor, ein Ovarialtumor, ein polyzystisches Ovarialsyndrom (PCOS) und eine Pubertas praecox in Betracht.

3

Gehäufte Infekte (2 Jahre)

Julia Roeb

Anamnese

Florian, 2 Jahre alt, wird in Ihrer Praxis vorgestellt. Geburt, Schwangerschaft und die bisherige Entwicklung verliefen unauffällig. Der Junge leidet jedoch an häufigen Infekten. Mit 8 Monaten fiel seiner Mutter erstmalig eine schlechte Wundheilung auf. Aus einer Schürfwunde entstand ein Abszess, der stationär mit intravenösen Antibiotika behandelt wurde. Seither erhielt Florian viermal aufgrund von Otitiden eine antibiotische Therapie. Vor einer Woche wurde er nach einem 10-tägigen stationären Aufenthalt bei Pneumonie nach Hause entlassen und jetzt leidet er erneut unter einer Rhinitis.

Untersuchungsbefund

2 6/12 Jahre alter Junge in gutem AZ und EZ. Größe 84 cm (10. Perzentile), Gewicht 16 kg (25. Perzentile), Temperatur 38,3 °C, HF 87/Min., RR 80/60 mmHg. Seröse Rhinitis, geröteter Rachenring ohne Beläge. Kleine Tonsillen beidseits. Die weitere körperliche Untersuchung ergibt einen altersentsprechenden Befund.

Laborbefunde

Hb 12,2 g/dl; Leukozyten 13.200/µl, Thrombozyten 501.000/µl; Differenzialblutbild: Stabkernige 1 %, Segmentkernige 40 %, Eosinophile 1 %, Monozyten 13 %, Lymphozyten 45 %. Klinische Chemie unauffällig. IgG < 60 mg/dl, IgM 1,0 mg/dl.

1. An welche Erkrankung denken Sie? Welche weiterführende Diagnostik veranlassen Sie?

2. Wie würden Sie die Erkrankung kurz beschreiben?

3. Erläutern Sie die Pathogenese.

4. Wie erklären Sie den Eltern das Krankheitsbild?

5. Welche therapeutischen Möglichkeiten ergeben sich?

1. Diagnostik

Die rezidivierenden bakteriellen Infektionen mit wiederholten stationären Aufenthalten und der Notwendigkeit intravenöser antibiotischer Therapien lassen an einen primären Immundefekt denken.

Klinische Warnsignale für einen Immundefekt sind:

- Mindestens 8 Ohrinfektionen innerhalb 1 Jahres
- Mindestens 2 ernsthafte Entzündungen der Nasennebenhöhlen innerhalb 1 Jahres
- Mehr als 2 Lungenentzündungen innerhalb 1 Jahres
- Mehr als 2 lebensbedrohliche Infektionen
- Einnahme von Antibiotika über 2 Monate ohne klinische Besserung
- Notwendigkeit der Gabe intravenöser Antibiotika
- Rezidivierende, tiefe Abszesse der Haut und/oder anderer Organe
- Hartnäckiger Pilzbefall des Mundschleimhaut oder anderer Hautpartien jenseits des 1. Lebensjahres
- Angeborene Immundefekte in der Familie
- Gedeih- und Wachstumsstörungen

Eine **immunologische Diagnostik** ist im vorliegenden Fall indiziert.

Bereits die klinische Untersuchung kann aufgrund einer **Hypoplasie des lymphatischen Gewebes** Hinweise geben. Trotz der rezidivierenden Infekte haben die Patienten kleine Tonsillen, eine kleine Milz und typischerweise keine Lymphadenopathie. Ein sorgfältiger dermatologischer Status (Haut, Haare, Nägel, Graft-versus-Host-Zeichen [GvH-Zeichen]) sollte erhoben werden.

Einen entscheidenden Hinweis ergibt die Bestimmung der **Immunglobulin-Konzentrationen** für IgG, IgM, IgE und IgA. Zeigen sich wie bei Florian ein nicht messbares Serum-IgG sowie erniedrigte Spiegel für IgA, IgM und IgE, besteht der Verdacht auf einen schweren Immundefekt, eine **Agammaglobulinämie.**

In der Eiweißelektrophorese zeigt sich ein fehlender γ-Peak.

Bei einer Agammaglobulinämie werden keine **Impfantikörper** gebildet. Somit empfiehlt sich die Bestimmung z. B. von Diphtherie- und Tetanus-Antikörpern (ELISA). Diese liegen bei einem Immundefekt unterhalb der Nachweisgrenze.

Bestimmt man die **Lymphozytensubpopulationen,** lässt sich bei der Agammaglobulinämie das Fehlen zirkulierender B-Zellen (CD19) nachweisen.

Ergänzend sollten chronische Erkrankungen, die mit Immundefekten assoziiert sein können, ausgeschlossen werden (z. B. Infektionen mit HIV, HBV, HCV).

Zur Abklärung einer Agammaglobulinämie sollte eine genetische Untersuchung der 19 kodierenden Exons des BTK-Gens (BTK: Bruton-Kinase) auf dem langen Arm des X-Chromosoms angeschlossen werden.

2. Morbus Bruton

Die infantile Agammaglobulinämie ist der erste beschriebene Immundefekt (1952, Odgen C. Bruton). Er wird X-chromosomal-rezessiv vererbt. Somit erkranken nur Jungen. Die Erkrankung wird von weiblichen Konduktorinnen übertragen. Die Häufigkeit beträgt 1 : 50.000–1:100.000. Nach der Geburt besteht ein Nestschutz, sodass die Symptome meist im Alter von 6–9 Monaten auftreten. Die Kinder neigen zu rezidivierenden, oft schwer verlaufenden bakteriellen Infektionen. Typische Erkrankungen sind die Sinusitis, Otitis, Pneumonie, Meningitis, Osteomyelitis und Sepsis. Die Erreger der Infektionen sind die typischen Erreger dieser Altersgruppe (Staphylococcus aureus, Haemophilus influenzae, Pneumokokken und Meningokokken). Meist handelt es sich um Infekte des Respirationstrakts. Chronische Verläufe der Sinusitis und Otitis, Bronchitis sowie die Entstehung von Bronchiektasien sind häufige Folgen. Ein Zusammenhang mit einer erhöhten Inzidenz von lymphoretikulären Malignomen, kolorektalen Karzinomen und Adenokarzinomen des Gastrointestinaltrakts ist beschrieben.

Wichtig ist es, einen transitorischen IgG-Mangel, der in den ersten Lebensjahren häufig ist, abzugrenzen. Hierbei liegt ebenfalls ein erniedrigtes Serum-IgG vor. Spezifische Antikörper sind jedoch nachweisbar.

3. Pathogenese

Der X-chromosomal vererbten Agammaglobulinämie Typ Bruton liegt ein Defekt der B-Zell-Proteintyrosinkinase (Bruton-Kinase, BTK) zugrunde. Es folgt eine gestörte Differenzierung von Prä-B-Zellen zu B-Zellen. Es kommt zu einem nahezu kompletten Fehlen von B-Zellen und Plasmazellen (➤ Abb. 3.1). Im Knochenmark können Prä-B-Zellen nachgewiesen werden. Die zelluläre Immunität ist bei der Erkrankung nicht betroffen.

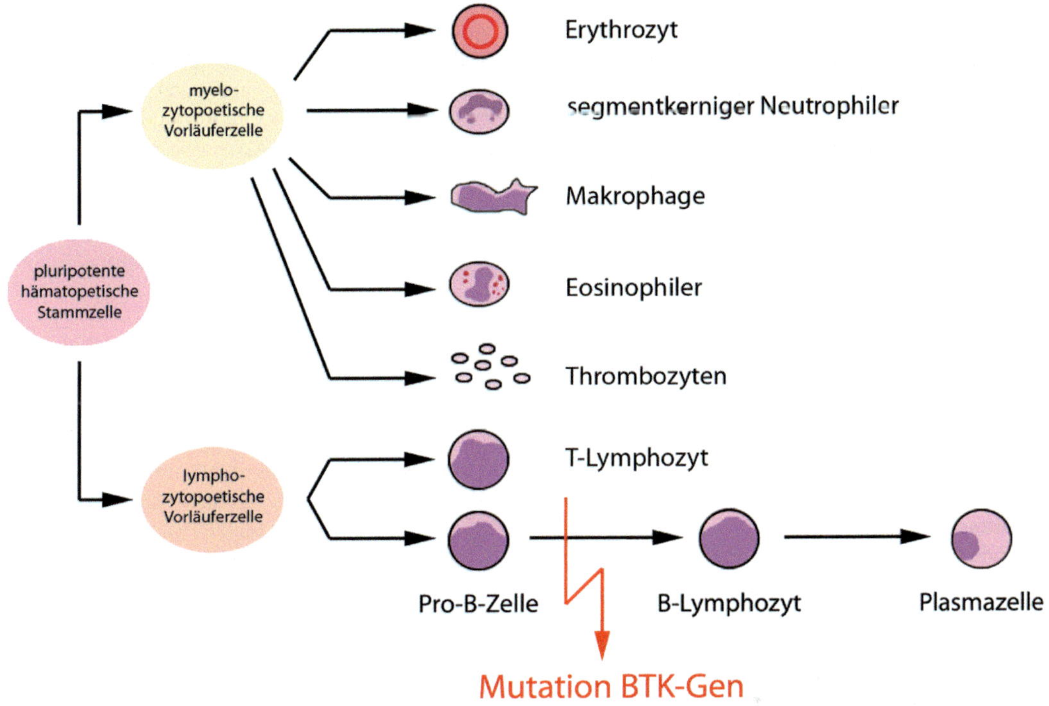

Abb. 3.1 Pathogenese der infantilen Agammaglobulinämie (nach Ballow et al. 2002 und Andreesen/Heimpel 2009). [T700]

MERKE

Bei erniedrigten Immunglobulin-Konzentrationen sollte an einen B-Zell-Defekt oder an einen kombinierten B-/T-Zell-Defekt gedacht werden. Zur Basisdiagnostik gehören folgende Maßnahmen:

- Genaue **Anamneseerhebung** (v. a. Infekt-Anamnese, Entwicklung, familiäre Erkrankungen).
- Bei der klinischen Untersuchung ist es besonders wichtig, ein Augenmerk auf die **lymphatischen Organe** zu richten.
- Bei der **immunologischen Basisdiagnostik** sollten Blutbild und Differenzialblutbild, Immunglobuline (Isotypen, IgG-Subklassen, Isohämagglutinine), Lymphozytensubpopulationen und ggf. CH50 (Basisdiagnostik bei Komplementdefekten) erfolgen.
- Bei dem Verdacht auf eine Agammaglobulinämie sollte eine Bestimmung von **Impfantikörpern** angeschlossen werden.
- Letztendlich erfolgt eine **molekulare Diagnostik** (Mutationsanalyse des BTK-Gens).

4. Elterngespräch

Es ist wichtig, sich vor dem Gespräch bewusst zu machen, dass die Eltern schon eine längere Krankengeschichte mit ihrem Sohn erleben.

Die Sorge vor einer **chronischen Erkrankung** und einer lebenslang notwendigen Therapie ist meist groß. Führen Sie das Gespräch am besten mit **beiden Elternteilen gemeinsam** und nehmen Sie sich Zeit, um die Sorgen und Nöte auffangen zu können. Das Gespräch könnte wie folgt ablaufen:

„Aufgrund der vermehrten bakteriellen Infekte bei Ihrem Sohn Florian haben wir uns entschieden, eine immunologische Diagnostik durchzuführen. Es zeigt sich, dass bei Florian erniedrigte Spiegel der Immunglobuline vorliegen. Er kann somit die zur **Infektabwehr nötigen Antikörper nicht ausreichend bilden.** Es liegt bei Florian eine sog. Agammaglobulinämie (Typ Bruton) vor. Diese äußert sich mit wiederkehrenden bakteriellen Infektionen. Oft sind die Atemwege und der Magen-Darm-Trakt betroffen. Die Ursache der Krankheit ist eine gestörte Reifung der B-Zellen mit mangelnder Produktion von Immunglobulinen, bedingt durch eine **Mutation im BTK-Gen** für die Bruton-Tyrosinkinase. Das bedeutet für Florian, dass er auch nach Impfungen keine Antikörper bilden kann und somit keinen Schutz vor der jeweiligen Erkrankung aufbauen kann. Daher dürfen keine Lebendimpfungen erfolgen. Erfreulicherweise kann durch regelmäßige Gaben von Immunglobulinen die Infektabwehr deutlich gebessert werden. Die **Therapie** ist **lebenslang** notwendig und erfolgt als Injektion unter die Haut oder in die Vene."

5. Therapie

Entscheidend ist eine **frühzeitige antibiotische Behandlung** bei Infektionen.

Lebendimpfungen dürfen bei Patienten mit einer Agammaglobulinämie nicht erfolgen.

Die grundlegende Behandlung besteht in einer regelmäßigen **Immunglobulin-Substitution.** Diese kann **intravenös** oder **subkutan** erfolgen. Die intravenöse Gabe erfolgt alle 3–4 Wochen unter ärztlicher Kontrolle. Die Dosierung liegt bei 100–200 mg/kg KG.

Die subkutane Applikation erfolgt über eine batteriebetriebene Pumpe und kann als Heimtherapie durchgeführt werden. Die Dosis liegt bei 100–150 mg/kg KG/Woche. Die subkutanen Gaben erfolgen 1–3 ×/Woche. Durch die Therapie soll ein Serum-IgG-Wert zwischen 300 und 600 mg/dl erreicht werden.

ZUSAMMENFASSUNG

Bei der **infantilen Agammaglobulinämie** beginnt die Symptomatik im Alter von 6–9 Monaten (Ende Nestschutz). Sie wird X-chromosomal rezessiv vererbt. Eine genaue Anamneseerhebung mit Familien-Stammbaum ist notwendig. Klinisch leiden die Patienten an rezidivierenden schweren, meist **bakteriellen Infektionen.** Kompliziert wird die Erkrankung durch chronische Verläufe (v. a. chronische Lungenerkrankungen wie Bronchiektasen).

Typische Befunde sind nicht nachweisbare zirkulierende B-Zellen bei nicht beeinträchtigter, intakter T-Zell-Funktion, fehlende oder niedrige Immunglobulin-Konzentrationen, eine fehlende Impf-Antikörperbildung sowie das Fehlen der Isohämagglutinine (Anti-A, Anti-B). Gesichert werden kann die Diagnose durch den Nachweis einer Mutation im BTK-Gen. Diese verursacht eine gestörte Differenzierung von Prä-B-Zellen zu B-Zellen.

Die Therapie besteht in einer lebenslangen subkutanen oder intravenösen **Immunglobulin-Gabe.**

WAS WÄRE, WENN ...

- ... Ihnen ein männlicher Säugling wegen einer Infektanfälligkeit, petechialen Blutungen und chronischen Ekzemen vorgestellt würde?
  - Bei der **klinischen Trias Infektanfälligkeit, Thrombozytopenie und Ekzem** sollte an das **Wiskott-Aldrich-Syndrom** (WAS) gedacht werden. Hemizygote Mutationen im WAS-Gen führen zu einer Störung der zellulären Signalübertragung. Es kommt zu einer verminderten Thrombozytenbildung aufgrund einer eingeschränkten Aktinpolymerisierung. Bereits im Säuglingsalter treten erste klinische Merkmale wie hämorrhagische Symptome mit Petechien bis hin zu gastrointestinalen und intrakraniellen Blutungen auf.
  - Als Folge des kombinierten Immundefekts kommt es zu rezidivierenden opportunistischen Infektionen. Bei 40 % der Fälle kommt es zu einem vermehrten Auftreten von autoimmunen Begleiterkrankungen wie beispielsweise hämolytische Anämien, Vaskulitiden, entzündliche Darmerkrankungen. WAS-Patienten haben ein leicht erhöhtes Risiko, Tumoren zu entwickeln (v. a. B-Zell-Lymphome).
  - Die einzige kurative Behandlung ist bisher die **hämatopoetische Stammzelltransplantation** (HSZT), die so früh wie möglich erfolgen sollte. Eine Gentherapie, die sich immer noch im experimentellen Stadium befindet, kann ein vielversprechender Ansatz bei Patienten sein, für die kein passender Spender verfügbar ist. Eine symptomatische Therapie wie eine Immunglobulin-Ersatztherapie und orale Antibiotika sind häufig nötig.
  - Lebendimpfungen sind kontraindiziert.

Asymmetrische Gesichtszüge (7 Jahre)

Julia Roeb

Anamnese

Seit drei Tagen ärgert sich Hendriks Mutter über ihren 7-jährigen Sohn, da ihm beim Zähneputzen immer Zahnpasta aus dem Mund auf sein Hemd tropft. Erst am Folgetag bemerkt sie, dass die Mimik der rechten Gesichtshälfte nahezu fehlt und sein rechtes Auge tränt. Der Junge ist ruhiger als sonst und oft müde. Obwohl sich Hendrik sonst gut fühlt, fahren seine Eltern mit ihm in die Kinderklinik.

Untersuchungsbefund

7 3/12 Jahre alter Patient, Größe 124 cm, Gewicht 23 kg, Temperatur 37,5 °C, HF 98/Min., RR 95/60 mmHg. Hängender Mundwinkel rechts. Pfeifen, Stirnrunzeln und Aufblasen der Wangen sind nicht möglich. Inkompletter Lidschluss und verstärkter Tränenfluss des rechten Auges. Kein Meningismus. Weitere klinische und neurologische Untersuchung altersentsprechend.

Laborbefunde

Leukozyten 8.000/µl; Differenzialblutbild unauffällig; CRP 0,9 mg/dl. Serum-Glukose 74 mg/dl. Klinische Chemie unauffällig; Lumbalpunktion: Zellen 900/3 (87 % Lymphozyten), Eiweiß 65 mg/dl, Glukose 52 mg/dl, Laktat 1,5 mmol/l.

1. **Wie lautet Ihre Verdachtsdiagnose?**
2. **Ist eine weiterführende Diagnostik erforderlich? Nennen Sie Untersuchungen, die Ihre Verdachtsdiagnose bestätigen.**
3. **Bitte erklären Sie den Eltern, welche entscheidende Untersuchung Sie zur Diagnosestellung durchführen möchten.**
4. **Sie überlegen, welche Differenzialdiagnosen noch infrage kommen. Woran sollten Sie denken?**
5. **Beschreiben Sie die Stadieneinteilung der Erkrankung.**
6. **Skizzieren Sie Behandlung und Prophylaxe der Erkrankung. Mit wem sollten Sie Kontakt aufnehmen?**

1. Verdachtsdiagnose

Plötzlich und ohne vorheriges Trauma kam es zum Auftreten der Symptomatik. Die körperliche Untersuchung bei Hendrik ergibt den Verdacht auf eine **periphere Fazialisparese** rechts. Er ist ein altersentsprechend entwickelter Junge ohne Vorerkrankungen.
Die **Lyme-Borreliose** mit ZNS-Beteiligung (Neuroborreliose) ist die häufigste verifizierbare Ursache für eine akute Fazialisparese im Kindesalter. Diese kann einseitig oder beidseitig auftreten. Der Befund der Lumbalpunktion zeigt eine **lymphozytäre Pleozytose** mit gering erhöhtem Eiweiß bei Glukose und Laktat im Normbereich. Diese Untersuchungsergebnisse stützen die Verdachtsdiagnose (➤ Tab. 4.1).
Die **Lyme-Borreliose** wird durch die humanpathogenen Erreger Borrelia burgdorferi (Borrelia burgdorferi sensu lato, Borrelia afzelii, Borrelia garinii) verursacht. Borrelien sind spiralartige, bewegliche Mikroorganismen ohne Geißeln. Sie gehören neben Leptospiren und Treponemen zur Familie der **Spirochäten.** Der Erreger wird von der Zecke **Ixodes ricinus** („Gemeiner Holzbock") übertragen. In weniger als 10 % der Fälle führt der Biss durch eine infizierte Zecke zu einer Serokonversion. Bei ca. 3 % der Patienten kommt es zu einer klinischen Manifestation der Erkrankung. Es besteht eine saisonale Häufung im Frühsommer und Herbst. Die akute Fazialisparese (**Neuroborreliose**) ist eine disseminierte Form der Erkrankung, die das Nervensystem betrifft. Meist ist der Zeckenbiss nicht erinnerlich. Die Neuroborreliose tritt in der Regel Wochen bis Monate nach einem Zeckenbiss auf.

Tab. 4.1 Liquorbefunde bei Meningitis versus Neuroborreliose

	Bakterielle Meningitis	Virale Meningitis	Neuroborreliose
Makroskopischer Aspekt	Trüb	Klar	Klar
Leukozyten/µl	> 1.000/µl	< 1.000/µl	< 1.000/µl
Zelltyp	Granulozyten	Lymphozyten	Lymphozyten
Glukose Liquor-/Serum-Glukose	< 30 mg/dl < 0,3	≥ 30 mg/dl > 0,3	≥ 30 mg/dl > 0,3
Eiweiß	> 40 mg/dl > 100 mg/dl (reif geborene Säuglinge) > 150 mg/dl (Frühgeborene)	< 160 mg/dl	Variabel
Laktat	Erhöht	Normal	Normal

2. Diagnostik

Neben der eingehenden körperlichen Untersuchung sind umfangreiche Laboruntersuchungen von Blut (Serum) und Liquor erforderlich. Im Serum sollten die borrelienspezifischen **IgM-** und **IgG-Antikörper** bestimmt werden. IgM-Antikörper sind 3–4 Wochen nach Infektion nachweisbar. 6–8 Wochen nach dem Zeckenbiss können in der Regel spezifische IgG-Antikörper im Serum nachgewiesen werden.
Die **Liquordiagnostik** zur Diagnosesicherung und zur Abgrenzung von einer viralen oder bakteriellen Meningitis ist unerlässlich. Bei einer Neuroborreliose liegen eine **lymphozytäre Pleozytose** sowie eine Blut-Liquor-Schrankenstörung vor (➤ Tab. 4.1).
In der Regel lässt sich eine **borrelienspezifische intrathekale Antikörpersynthese** durch Bestimmung des Serum-/Liquor-Indexes nachweisen. Diese intrathekale Antikörpersynthese ist meist schon in der 2. oder 3. Krankheitswoche messbar. Die spezifischen IgM- und IgG-Antikörpertiter im Serum und/oder Liquor können noch Jahre nach einer behandelten Borreliose persistieren. Eine Titererhöhung lässt daher nicht automatisch den Rückschluss auf eine aktive Infektion mit Borrelien zu. Eine sichere Diagnose kann nur zusammen mit der Anamnese, den klinischen Befunden und den Laborwerten aus Serum und Liquor gestellt werden. Zum Erregernachweis sollten stets eine Liquorkultur (Ausschluss einer bakteriellen Meningitis) und eine Blutkultur abgenommen werden. Ein Borrelien-Nachweis mittels PCR gehört nicht zur Standarddiagnostik, da ein positives Ergebnis keine Unterscheidung zwischen akuter, chronischer oder durchgemachter Infektion zulässt. Das PCR-Ergebnis kann somit nur in Zusammenhang mit der Klinik und der Antikörper-Serologie interpretiert werden.

3. Elterngespräch

„Um eine Entzündung des Gehirns bzw. der Hirnhäute auszuschließen oder nachzuweisen, ist die Untersuchung des Nervenwassers, des sog. Liquors, notwendig. Das Gehirn und das Rückenmark sind von diesem Nervenwasser umspült. Über eine Punktion mit einer Hohlnadel im Bereich der Lendenwirbelsäule (meist zwischen dem 4. und 5. Lendenwirbel) kann dieses Hirnwasser tropfenweise entnommen werden. Manchmal kann schon die Farbveränderung des Hirnwassers einen ersten Hinweis geben. Bei bakteriellen Entzündungen kann dieses beispielsweise trüb aussehen. Anschließend erfolgt eine genaue Untersuchung im Labor, die für die weitere Therapie von entscheidender Bedeutung ist. Für einen erfahrenen Arzt ist die Lumbalpunktion in wenigen Minuten durchführbar."

4. Differenzialdiagnosen

Das klinische Leitsymptom ist eine periphere Fazialisparese rechts. Es kommt zu einer schlaffen Lähmung aller vom N. facialis innervierten Muskeln (Lähmungen im Stirn-, Augen-, Mundbereich). Ursache kann eine Störung im Bereich der Hirnnervenkerne (Nucleus nervus facialis) oder im Hirnnervenverlauf sein. Im Gegensatz dazu liegt bei der zentralen Fazialisparese die Schädigung im Bereich der 1. Motoneurone. Meist liegt eine Schädigung im Bereich des Gyrus praecentralis oder Tractus corticonuclearis vor. Der Stirnast erhält Informationen aus beiden Hirnhälften, sodass die mimische Muskulatur der oberen Gesichtshälfte bei einer Lähmung vom zentralen Typ nicht betroffen ist.

Obwohl die Gesichtslähmung das häufigste Symptom der Neuroborreliose bei Kindern ist, können im Rahmen der Erkrankung auch Visusveränderungen, Augenmuskelparesen oder Hörminderungen auftreten.

Die häufigsten Differenzialdiagnosen sind:

- Idiopathische Fazialisparese (Bell-Parese): fokale Schwellung des Nerven im knöchernen Fazialiskanal durch eine Entzündung unklarer Genese (ca. 70 % der Fälle)
- Akute Mittelohrentzündungen, Mastoiditis, Zoster oticus
- Guillain-Barré-Syndrom
- Verletzungen im Gesichts- oder Kopfbereich
- Primäre Hirntumoren und Hirnmetastasen

5. Lyme-Borreliose

Hinter dem Begriff **Lyme-Borreliose** verbirgt sich eine Multisystemerkrankung, die auf das humanpathogene Bakterium **Borrelia burgdorferi** zurückzuführen ist. Die Erkrankung verläuft in drei Stadien und kann lokalisiert oder generalisiert auftreten.

- **Stadium I:** Das **Erythema chronicum migrans** (rötlich-livide, rundliche Verfärbung der Haut mit zentrifugaler Ausbreitung und zentraler Abblassung, ➤ Abb. 4.1) deutet auf eine frühe Phase (Tage bis Wochen) der Infektion hin und wird gelegentlich von grippeähnlichen Allgemeinsymptomen begleitet. Das **Borrelien-Lymphozytom** ist ebenfalls eine lokalisierte Form der Infektion. Es imponiert als derber, geröteter, solitärer Hauttumor v. a. an Ohren, Mamillen und Skrotum.
- **Stadium II:** Es sind überwiegend das Nervensystem, die Gelenke (Arthralgien und Arthritiden – meist **Monoarthritis** des Kniegelenks) und das Herz (Karditis, Perikarderguss) betroffen. Diese Symptome manifestieren sich Wochen bis Monate nach dem Zeckenbiss. Die häufigste Manifestation der Neuroborreliose im Kindesalter sind die **periphere Fazialisparese** und die **Meningitis.** Das

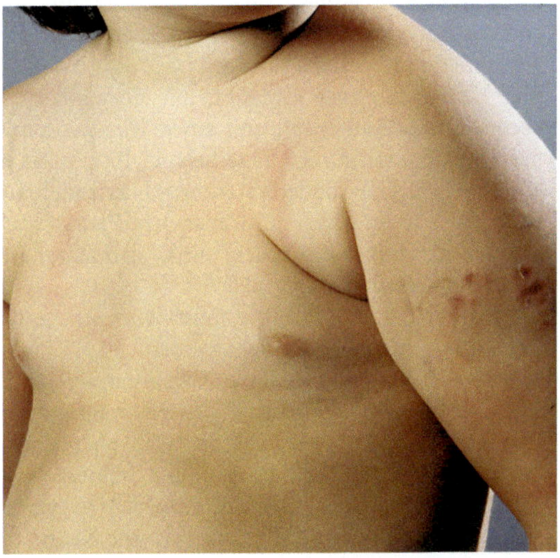

Abb. 4.1 Lyme-Borreliose: Erythema chronicum migrans. Livide Verfärbung mit zentrifugaler Ausbreitung und zentraler Abblassung. [T409]

Garin-Bujadoux-Bannwarth-Syndrom (Meningoradikuloneuritis) tritt häufiger im Erwachsenenalter auf. Es ist durch radikuläre Schmerzen meist in der Region des Zeckenbisses, Paresen, Hirnnervenausfälle und Sensibilitätsstörungen charakterisiert.
- **Stadium III:** Spätmanifestation bzw. chronische Form. Diese ist durch **chronische Arthritiden,** eine **Enzephalomyelitis** und eine **Acrodermatitis chronica atrophicans** gekennzeichnet. Diese Symptome treten erst nach mehreren Monaten bis Jahren auf. Die Acrodermatitis chronica atrophicans sieht man fast ausschließlich im Erwachsenenalter.

6. Prophylaxe und Therapie

Die beste Prophylaxe ist schützende Kleidung. Wichtig ist eine gute Inspektion des Körpers nach Aufenthalten in Endemie-Gebieten. Zecken werden mit geeignetem Werkzeug (Pinzette, Zeckenzange) entfernt. Andere Methoden, insbesondere Öle oder Klebstoff zur Zeckenentfernung, sind obsolet. Eine routinemäßige prophylaktische Therapie mit Antibiotika nach Zeckenbiss wird nicht empfohlen. Der Betroffene sollte jedoch über die möglichen Symptome der Erkrankung aufgeklärt werden.

Die Prognose ist günstiger, wenn frühzeitig mit der Behandlung begonnen wird!

Im **Stadium I** erfolgt eine **orale Therapie mit Amoxicillin** oder alternativ mit Doxycyclin bei Kindern > 9 Jahre für mindestens 10 Tage.

Eine **Neuroborreliose** wird stets mit einer **intravenösen Antibiotikatherapie** mit einem Cephalosporin der 3. Generation für 14 Tage behandelt. Hier ist es wichtig, mit dem Kinderarzt Kontakt aufzunehmen und diesen zu informieren. In manchen Praxen kann ein Teil der Infusionen, nach initial stationärer Behandlung, ambulant erfolgen.

Bei inkomplettem Lidschluss muss zum Schutz der Kornea Augensalbe verabreicht werden.

Häufig erfolgt, v.a. bei einer Fazialisparese, unterstützend eine **Physiotherapie.** Bereits während des stationären Aufenthalts sollten die physiotherapeutischen Maßnahmen begonnen und ambulant fortgeführt werden. Die Familie wird außerdem angeleitet, eigenständig Übungen durchzuführen. Die Neuroborreliose hat bei konsequenter Therapie eine günstige Prognose.

MERKE

Bei Verdacht auf eine Neuroborreliose (insbesondere bei lymphozytärer Pleozytose) muss unverzüglich nach Abschluss der Diagnostik eine intravenöse Therapie mit Antibiotika erfolgen. Die Bestimmung der spezifischen Antikörper aus Liquor/Serum nimmt Zeit in Anspruch. Das Ergebnis kann nicht abgewartet werden.

ZUSAMMENFASSUNG

Die Neuroborreliose ist eine **Multisystemerkrankung.** Das humanpathogene Bakterium Borrelia burgdorferi wird von Zecken übertragen. Die häufigsten Symptome im Kindesalter sind die periphere Fazialisparese und die Meningitis. Die Neuroborreliose ist ein generalisiertes Stadium der Lyme-Borreliose. Es tritt Wochen bis Monate nach dem Zeckenbiss auf. Symptome aus Stadium I (z.B. Erythema chronicum migrans) können fehlen oder sind nicht erinnerlich. Bei Verdacht auf eine Neuroborreliose muss umgehend eine **Liquorpunktion** erfolgen und zeitnah mit einer **intravenösen antibiotischen Therapie** begonnen werden.

WAS WÄRE, WENN ...

- ... Hendrik an einer FSME erkrankt wäre?
  - Die Frühsommer-Meningoenzephalitis wird in den meisten Fällen wie die Borreliose von der Zecke **Ixodes ricinus** („Gemeiner Holzbock") übertragen. Es handelt sich um eine virale Infektion, ausgelöst durch **Flaviviren.**
  - Die FSME-Erkrankung hat typischerweise einen Verlauf in **2 Krankheitsphasen.**
  - 2–20 Tage (selten bis zu 4 Wochen) nach der Infektion treten **grippeähnliche Symptome** auf.
  - Etwa 1 Woche nach der Entfieberung kommt es zu einem **weiteren Fieberanstieg.** In diesem Stadium können **meningeale Reizzeichen,** aber auch eine **Meningitis** oder **Meningoenzephalitis** und in einzelnen Fällen eine **Myelitis** auftreten.
  - Häufig verläuft die Erkrankung asymptomatisch. Eine kausale Therapie steht nicht zur Verfügung.
  - Im Gegensatz zur Borreliose kann die Erkrankung durch eine **Immunisierung** verhindert werden.

5

Erbrechen und Diarrhö (3 Jahre)

Christine Prell

Anamnese

Daniel leidet seit drei Tagen an Erbrechen und wässrigen, übel riechenden Durchfällen. Außerdem hatte er Fieber bis maximal 38,7 °C entwickelt. Die Eltern sind beunruhigt, da Daniel zunehmend schlechter trinkt und apathisch wirkt. Der große Bruder von Daniel leidet ebenfalls an Erbrechen und Durchfall. Die Familie sei in letzter Zeit nicht im Ausland gewesen. Daniel sei ansonsten ein gesunder, normal entwickelter Junge.

Untersuchung

3 Jahre alter Junge mit blass-grauem Hautkolorit und trockenen Schleimhäuten. Leicht eingesunkene Augen, geringer Tränenfluss. Auskultatorisch fallen eine Tachykardie und eine vertiefte Atmung auf. Temperatur 38,3 °C, Gewicht 13,7 kg. In der Woche zuvor hatte Daniel bei der U7a noch 14,6 kg gewogen.

1. Schätzen Sie den Schweregrad der Dehydratation.

2. Wann würden Sie weiterführende Untersuchungen veranlassen?

3. Würden Sie oral oder parenteral rehydrieren?

4. Was empfehlen Sie bezüglich der Realimentation?

5. Behandeln Sie zusätzlich medikamentös?

6. Nennen Sie häufige Erreger.

1. Schweregrad der Dehydratation

Fieber, Erbrechen und **Diarrhö** sind die klassischen Symptome einer akuten Gastroenteritis. Bei protrahiertem Verlauf kommt es zu den klinischen Zeichen der **Dehydratation** mit Gewichtsabnahme, halonierten Augen, vermindertem Hautturgor und Oligourie. Der Schweregrad einer Dehydratation lässt sich klinisch relativ gut abschätzen (➤ Tab. 5.1 und ➤ Abb. 5.1). Im vorliegenden Fall handelt es sich um eine mittelgradige Dehydratation. Hilfreich ist hier die Kenntnis des Gewichts vor der Erkrankung, sodass der Gewichtsverlust errechnet werden kann (0,9 kg/14,6 kg ≙ etwa 6 % Gewichtsverlust).

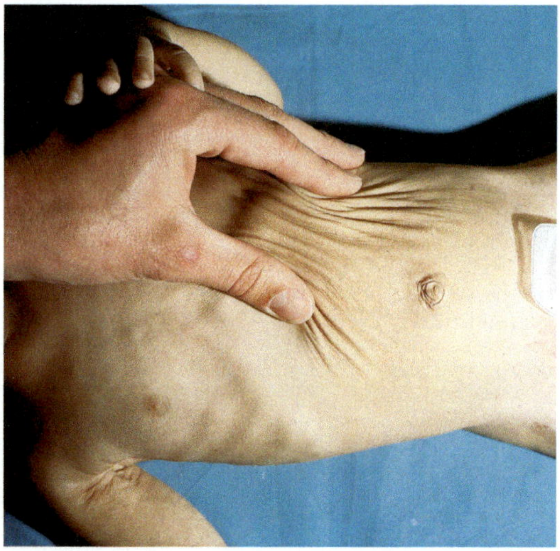

Abb. 5.1 Exsikkose bei akuter Gastroenteritis (9 Monate). [T409]

2. Labordiagnostik

Eine **Blutentnahme** ist bei akuter Gastroenteritis mit leichter bis mittelgradiger Dehydratation in der Regel nicht notwendig. Sie wird durchgeführt, wenn bei schwerer Dehydratation eine intravenöse Rehydratation geplant ist oder Zweifel an der Diagnose bestehen (Bestimmung von Elektrolyten, Kreatinin, Harnstoff, Eiweiß im Serum, C-reaktivem Protein sowie Durchführung einer Blutgasanalyse).

Ebenso ist eine **Stuhluntersuchung** nicht bei jeder Gastroenteritis erforderlich. Sie ist bei blutigen Stühlen, schweren oder prolongierten Durchfällen, systemischen Beschwerden, hohem Fieber, kürzlichen Auslandsreisen, stationären Patienten, Immunsuppression oder Antibiotikatherapie indiziert.

MERKE

Bei einer akuten Gastroenteritis mit leichter bis mittelgradiger Dehydratation kann auf Labordiagnostik verzichtet werden, wenn eine ambulante orale Rehydratation geplant ist und keine Zweifel an der Diagnose bestehen!

3. Rehydratation

Kinder mit leichter bis mittelgradiger Dehydratation (3–8 % Gewichtsverlust) werden oral rehydriert. Sie erhalten eine **orale Rehydratationslösung** (ORL), die 60 mmol/l Natrium, ≥ 20 mmol/l Kalium, > 25 mmol/l Chlorid, 10 mmol/l Zitrat, 74–111 mmol/l Glukose enthält und eine Osmolarität von 200–250 mosmol/l aufweist. 30–80 ml/kg KG ORL werden innerhalb von 3–4 h in kleinen Portionen verabreicht. Im vorliegenden Fall ergibt sich damit eine Menge von 60 ml/kg KG × 14,6 kg ≈ 870 ml. Bei

Tab. 5.1 Klinische Schweregrade der Dehydratation

Keine Dehydratation: < 3 % Gewichtsverlust	Leichte bis mittelgradige Dehydratation: 3–8 % Gewichtsverlust	Schwere Dehydratation: > 9 % Gewichtsverlust
Keine Zeichen	• Trockene Schleimhäute • Eingesunkene Augen • Geringer oder fehlender Tränenfluss • Herabgesetzter Hautturgor • Veränderter Neurostatus: schläfrig, irritabel • Tiefe Azidoseatmung	Zunehmende Zeichen wie bei mäßiger Dehydratation **plus** herabgesetzte periphere Perfusion: kühle, blasse Akren, kapilläre Füllungszeit > 2 Sekunden, Kreislaufschock

Nahrungsverweigerung oder anhaltendem Erbrechen kann die ORL über eine nasogastrale Sonde kontinuierlich verabreicht werden. Gestillte Kinder werden von Beginn an weiter ad libitum gestillt. Zwischen den Stillmahlzeiten wird die ORL in kleinen Einzelportionen verabreicht. Reisschleim wird wegen der potenziellen allergischen Sensibilisierung nicht mehr empfohlen.
Viele Eltern stehen einer nasogastralen Sondierung ablehnend gegenüber und verlangen eine intravenöse Rehydratation. Hier müssen die Eltern im persönlichen Gespräch überzeugt werden, dass eine enterale Rehydratation über Sonde mit weniger Nebenwirkungen (z. B. Elektrolytentgleisungen) und einem kürzeren Krankenhausaufenthalt assoziiert ist.
Bei schwerer Dehydratation sowie bei Versagen der enteralen Therapie muss eine **intravenöse Rehydratation** erfolgen. Dabei sollten für 2–4 Stunden 20 ml/kg KG/h NaCl 0,9 % i. v. verabreicht werden. Anschließend kann eine orale Rehydratation versucht oder eine Erhaltungsinfusion mit Glukose und > 0,45 % NaCl (eventuell mit Kaliumzusatz) verabreicht werden.
Bei Vorliegen einer **Hypernatriämie** (> 150 mmol/l) sollte die i. v. Rehydratation langsamer (über 10–12 h) erfolgen, da eine rasche Absenkung der Natriumkonzentration ein Hirnödem mit epileptischen Anfällen und irreversiblen Schäden zur Folge haben kann. Eine Pufferung mit Natriumbikarbonat ist in der Regel nicht erforderlich, da die Azidose durch die Rehydrierung ausgeglichen wird.

MERKE
Cola oder Apfelsaft sind wegen der zu hohen Osmolarität (Verstärkung der Diarrhö), Wasser oder Tee wegen der zu niedrigen Osmolarität (Gefahr der Hyponatriämie) zur Rehydratation nicht geeignet!

4. Realimentation

Eine **frühzeitige orale Realimentation** ist für die Ausheilung der infektiös verursachten Schleimhautläsionen wichtig. Es wird 3–4(–6) h nach Einleitung der Rehydratation damit begonnen. In der verbleibenden Zeit der ersten 24 h wird der Flüssigkeitsbedarf des Kindes als Nahrung verabreicht. Dieser errechnet sich nach folgender Formel:

100 ml / kg KG für die ersten 10 kg
+ 50 ml / kg KG für die zweiten 10 kg
+ 20 ml / kg KG für jedes weitere kg.

Im vorliegenden Fall beträgt der tägliche Flüssigkeitsbedarf somit:

$$100\ \text{ml}/\text{kg} \times 10\ \text{kg} + 50\ \text{ml}/\text{kg} \times 4{,}6\ \text{kg}$$
$$= 1.000\ \text{ml} + 230\ \text{ml} = 1.230\ \text{ml}$$

Laufende Verluste werden durch ORL ausgeglichen: 10 ml/kg KG pro Stuhl/Erbrechen.
Nicht gestillte **Säuglinge** erhalten zur Realimentation ihre gewohnte Säuglingsmilch. Ein Verdünnen der Formelnahrung ist nicht gerechtfertigt. Ein Wechsel der Nahrung sollte vermieden werden. Säuglingen sollten keine vor dem Durchfall nicht zugeführten Proteine verabreicht werden, da hierdurch ein „Food Protein-induced Enterocolitis Syndrome (FPIES)" ausgelöst werden kann.
Kleinkinder erhalten zur Realimentation altersgemäße Nahrungsmittel mit polymeren Kohlenhydraten (z. B. Reis, Kartoffeln, Zwieback, Toastbrot, Salzstangen). Nach 2–5 Tagen sollte die Ernährung auf altersentsprechende Normalkost umgestellt sein. Die Verwendung von Spezialnahrung („Heilnahrung") ist nicht indiziert.

5. Medikamentöse Therapie

Eine medikamentöse Therapie ist bei akuter Gastroenteritis in der Regel nicht notwendig. Säuglinge und Kinder mit akuter Gastroenteritis sollten nicht mit motilitätshemmenden Medikamenten wie Loperamid behandelt werden.
Antibiotika sind bei Kindern > 1 Jahr und Infektion mit Salmonella typhi, Amöben, Giardia lamblia und Nachweis von Clostridium-difficile-Toxin indiziert.
Racecadotril (Tiorfan®), ein Inhibitor der Enkephalinase, hemmt die intestinale Sekretion und vermindert dadurch das Stuhlvolumen und die Durchfalldauer. Die Gabe wird als sinnvoll beurteilt.
Die Gaben von **Probiotika** (Lactobacillus rhamnosus GG, Saccharomyces boulardii) zusätzlich zur ORL verkürzen die Durchfalldauer, insbesondere bei Rotavirusinfektion und wässrigen Durchfällen. Je früher sie ein-

gesetzt werden, desto wirksamer sind sie, auch bei antibiotikaassoziierter Diarrhö. Es gibt Hinweise auf einen präventiven Effekt.

6. Erreger

- **Viren** (40 %): Rotaviren, Adenoviren, Enteroviren, Noroviren
- **Bakterien** (20 %): Campylobacter jejuni, Yersinien, Salmonellen, Shigellen, E. coli (EPEC, ETEC, EIEC, EHEC), Clostridium difficile, Vibrio cholerae
- **Parasiten** (5 %): Giardia lamblia, Kryptosporidien, Entamoeba histolytica

In etwa 35 % der Fälle gelingt kein Erregernachweis.

ZUSAMMENFASSUNG

Die Häufigkeit akuter Durchfallerkrankungen ist in den ersten drei Lebensjahren sehr hoch und liegt bei durchschnittlich drei Episoden pro Jahr. Die **orale Rehydratation** mit ORL ist in > 95 % der Fälle mit leichter bis mittelgradiger Dehydratation erfolgreich und daher die Therapie der ersten Wahl! Nur in schweren Fällen und bei Versagen der oralen Therapie muss eine intravenöse Rehydratation erfolgen. Es sollte rasch mit der **Realimentation** begonnen werden, da sonst ein postenteritisches Syndrom mit chronischen Durchfällen und Malabsorptionssyndrom droht.

WAS WÄRE, WENN ...

- ... Daniel mit seinen Eltern gerade von einer 4-wöchigen Indienreise heimgekehrt wäre?
  - Man müsste an das Vorliegen einer **Vibriocholerae-Infektion** denken und eine Stuhlkultur veranlassen. Die Therapie der Wahl wäre dann eine antibiotische Therapie mit Azithromycin (10 mg/kg KG/d über 3 Tage), zusätzlich zur oben beschriebenen Rehydratationstherapie.

6

Petechien und Hämatome bei bestem AZ (3 Jahre)

Wiebke Aulbert und Manuela Steinsdörfer

Anamnese

Ihnen wird der 3 Jahre alte Felix vorgestellt. Die Mutter berichtet, dass der Junge seit dem Vortag rot-bläuliche Flecken an den Füßen und im Mundbereich aufweise. Ihre Zahl habe im Verlauf des heutigen Tages zugenommen. Die Hautveränderungen seien nun über den ganzen Körper verteilt. Zudem seien 2 Blutergüsse an der Stirn und am rechten Knie sowie blutiges Nasensekret hinzugekommen. Felix sei bisher stets gesund gewesen. Eine vermehrte Blutungsneigung sei nicht aufgefallen. Vor 2 Wochen habe er einen Infekt der oberen Luftwege gehabt, der jedoch rasch abklang. Jetzt gehe es ihm eigentlich sehr gut. Die Einnahme von Medikamenten wird verneint.

Untersuchungsbefunde

3 2⁄12 Jahre alter Junge in bestem AZ und EZ. Multiple Petechien am ganzen Körper und im Bereich der Wangenschleimhaut, zwei Hämatome (jeweils 2 × 2 cm) an der Stirn und am rechten Knie. Blutige Auflagerung am rechten Nasenloch.

Laborbefunde

Hb 13 g/dl, Leukozyten 13.000/μl, Thrombozyten 7.000/μl. Differenzialblutbild unauffällig, Blutausstrich ohne Anhalt für maligne Zellen. CRP < 0,1 mg/dl, LDH 344 IE/l, Quick 85 %, aPTT 30 Sek., Fibrinogen 208 mg/dl, AT-III 81 %.

1. Welche pathologischen Befunde fallen Ihnen auf?

2. Wie lautet Ihre Verdachtsdiagnose?

3. Welche differenzialdiagnostischen Überlegungen stellen Sie an?

4. Welche Diagnostik ordnen Sie an?

5. Welche therapeutischen Maßnahmen leiten Sie ein?

6. Was müssen die Eltern von Felix im Umgang mit der Erkrankung wissen und wie schätzen Sie die Prognose ein?

1. Pathologische Befunde

Bei Felix liegt mit einer Thrombozytenzahl von 7.000/µl eine **isolierte Thrombozytopenie** (< 150.000 Thrombozyten/µl) mit multiplen Blutungen in Form von **Petechien** und **Schleimhautblutungen** bei sehr gutem Allgemeinzustand vor. Hinweise auf eine relevante plasmatische Gerinnungsstörung oder eine maligne Erkrankung ergeben sich nicht.

2. Verdachtsdiagnose

Aufgrund dieser Konstellation ist am ehesten von einer akuten primären **Immunthrombozytopenie** (ITP) auszugehen. Hierbei handelt es sich um eine akut auftretende Autoimmunreaktion, bei der es zur Bildung thrombozytengebundener Antikörper kommt, die die Lebensdauer der Thrombozyten verkürzen. Typischerweise treten in diesem Rahmen Petechien, Haut- und Schleimhautblutungen, Epistaxis, Zahnfleischblutungen sowie subkonjunktivale und gastrointestinale Blutungen auf. In der Regel wird die Erkrankung durch einen 1–3 Wochen vorausgehenden viralen Infekt getriggert. Der Erkrankungsgipfel liegt zwischen dem 2. und 6. Lebensjahr.

MERKE

Die ITP stellt eine meist benigne autoimmunologische Erkrankung dar, bei der es durch die Bildung von Antikörpern gegen die Thrombozytenoberfläche zu einer Verkürzung der Thrombozytenlebenszeit und damit zu einer Thrombozytopenie kommt. Im Vordergrund steht klinisch die Blutungsneigung. Schwerwiegende Blutungen treten in der Regel erst ab Thrombozytenzahlen unter 10.000/µl auf, sind jedoch auch bei höheren Thrombozytenzahlen und begleitenden Risikofaktoren (z. B. Trauma) möglich.

3. Differenzialdiagnosen

Differenzialdiagnostisch kommen für eine Thrombozytopenie sowohl eine **verminderte Produktion** (z. B. Verdrängung der Thrombopoese aus dem Knochenmark durch leukämische Blasten oder chronische Viruserkrankungen wie EBV, Masern, Varizellen) als auch ein **erhöhter Thrombozytenverbrauch** (z. B. hämolytisch-urämisches Syndrom, disseminierte intravasale Gerinnung, Kasabach-Merritt-Syndrom, Medikamentennebenwirkung, z. B. bei Heparin) in Betracht.

Die Bestätigung der Verdachtsdiagnose ITP sollte durch eine ausführliche Anamnese und gründliche körperliche Untersuchung sowie weitere laborchemische Diagnostik erfolgen.

Bei Felix liegt eine isolierte Thrombozytopenie ohne Affektion der anderen hämatologischen Zellreihen vor. Zudem befindet er sich in sehr gutem Allgemeinzustand, zeigt keine Anzeichen einer Infektion und nimmt keine Medikamente ein. Hierdurch kann die Verdachtsdiagnose einer ITP gestärkt werden.

4. Diagnostik

Bei Nachweis von Petechien und Schleimhautblutungen sollten bei Verdacht auf das Vorliegen einer ITP folgende Untersuchungen durchgeführt werden:

- **Klinische Beurteilung:** Ausprägung und Verteilung der Blutungen (➤ Abb. 6.1).
- **Blutentnahme:**
  - Blutbild, ggf. mit manueller Thrombozytenauszählung: isolierte Thrombozytopenie
  - Gerinnungsparameter: Normalwerte
  - Blutausstrich: kein Nachweis atypischer Zellen
- **Knochenmarkpunktion:** Diese sollte nur bei unklarer Symptomatik, bei vorliegendem Verdacht auf eine maligne Genese, bei chronischer ITP (12 Monate nach Erkrankungsbeginnn weiterhin Thrombozytopenie) und vor einer Steroidtherapie durchgeführt werden. Bei einer akuten ITP und klassischer Konstellation kann auf eine Knochenmarkpunktion verzichtet werden.
- **Nachweis von plättchenassoziierten Antikörpern:** Der Nachweis von Antikörpern gelingt nicht immer und ist, da es sich bei ITP um eine klinische Diagnose handelt, ohne therapeutische Konsequenz. Er ist daher nur in Einzelfällen durchzuführen.

5. Therapeutische Intervention

Die Indikation zur medikamentösen Therapie richtet sich nach der klinischen Blutungsneigung. Bei nur leichten Blutungen (wie in diesem Fall) ist eine abwartende Haltung mit engmaschiger Beobachtung ver-

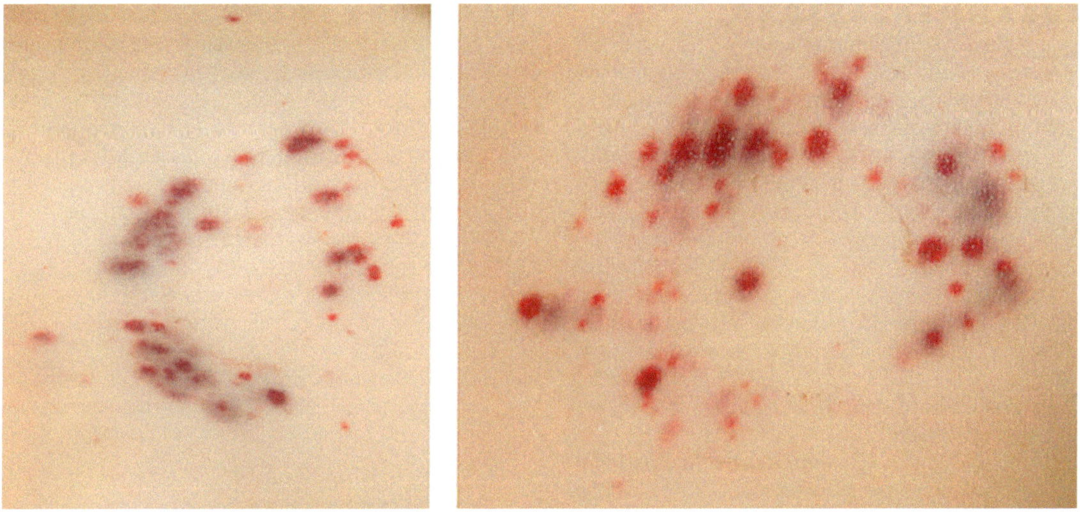

Abb. 6.1 Petechiale Hautblutungen bei akuter ITP. [R232]

tretbar (Watchful Waiting). Bei beeinträchtigenden oder anhaltenden Schleimhautblutungen sowie lebensbedrohlichen Blutungen (intrakranielle oder innere Blutungen) besteht die Indikation zur medikamentösen Therapie. Sehr junge Säuglinge (< 1. Lebensjahr) stellen hiervon eine Ausnahme dar. Diese Patienten sollten auch bei nur leichten Blutungen behandelt werden. Hierfür stehen folgende Therapieoptionen zur Verfügung:

- **Kortikosteroide** 2–4 mg/kg KG/d p. o. oder i. v. über 4 Tage.
- **Immunglobuline** in einer Initialdosis von 0,8–1,0/kg KG/d, ggf. Wiederholung bei ausbleibendem Thrombozytenanstieg und/oder persistierenden Blutungen.
- **Thrombozytenkonzentrate** nur bei schweren lebensbedrohlichen Blutungen.
- **Nicht evidenzbasiert: immunsuppressive Medikamente** (Azathioprin, Vincristin) sowie **Splenektomie** in absoluten Ausnahmefällen bei schwer verlaufenden Erkrankungen oder chronischer ITP.

MERKE

Die medikamentöse Therapie der akuten ITP wird heute sehr restriktiv angewandt. Bei beeinträchtigenden oder anhaltenden Schleimhautblutungen sowie lebensbedrohlichen Blutungen (z. B. intrakranielle Blutung) ist sie jedoch indiziert.

6. Patientenaufklärung und Prognose

Patientenaufklärung

Sie sind so vertieft in Ihren neuen spannenden Fall, dass Sie über der Diagnosestellung vergessen, Felix' Mutter einige Verhaltensregeln mit auf den Weg zu geben. Felix darf nach Hause gehen, stellt sich jedoch nach 5 Tagen mit starken Bauchschmerzen in der Notfallambulanz vor. Die Mutter berichtet, er habe in der Kita wild getobt und sei von einer Sprossenwand gefallen. Sonografisch findet sich freie Flüssigkeit im Abdomen sowie eine Lazeration der Leber. Es folgt ein langer stationärer Aufenthalt mit einer Operation sowie vielen Thrombozytentransfusionen.

Nach der sicheren Diagnosestellung und dem Ausschluss von Differenzialdiagnosen hat die Patienten- und Elternaufklärung einen hohen Stellenwert zur Blutungsprophylaxe. Sollte ein Kita-/Schulbesuch weiterhin erfolgen, müssen körperliche Aktivitäten, die zu Verletzungen führen können, vermieden werden. Ein Notfallausweis sollte ausgestellt werden.

Prognose

Die Prognose der akuten ITP ist günstig. In der Regel kommt es zu einer **Remission** innerhalb von 1–6 Monaten. Schwere Blutungen werden selten beobachtet. Kommt es zu einem Fortbestehen der Symptomatik über eine Dauer von mehr als 12 Monaten, handelt es sich definitionsgemäß um eine **chronische ITP.**

ZUSAMMENFASSUNG

Die akute **Immunthrombozytopenie** ist die häufigste Form der hämorrhagischen Diathese im Kindesalter mit einem Altersgipfel zwischen dem 2. und 6. Lebensjahr. Es kommt typischerweise zu Petechien, Epistaxis, Zahnfleischblutungen sowie subkonjunktivalen oder gastrointestinalen Blutungen. Lebensbedrohliche Blutungen sind zum Glück selten. **Ätiologisch** handelt es sich um eine autoimmunologische Reaktion bei ansonsten gesunden Kindern, die zur Bildung thrombozytengebundener Antikörper führt, wodurch es zu einem vorzeitigen Abbau der Thrombozyten mit nachfolgender Thrombozytopenie kommt. In der Regel wird der Prozess durch eine 1–3 Wochen zurückliegende virale Infektion getriggert. **Laborchemisch** findet sich eine **isolierte Thrombozytopenie**.

Zu den wichtigsten **diagnostischen Maßnahmen** zählen die ausführliche Anamnese und körperliche Untersuchung sowie der Ausschluss anderer Ursachen für die Thrombozytopenie wie Leukämien, Viruserkrankungen, Medikamentennebenwirkungen, das hämolytisch-urämische Syndrom und eine disseminierte intravasale Gerinnung.

Bezüglich einer **therapeutischen Intervention** ist man heute deutlich zurückhaltender, da es in der Regel auch ohne medikamentöse Therapie zu einer Spontanremission kommen kann. Sie erfolgt bei manifesten Blutungen. Hier kommen u.a. Kortikosteroide sowie hoch dosierte Immunglobuline zur Anwendung.

WAS WÄRE, WENN ...

- ... der Junge plötzlich mit neu aufgetretenen, starken Kopfschmerzen und Schläfrigkeit zu Ihnen in die Notfallambulanz käme?
  - Dann müssten Sie dringend an eine intrakranielle Blutung bei ITP denken, eine Notfallbildgebung veranlassen und bei Bestätigung der Diagnose neben Thrombozytentransfusionen sowohl eine Therapie mit Immunglobulinen als auch mit hoch dosierten Steroiden veranlassen.
- ... Felix neben den Petechien hohes Fieber, eine Tachykardie mit knappen Blutdruckwerten und vielleicht sogar eine Somnolenz zeigen würden?
  - Dann müssten Sie differenzialdiagnostisch an eine Meningokokkensepsis/-meningitis denken und das Kind sofort antibiotisch und mit viel Volumen behandeln.

7

Bewusstseinsverlust und rhythmische Zuckungen bei Fieber (15 Monate)

Laura Hecher und Manuela Steinsdörfer

Anamnese

Ihnen wird der 15 Monate alte Marcel vorgestellt. Die Mutter berichtet, dass der Junge seit 2 Tagen an Schnupfen, Halsschmerzen und Fieber bis maximal 40 °C leide. Aufgrund eines positiven Rachenabstrichs auf Streptokokken der Gruppe A am Vortag beim Kinderarzt erhält der Junge eine antibiotische Behandlung mit Penicillin V p. o. Am Tag der Vorstellung sei Marcel plötzlich sehr still geworden, habe auf Ansprache nicht mehr reagiert, die Augen nach oben verdreht und an allen Extremitäten rhythmisch gezuckt. Dieser Zustand habe für ca. 60 Sek. angehalten. Danach sei der Junge eingeschlafen. Allergien, Vorerkrankungen oder eine Dauermedikation bestünden nicht. Laut der Mutter sei Marcel nach STIKO-Empfehlungen geimpft.

Untersuchungsbefunde

15 Monate alter Junge in gutem AZ. Gewicht 9,5 kg (10. Perzentile), Temperatur 38 °C. Neurologie: adäquate, altersentsprechende Reaktion. Fontanelle weich und im Niveau. Pupillen beidseits rund, isokor, direkte Lichtreaktion prompt. Guter Muskeltonus. Unauffällige Spontanmotorik. Hautkolorit rosig, kein Exanthem, keine Petechien. Rhinitis, Rachen gerötet, keine Stippchen, keine Beläge, Trommelfelle spiegelnd. Cor, Pulmo und Abdomen auskultatorisch unauffällig.

Laborbefunde

Leukozyten 17.000/µl (Normwert: 4.500–14.500/µl), Differenzialblutbild unauffällig, CRP 4 mg/dl (< 0,5 mg/dl).

1. **Wie lauten Ihre Verdachtsdiagnose und differenzialdiagnostischen Überlegungen?**
2. **Wie können Sie den Eltern die Entstehung des Krankheitsbildes erklären?**
3. **Welche Einteilungsmöglichkeiten gibt es?**
4. **Welche diagnostischen Schritte sollten zur Abklärung erfolgen?**
5. **Welche Behandlung leiten Sie ein?**
6. **Was können Sie den Eltern zum Wiederholungsrisiko und zu entsprechenden Verhaltensmaßnahmen für zu Hause sagen?**

1. Verdachtsdiagnose und Differenzialdiagnosen

Anamnestisch ergibt sich der Verdacht auf ein tonisch-klonisches Anfallsgeschehen. Bei nun wieder gutem Allgemeinzustand des Kindes und einer Tonsillitis durch Streptokokken der Gruppe A als Fokus für das Fieber ist am ehesten von einem **Fieberkrampf** auszugehen. Dieser ist definiert als **epileptischer Gelegenheitsanfall** ohne Hinweis auf eine intrakranielle Infektion oder eine andere definierte zerebrale Ursache, der zwischen dem **3. Lebensmonat und dem 5. Lebensjahr** auftritt und mit **Fieber** (> 38 °C) einhergeht. Als Ausschlusskriterien für einen Fieberkrampf gelten vorausgegangene Neugeborenenanfälle oder fieberfreie Anfälle.

Ein Anfallsereignis kann jedoch auch im Rahmen einer ZNS-Infektion (Meningitis, Enzephalitis), eines Hirntumors, einer metabolischen Entgleisung (Hypoglykämie, Hyponatriämie), einer Intoxikation (Alkohol) oder als als Folge eines Traumas (Kontusion, Blutung) auftreten. Diese Ursachen sind vor der Diagnosestellung „Fieberkrampf" auszuschließen.

Weitere Differenzialdiagnosen eines Fieberkrampfes sind die konvulsive Synkope mit Kloni (meist nicht länger als 10–20 Sek., keine postiktale Müdigkeit), Schüttelfrost und das Fieberdelir (apathische, teilweise halluzinierende Kinder).

2. Pathogenese und Ätiologie

Die Pathogenese des Fieberkrampfes ist weiterhin ungeklärt. Betroffene Kinder weisen eine erhöhte Anfallsbereitschaft auf, wobei der **Temperaturanstieg** zu einer **Senkung der individuellen Krampfschwelle** im ZNS führt, die genetisch determiniert und altersabhängig unterschiedlich ist.

Ca. 3 % aller Kinder erleiden bis zum 7. Lebensjahr einen Fieberkrampf. **Fieber, Alter** und **genetische Prädisposition** sind die wichtigsten ätiologischen Faktoren. Bei 30 % der Fälle besteht eine positive Familienanamnese bezüglich Fieberkrämpfen. Bei Geschwistern eines Kindes mit Fieberkrämpfen beträgt das Risiko, einen Fieberkrampf zu erleiden, 20 %.

Prinzipiell ist es wichtig, den Eltern die Gutartigkeit eines Fieberkrampfes zu erklären. Das Epilepsierisiko in der Normalgesellschaft liegt bei 1 %. Bei Vorliegen eines der folgenden Risikofaktoren steigt das Epilepsierisiko auf 4–7 %:

- Vorbestehendes neurologisches Defizit
- Fokaler Anfall
- Febriler Status epilepticus
- Junges Alter beim 1. Fieberkrampf
- Positive Familienanamnese für Epilepsie

MERKE

Für die Entstehung des Anfalls ist die **Geschwindigkeit des Temperaturanstiegs** bedeutender als die maximal erreichte Temperatur!

3. Einteilung

Die Kriterien für einen unkomplizierten oder komplizierten Fieberkrampf sind in ➤ Tab. 7.1 zusammengefasst.

MERKE

Bei einem **„einfachen"** Fieberkrampf handelt es sich um einen kurzen (meist < 3 Min.), **selbstlimitierenden, generalisierten Anfall,** der sowohl tonisch-klonisch als auch atonisch sein kann.
Ein Fieberkrampf gilt als kompliziert, sobald eines der Kriterien erfüllt ist!

Tab. 7.1 Einteilung von Fieberkrämpfen

	Unkomplizierter Fieberkrampf (ca. 70 %)	Komplizierter Fieberkrampf (ca. 30 %)
Anfallsdauer	< 15 Minuten	> 15 Minuten
Häufigkeit innerhalb von 24 h	1	2 oder mehr
Anfallssemiologie	Generalisiert, meist tonisch-klonisch	Fokal
Postiktales Defizit	Nein	Möglich, z. B.: - Sprechstörung - Todd'sche Parese: postiktale Halbseitenlähmung, rückläufig innerhalb von 2 h
Alter	6 Monate bis 5 Jahre	< 6 Monate oder > 5 Jahre

4. Diagnostik

- **Fokussuche:** Hier ist die körperliche Untersuchung sehr wichtig. Je nach Untersuchungsbefund sind ggf. weitere Untersuchungen wie z. B. Urinstix, Abdomen-Sonografie oder Röntgen-Thorax sinnvoll.
- **Labor:** Blutglukose, Elektrolyte (insb. Natrium, Kalzium, Magnesium), Blutbild, Infektionsparameter, Blutkulturen.
- Eine **Lumbalpunktion** dient zum Ausschluss einer zerebralen Infektion. Bei anamnestischem oder klinischem Verdacht auf eine zerebrale Infektion sollte umgehend eine Lumbalpunktion erfolgen. Besondere Vorsicht ist bei Patienten mit antibiotischer Vorbehandlung oder jungem Alter (≤ 18 Monaten) geboten, da hier die klinischen Zeichen einer Meningitis milder ausgeprägt sein können. Bei Kindern < 12 Monaten und lang anhaltender postiktaler Schläfrigkeit oder bei Kindern ≤ 6 Monaten ist eine Lumbalpunktion dringend empfohlen. Bei Verzicht auf eine Lumbalpunktion ist eine kurzfristige klinische Verlaufskontrolle notwendig!
- Eine **EEG**-Ableitung ist nur bei kompliziertem Fieberkrampf indiziert und erlaubt keine Aussage zur Rezidivneigung. Die Durchführung eines EEG sollte erst im infektfreien Intervall (3–4 Wochen nach Infekt) erfolgen.
- Eine **Bildgebung (cMRT)** sollte nur im Einzelfall bei einem komplizierten Fieberkrampf mit neurologischen Auffälligkeiten und Bewusstseinseinschränkungen und dem Verdacht auf Hirndruck oder eine intrakranielle Raumforderung erfolgen. In diesem Fall muss sie unbedingt vor der Lumbalpunktion erfolgen!

5. Therapie

Erstmaßnahmen:

- Ruhe bewahren und Eltern beruhigen
- Verletzungen und Aspiration verhindern
- Vitalparameter überprüfen (Herzfrequenz, Atemfrequenz, O_2-Sättigung), Sauerstoffvorlage bei O_2-Sättigungsabfall
- Antipyrese mit Ibuprofen oder Paracetamol bei noch anhaltendem Fieber

Medikamentöse Anfallsdurchbrechung:

Bei der Vorstellung des Patienten in der Klinik ist der epileptische Anfall meist beendet, weshalb eine Therapie des Anfallsgeschehens erfahrungsgemäß nicht notwendig ist. Diese ist jedoch indiziert bei **prolongiertem Anfall** (> 5 Min.) oder **Status epilepticus** (> 30 Min.).

Benzodiazepine nasal, rektal oder bukkal:

- Diazepam rektal, < 15 kg 5 mg, ≥ 15 kg 10 mg, wenn nötig Wiederholung nach 10–15 Min.
- Midazolam bukkal oder nasal 0,2 mg/kg KG

Bei fehlender Anfallsdurchbrechung oder erneutem Anfall nach Benzodiazepingabe:

- Lorazepam i. v. 0,5 mg/kg KG, langsam injizieren (**cave:** Atemdepression)
- Phenobarbital i. v. 20 mg/kg KG, langsam injizieren unter fortlaufendem Monitoring von EKG, RR und Atemfunktion

MERKE

Fieberkrämpfe stellen keine Indikation für eine Dauerbehandlung dar.

6. Wiederholungsrisiko und Verhaltensmaßnahmen

Das Wiederholungsrisiko für ein Rezidiv nach dem 1. Fieberkrampf liegt bei 25–40 % (50 % innerhalb der ersten 6 Monate). **Risikofaktoren** für einen wiederholten Fieberkrampf sind:

- Positive Familienanamnese
- Kurze Fieberperiode bis zum 1. Fieberkrampf von < 12 h
- Wiederholte Fieberkrämpfe in einem Infekt
- Alter < 18 Monaten
- Neurologische Grunderkrankung

Im Vordergrund steht die Aufklärung der Eltern über die Gutartigkeit und die Verhaltensmaßnahmen im Fall eines Rezidivs. Es ist wichtig, den Eltern zu erklären, dass das Risiko ihres Kindes, an einem Fieberkrampf zu versterben, bleibende neurologische Schäden oder eine Entwicklungsverzögerung davonzutragen, sehr gering ist. Eine frühzeitige Antipyrese verhindert einen Fieberkrampf nicht. Den Eltern sollte ein Notfallmedikament (Diazepam oder Midazolam) zur Anfallsdurchbrechung ab 5 Min. Anfallsdauer mitgegeben werden.

ZUSAMMENFASSUNG

Der **Fieberkrampf** ist mit einer Prävalenz von 3 % die häufigste Form des Krampfanfalls im Kindesalter, der im Rahmen eines fieberhaften Infektes auftritt, der nicht durch eine zerebrale Infektion bedingt ist. Die genaue **Pathogenese** ist bislang nicht sicher geklärt. Als Hauptrisikofaktor gilt jedoch eine familiäre Prädisposition. In der Regel handelt es sich um einen unkomplizierten Anfall, der generalisiert meist tonisch-klonisch und selbstlimitierend abläuft. Zu den wichtigsten **diagnostischen Maßnahmen** zählen die ausführliche körperliche Untersuchung als **Fokussuche** sowie der Ausschluss anderer Ursachen für ein Krampfereignis wie eine zentrale Infektion, metabolische Entgleisung, Intoxikation, Raumforderung oder ein Trauma. Eine Lumbalpunktion sollte immer bei Meningitishinweis oder Kindern < 6 Monaten erfolgen. Sistieren Fieberkrämpfe nicht spontan innerhalb von 5 Min., sollte eine Anfallsdurchbrechung durch **Benzodiazepine** erfolgen. Fieberkrämpfe treten meist im Fieberanstieg auf, sodass eine antipyretische Therapie diese nicht verhindern kann.

WAS WÄRE, WENN ...

- ... die Mutter einen Lippenherpes hätte?
  - Dann müssten Sie differenzialdiagnostisch an eine Herpes-simplex-Enzephalitis denken und umgehend eine Lumbalpunktion durchführen.
- ... die Mutter einen einseitigen Beginn des Krampfanfalles und zusätzlich rezidivierendes morgendliches Erbrechen der letzten Tage berichtet hätte, die sie für infektassoziiert gehalten habe?
  - Dann müssten Sie zunächst ein cMRT mit der Frage nach einer intrakraniellen Raumforderung oder Blutung veranlassen.

8

Beinschmerzen, hohes Fieber und Schüttelfrost (4 Jahre)

Claudia Bollmann

Anamnese

Am Abend trägt ein Vater seinen 4-jährigen Sohn in die Ambulanz. Er berichtet, dass Lukas seit dem Morgen hohes Fieber und Schüttelfrost habe. Außerdem könne er das linke Bein wegen Schmerzen im Bereich des Knies nicht mehr belasten. Ein Trauma sei nicht bekannt. Grunderkrankungen werden verneint.

Untersuchungsbefund

4 3/12 Jahre alter Junge in reduziertem AZ und gutem EZ, HF 108/Min., Temperatur 39,9 °C. Schwellung, Rötung und Überwärmung des linken Kniegelenks und des proximalen Unterschenkels links. Sonstige Gelenke unauffällig. Haut rein, keine Petechien. Trommelfelle und Rachen reizlos. Pulmo auskultatorisch unauffällig. Kein Meningismus. Sonstiger Untersuchungsbefund unauffällig.

Laborbefunde

Leukozyten 18.000/µl, Hb 12,7 g/dl, Thrombozyten 224.000/µl. Differenzialblutbild: 80 % Granulozyten, 12 % Stabkernige, 8 % Lymphozyten. CRP 4,3 mg/dl, BKS 80 mm/125 mm. Sonstige Laborwerte unauffällig.

1. Wie lautet Ihre Verdachtsdiagnose? Nennen Sie die wichtigsten Differenzialdiagnosen.

2. Wie entsteht diese Erkrankung?

3. Welche anderen Formen der Erkrankung kennen Sie?

4. Welche Diagnostik ist wegweisend?

5. Beschreiben Sie das weitere Vorgehen.

6. Die besorgten Eltern möchten über Prognose und Komplikationen aufgeklärt werden. Was sagen Sie ihnen?

1. Verdachts- und Differenzialdiagnose

Die Symptomatik weist auf eine **akute hämatogene Osteomyelitis** der linken Tibia hin. Sie ist definiert als meist **bakterielle Entzündung** des Knochens und des Knochenmarks und entsteht durch Keimstreuung bei Bakteriämie. **Typische Symptome** sind **Fieber** und **Schüttelfrost** mit Schmerzen der betroffenen Extremität. Bei der klinischen Untersuchung zeigt sich häufig die **klassische Trias** aus Rötung (Rubor), Schmerzen (Dolor) und Überwärmung (Calor). Bei Gelenksbeteiligung kommt es zusätzlich zu Zwangshaltung und Bewegungseinschränkung der Extremität. Die akute hämatogene Osteomyelitis ist die häufigste Form der bakteriellen Knochenentzündung im Kindesalter. Ihre **Inzidenz** beträgt 20/100.000 Kinder pro Jahr bei deutlicher Jungenwendigkeit. Diese Form der Osteomyelitis wird fast ausschließlich bei Kindern beobachtet, 30–50 % davon sind Säuglinge. Bei ihnen beschränkt sich die Symptomatik oft auf eine verminderte Bewegung einer Extremität. Meistens ist im Säuglingsalter das Hüftgelenk betroffen. Gelegentlich kann der eitrige Gelenkerguss palpiert werden. Der Erkrankungsgipfel jenseits des Säuglingsalters liegt um das 8. Lebensjahr. Meistens manifestiert sich in diesem Alter die Erkrankung in den **langen Röhrenknochen** (80 %). Neben anderen schweren Infektionen ist das **Ewing-Sarkom** eine wichtige Differenzialdiagnose. Symptome und laborchemische Befunde können anfangs ähnlich sein. Bei unklarem Befund sind eine erweiterte Bildgebung sowie eine Knochenstanzbiopsie wegweisend. Außerdem auszuschließen sind die Paget-Krankheit, das eosinophile Granulom und die fibröse Dysplasie.

2. Ätiologie und Pathogenese

Die pyogenen Bakterien gelangen durch **hämatogene Streuung** in die **Meta- und Diaphysen** der Knochen. Im Säuglingsalter können die Keime aufgrund der **vaskularisierten Epiphysenfuge** von der Metaphyse in die Epiphyse und das Gelenk einbrechen und ein **Pyarthros** entstehen lassen. Im Gegensatz dazu stellt die avaskuläre Epiphysenfuge jenseits des 3. Lebensjahres einen Schutz vor Streuung in das Gelenk dar. Lediglich bei Gelenken, deren Kapsel die Metaphyse einschließt (z. B. Hüft- und Schultergelenk), kann die Invasion der Erreger weiterhin erfolgen. Erst nach Schluss der Epiphysenfuge (Erwachsene und Adoleszente) können Bakterien erneut ungehindert in das Gelenk einwandern. Typische Erreger im Säuglingsalter sind **Streptokokken** der Gruppe B, **Haemophilus influenzae** und **Pneumokokken**. Später wird **Staphylococcus aureus** mit bis zu 90 % als häufigster Erreger nachgewiesen. Pathogenetisch kommt es zu einer nekrotisierenden Entzündung, die sich sowohl innerhalb des Knochenmarks ausbreitet als auch die Kortikalis durchwandert. Diese wird zerstört, sodass **subperiostale Abszesse** entstehen können.

3. Klassifikation

Die akute Osteomyelitis wird in die **hämatogene (endogene)** und in die **exogene** Form eingeteilt. Letztere kann nach offenen Verletzungen mit Knochenbeteiligung auftreten. Die akute Osteomyelitis zählt zu den **unspezifischen Infektionen.** Die **sekundär chronische Form** kann aus der akuten Osteomyelitis entstehen, wenn sich die Infektion großflächig ausbreitet und Knochenteile in einem Abszess eingeschlossen sind (Sequestrierung). Antibiotika können Erreger innerhalb dieser Sequester nicht erreichen, sodass Rezidive oder Chronifizierung die Folge sind. Der sog. **Brodie-Abszess** gehört zur **primär chronischen Form**. Es handelt sich um einen schleichend entstehenden Knochenabszess, der meist in den Metaphysen der langen Röhrenknochen entsteht. Zunehmend an Bedeutung gewinnen auch **nichtinfektiöse (auto-)inflammatorische** Ursachen der Knochenerkrankung. Neben den unspezifischen Osteomyelitiden kommen **spezifische Infektionen** des Knochens vor. Hierzu gehören die **Knochentuberkulose** sowie Infektionen mit Salmonella typhi, Treponema pallidum (Lues) und Pilzen. Osteomyelitiden werden bei **Frühgeborenen** gelegentlich durch **Candida albicans** hervorgerufen. Die spezifische Osteomyelitis durch **Salmonella typhi** wird typischerweise bei Patienten mit **Sichelzellanämie** beobachtet.

4. Diagnostik

Neben einer Leukozytose, erhöhtem CRP und einer Linksverschiebung im Differenzialblutbild weist die **Beschleunigung der Blutsenkung** (teilweise > 100 mm in der 1. Stunde) auf die Erkrankung hin.

Vor Therapiebeginn ist die Entnahme von **Blutkulturen** für den Keimnachweis zwingend erforderlich. Wenn möglich, sollte Material mithilfe einer **Gelenks-/Abszesspunktion** bzw. einer **Biopsie** gewonnen werden. In der Hälfte der Fälle ist der krankheitsverursachende Erreger bereits in der Blutkultur nachweisbar. Die **Röntgenaufnahme** der betroffenen Extremität gehört zur Standarddiagnostik. Frühe radiologische Zeichen demarkieren sich nach 3–10 Tagen, Spätzeichen treten 7–14 Tage nach Erkrankungsbeginn auf (➤ Abb. 8.1):

- **Radiologische Frühzeichen:** Weichteilschwellung, unscharfe Knochengrenzen
- **Radiologische Spätzeichen:** Spongiosa-Entkalkung, osteolytische Herde, periostale Verkalkungen, Knochensequester

Weichteilödeme und (Gelenk-)Abszesse können frühzeitig mittels **Sonografie** nachgewiesen werden. Sensitiver als das konventionelle Röntgen und nach bereits 2–3 Tagen positiv ist die **99 m-Technetium-Szintigrafie.** Durch Anreicherung von Technetium werden Entzündungsherde dargestellt. Eine Differenzierung zwischen Osteomyelitisherden und Frakturen oder Tumoren kann mit der **Leukozyten-Szintigrafie** erfolgen. Beide Methoden gehören aufgrund der Strahlenbelastung nicht zur Routinediagnostik, können jedoch bei unklarem Befund hilfreich sein. Die **Kernspintomografie** kann frühzeitig Veränderungen nachweisen, ist der CT überlegen und kommt heute häufig bei Osteomyelitisverdacht zum Einsatz.

5. Therapie

Die **antibiotische Therapie** erfolgt zunächst kalkuliert mit Clindamycin und Cefotaxim. Die Verabreichung erfolgt im Rahmen eines stationären Aufenthalts intravenös für die Dauer von **mindestens 3 Wochen.** Bei vorhandenem Keimnachweis wird die Therapie in Abhängigkeit des Resistenzprofils ggf. umgestellt. Zusätzlich sind eine **symptomatische Therapie** mit Analgetika und die Ruhigstellung der betroffenen Extremität indiziert. Nach Abklingen der Beschwerdesymptomatik sollte mit der funktionellen Mobilisation zur Unterstützung der Regeneration begonnen werden. Die **chirurgische Entlastung** eines eitrigen Gelenkergusses ist unmittelbar nach Diagnosestellung durchzuführen. Weitere Indikationen zur chirurgischen Versorgung sind subperiostale und enostale Abszesse, Knochensequester, Fisteln zwischen Markraum und Kompakta und septische Knochennekrosen.

MERKE

Um eine suffiziente antibiotische Therapie zu ermöglichen, ist die Materialgewinnung zum Keimnachweis **vor Therapiebeginn** unbedingt erforderlich!

6. Prognose und Komplikationen

Die Aufklärung der Eltern über die Prognose sollte **empathisch** und **ohne medizinische Fachausdrücke** erfolgen und könnte z. B. folgendermaßen erfolgen:

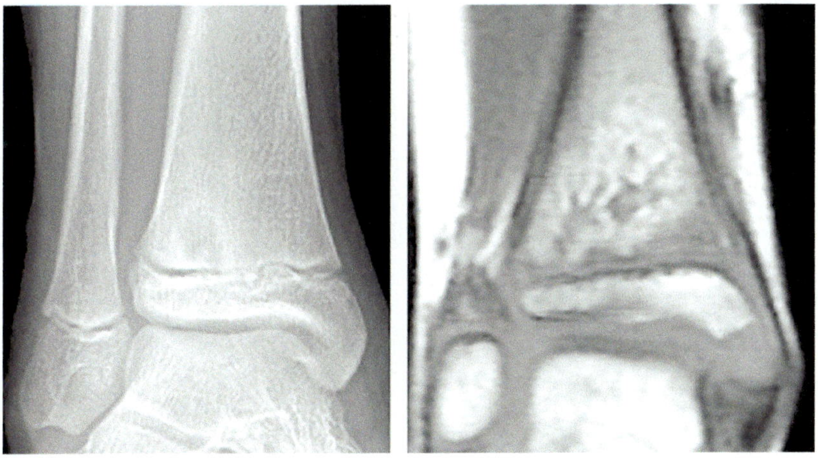

Abb. 8.1 Akute Osteomyelitis. Das Röntgenbild (links, a. p.) der distalen Tibia zeigt in der Metaphyse einen schlecht abgegrenzten Osteolysebereich umgeben von einer minimalen Sklerose. Das koronare MR (rechts, T1-Wichtung) zeigt einen dunklen Bereich von entzündetem Gewebe, das von einer dunklen, ödematösen Zone umgeben ist. [M614]

„Wenn, wie bei Lukas, die Knochenentzündung frühzeitig festgestellt und behandelt wird, heilt die Erkrankung in den allermeisten Fällen **ohne bleibende Knochenschäden** aus. Manchmal kann sich die Heilung jedoch verzögern oder die Entzündung bricht erneut aus. Besonders bei verzögerter Diagnose oder unzureichender Behandlung kann die Knochenentzündung zu einer Lösung der Wachstumsfuge mit daraus folgenden **Wachstumsstörungen** führen. **Knochenbrüche** im Bereich der Entzündung und eine **Wanderung der Krankheitserreger** in andere Knochen gehören ebenfalls zu den möglichen Komplikationen. Je nach Verlauf werden wir die Behandlung anpassen, um das Risiko zu minimieren. Sollten trotzdem Komplikationen auftreten, können wir auch diese behandeln. Bei Fragen können Sie selbstverständlich jederzeit auf uns zukommen."

ZUSAMMENFASSUNG

Die **akute hämatogene Osteomyelitis** ist eine meist bakterielle Entzündung von Knochen und Knochenmark, v. a. der Metaphysen der langen Röhrenknochen, die durch Erregerstreuung bei Bakteriämie entsteht. Diese Form der Osteomyelitis wird fast ausschließlich bei Kindern beobachtet. **Typische Symptome** sind Fieber, Schüttelfrost und Schmerzen im Bereich der betroffenen Extremität. Bei der **Säuglingsosteomyelitis** kommt es durch die vaskuläre Verbindung zwischen Metaphyse und Epiphyse zu einer eitrigen Arthritis, meistens im Hüftgelenk. Nach dem 3. Lebensjahr ist Staphylococcus aureus der am häufigsten nachweisbare Keim. Eine **Beschleunigung der BKS** kann bei entsprechender Klinik ein Hinweis auf die Erkrankung sein. Frühe **radiologische Zeichen** einer Osteomyelitis zeigen sich nach 3–10 Tagen. Osteolyseherde, Randsklerosen und Knochensequester demarkieren sich nach 7–14 Tagen. Die **Therapie** besteht aus symptomatischer Therapie, intravenöser antibiotischer Therapie und der operativen Versorgung bei entsprechender Indikation. Bei rechtzeitiger Diagnosestellung und Therapie ist die **Prognose** günstig. Mögliche **Komplikationen** sind Gelenkdestruktionen, Wachstumsstörungen, pathologische Frakturen und bleibende funktionelle Einschränkungen.

WAS WÄRE, WENN ...

- ... die Leukozytenzahl im Labor im Normbereich läge?
  - Eine akute hämatogene Osteomyelitis kann auch ohne eine Leukozytose einhergehen. Aussagekräftiger sind die Linksverschiebung und eine Beschleunigung der BKS. Außerdem sollten die Differenzialdiagnosen reevaluiert und weitere bildgebende Diagnostik erwogen werden.
- ... in den Proben keine Keime nachgewiesen werden konnten?
  - Bei klinischem Verdacht auf eine infektiöse Genese sollte eine Erweiterung der antibiotischen Therapie erwogen werden. Je nach Klinik, Lokalisation und Lebensalter muss u. a. auch an eine nichbakterielle Osteomyelitis gedacht werden.

9

Trinkschwäche und vermehrtes Schwitzen (4 Tage)

Friederike Seggewies und Manuela Steinsdörfer

Anamnese

Samuel, ein 4 Tage altes Neugeborenes, wird Ihnen zur U2-Untersuchung in der Kinderarztpraxis vorgestellt. Er wurde als 3. Kind gesunder Eltern nach unauffälliger Schwangerschaft und komplikationsloser Entbindung bereits 8 Stunden postnatal aus dem Geburtshaus entlassen. Seither wird Samuel voll gestillt, trinkt jedoch seit heute nur mäßig an der Brust und schwitzt viel während des Saugens. Zudem seien die Füße auffallend kühl, wobei die Hände schön warm seien.

Untersuchung

4 Tage alter Säugling in reduziertem Allgemeinzustand, schlapp. Temperatur 37 °C. Haut rosig-ikterisch, kühle Füße. Cor: Herztöne rein, rhythmisch, uncharakteristisches Herzgeräusch. Femoralispulse schwach tastbar bei kräftigen Pulsen an den oberen Extremitäten. Pulmo: seitengleich belüftet, keine Rasselgeräusche. Abdomen: weich, Darmgeräusche regelrecht, Leber 1 cm unter dem rechten Rippenbogen tastbar. Neurologie: Fontanelle im Niveau, Reflexe altersgemäß.

1. Wie lautet Ihre Verdachtsdiagnose?

2. Welche Einteilung können Sie bezüglich der Hämodynamik treffen?

3. Schildern Sie die klinische Symptomatik. Wie wird diese eingeteilt?

4. Welche weiterführenden diagnostischen Untersuchungen sind sinnvoll?

5. Welche Therapie leiten Sie unverzüglich und langfristig ein?

6. Erklären Sie den Eltern Ihr weiteres Vorgehen und bereiten Sie sie sensibel auf eine Einweisung in die Uniklinik vor.

1. Verdachtsdiagnose

Aufgrund der abgeschwächten Femoralispulse bei kräftig palpablen Pulsen an den oberen Extremitäten, dem uncharakteristischen Herzgeräusch, der Trinkschwäche und dem vermehrten Schwitzen bei Anstrengung als Zeichen von Herzinsuffizienz ist an eine **Aortenisthmusstenose** zu denken. Diese ist definiert als Einengung der Aorta im Bereich des Übergangs des distalen Aortenbogens in die Aorta descendens mit anatomischer Nähe zum Ductus arteriosus Botalli und zur A. subclavia sinistra. Sie macht 3–5 % aller angeborenen Herzfehler aus und tritt etwa doppelt so häufig bei Jungen wie bei Mädchen auf.

2. Einteilung

Die frühere Unterteilung der Aortenisthmusstenose anhand ihrer anatomischen Beziehung zum fetalen Ductus arteriosus Botalli in eine prä- und in eine postduktale Form ist mittlerweile weitgehend verlassen worden. Meist befindet sich die Stenose weder prä- noch postduktal, sondern juxtaduktal unmittelbar gegenüber der Ductusmündung.

Die häufigste Form der Aortenisthmusstenose wird als **zirkumskripter Typ** bezeichnet. Hierbei handelt es sich um eine **umschriebene** und **kurzstreckige Stenose,** die meist distal der A. subclavia sinistra und im Bereich der Mündung des Ductus arteriosus Botalli liegt. Sie wird auch als juxtaduktale Aortenisthmusstenose bezeichnet. Hämodynamisch ist die **Perfusion der unteren Extremitäten** in Abhängigkeit vom Schweregrad der Stenose bereits **intrauterin eingeschränkt.** Dadurch können sich frühzeitig **Kollateralkreisläufe** entwickeln, die das Entstehen von Symptomen erst im Erwachsenenalter erlauben.

Als seltenere Form der Aortenisthmusstenose gilt der **hypoplastische Typ.** Hierbei handelt es sich um eine **langstreckige** und **schlecht abgrenzbare Stenose,** die meist vor der Einmündung in den Ductus arteriosus Botalli liegt. Daher erfolgt intrauterin eine uneingeschränkte Perfusion der unteren Extremität über den Ductus arteriosus Botalli. Kollateralkreisläufe bilden sich nicht. Die Aortenisthmusstenose führt zu einem Rückstau des Blutes in das linke Herz und damit zu einer **Druck- und Volumenüberlastung** des linken Herzens. Über den offenen Ductus arteriosus Botalli kommt es zu einem Blutfluss aus der A. pulmonalis in die Aorta. Dies führt zu einer **Beimischung venösen Blutes zum arteriellen Blut** in der Aorta. Dadurch ist die Durchblutung aller distal der Stenose liegenden Organe und Körperteile nur noch unzureichend möglich.

3. Klinik

Eine **nicht kritische Aortenisthmusstenose** (häufiger beim zirkumskripten Typ) zeigt in vielen Fällen zunächst keine Symptomatik. Die Stenose kann jedoch langfristig in Abhängigkeit vom Ausmaß der Enge zu Symptomen wie der **brachiozephalen Hypertonie** mit Kopfschmerzen, Tinnitus, häufigem Nasenbluten oder zur **abdomino-femoralen Hypotonie** mit schwach tastbaren Leisten- und Fußpulsen und Schmerzen in den Beinen führen. Aufgrund der Ausbildung von Kollateralkreisläufen bleibt sie häufig lange unbemerkt. Dadurch kann sich über die Zeit eine chronische Druckbelastung des linken Ventrikels entwickeln. Liegt die Stenose proximal der A. subclavia, wird der linke Arm geringer durchblutet als der rechte, was in einer Blutdruckdifferenz resultiert.

Bei der **kritischen Aortenisthmusstenose** (häufiger beim hypoplastischen Typ) kommt es bei offenem Ductus arteriosus Botalli zu einer Speisung der Aorta descendens mit venösem Blut aus der Pulmonalarterie, wodurch die Femoralarterienpulse gut tastbar und die Blutdrücke zwar in der Norm sind, es aber dennoch zu einer charakteristischen Zyanose der unteren Extremitäten kommen kann. Bei beginnendem Verschluss des Ductus arteriosus Botalli zeigen die Neugeborenen und Säuglinge die typischen Zeichen einer Herzinsuffizienz mit vermehrtem Schwitzen, Tachydyspnoe, Trinkschwäche und Gedeihstörung. Es kommt zu einer akuten **Minderperfusion der Bauchorgane und der unteren Extremitäten,** die bis hin zur Niereninsuffizienz oder Leberversagen führen kann. Die Femoralis- und Fußpulse sind abgeschwächt tastbar, die Blutdruckwerte der unteren Extremitäten sind entsprechend erniedrigt. Der **Ductusverschluss** führt zu einer akuten **Überlastung des linken Herzens,** die in einer rasch progredienten Herzinsuffizienz resultiert. Die linksventrikuläre Dekompensation kann im Verlauf zum sekundären Organversagen und **Schock** führen.

MERKE

Das sichere Tasten der Fußpulse ist bei den Vorsorgeuntersuchungen obligatorisch.

4. Weiterführende Diagnostik

Zu den diagnostischen Maßnahmen bei Verdacht auf eine Aortenisthmusstenose zählen die **klinische Untersuchung** mit Auskultation des Herzens, das **EKG**, die **Echokardiografie**, die **Röntgenaufnahme des Thorax** sowie ggf. die angiografische Darstellung des Defekts und die MRT. Abhängig von der Lokalisation der Stenose können sich dabei unterschiedliche Auffälligkeiten zeigen:

- Körperliche Untersuchung: schwächerer Puls und geringerer Blutdruck der unteren im Vergleich zu den oberen Extremitäten.
- Auskultationsbefund: ggf. uncharakteristisches systolisches Herzgeräusch mit p. m. infraklavikulär und zwischen den Schulterblättern.
- EKG (wenig spezifisch): Zeichen der Hypertrophie des linken Ventrikels.
- **Echokardiografie** (Methode der ersten Wahl): Darstellung von Lage und Ausmaß der Stenose, möglichen Begleitfehlbildungen, dem Verlauf der Aorta und abgehender Äste, dem Blutfluss über den Ductus arteriosus Botalli.
- Röntgen-Thorax: prominenter Aortenknopf bei nicht veränderter Herzgröße, sanduhrförmige Einschnürung des Aortenrohres, Einziehung der proximalen Aorta descendens, Rippenusuren als Zeichen der Kollateralkreisläufe über die Interkostalarterien, Epsilonzeichen in der Seitenaufnahme.
- Herzkatheter/MRT: können ggf. zur Quantifizierung der Befunde eingesetzt werden, sind aber zur Sicherung der Diagnose meist nicht erforderlich.

5. Therapie

Nicht kritische Aortenisthmusstenose: Die Therapie ist abhängig von der Morphologie. Bei langstreckigen, tubulären Stenosen mit einem daraus resultierenden Druckgradienten ≥ 20 mmHg erfolgt die **operative Resektion** des stenotischen Abschnitts. Bei kurzstreckigen Stenosen erfolgt die **Ballondilatation mit Stenteinlage im Herzkatheter.** Unabhängig von der Therapieform kann es postinterventionell zu einer Persistenz der arteriellen Hypertonie kommen, die dann einer medikamentösen Behandlung bedarf.

Kritische Aortenisthmusstenose: Beim Neugeborenen muss eine **sofortige Prostaglandin-E1-Infusion** (Alprostadil) eingeleitet werden, um den Ductus arteriosus Botalli offen zu halten und damit die Versorgung der unteren Körperhälfte zu gewährleisten. Im Anschluss ist nach Stabilisierung möglichst frühzeitig eine **operative Korrektur** indiziert. Hierzu wird meist nach Resektion des stenotischen Abschnitts eine End-zu-End-Anastomose durchgeführt. In gleicher Sitzung sollte auch der iatrogen persistierende Ductus arteriosus ligiert werden. Postoperativ kann es zu einer paradoxen Hypertonie durch eine Fehlregulation der Barosensoren kommen. Im Verlauf kann sich eine Restenose bilden, die mittels Ballondilatation im Herzkatheter korrigiert werden kann.

MERKE

Bei der neonatalen Aortenisthmusstenose ist eine Prostaglandintherapie zum Offenhalten des Ductus arteriosus Botalli umgehend indiziert.
Indometacin (in Deutschland Off-Label-Use) und Ibuprofen verschließen den Ductus und sind hier kontraindiziert.

6. Elterngespräch

Im Falle eines Elterngesprächs und des Überbringens einer für die Eltern bedrohlich erscheinenden Information ist es wichtig, zunächst für eine angenehme Gesprächsatmosphäre zu sorgen. Hierfür schließen Sie die Tür des Behandlungszimmers, schalten Ihr Handy auf lautlos und bitten bei unruhigem oder schreiendem Kind jemanden aus Ihrem Arbeitsumfeld, den Eltern das Kind für 20 Minuten abzunehmen (z. B. Sprechstunden-/Ambulanzhilfe). Die Eltern sollen beide einen Sitzplatz haben und guten Blickkontakt zu Ihnen aufnehmen können, wobei sich Ihre Augen mit denen der Eltern auf ungefähr gleicher Höhe begegnen sollten. Versetzen Sie sich in die Lage der vor Ihnen sitzenden Eltern, die sich nichts mehr wünschen, als sich zu Hause mit Ihrem neuen Glück einleben zu können. Erklären Sie ruhig und sachlich, welche Symptome und Untersuchungsbefunde Sie zu der vorliegenden

Verdachtsdiagnose geführt haben. Fertigen Sie wenn möglich **Skizzen** an, um den Eltern die vorliegende Pathophysiologie anschaulich zu erklären. **Bestärken** Sie die Eltern darin, alles richtig gemacht zu haben, indem Sie sich heute bei Ihnen vorstellten. Machen Sie im Gespräch **viele Pausen** und **gehen Sie auf sich ergebende Fragen und Problemfelder der Eltern ein.** Machen Sie den Eltern bewusst, dass ein sofortiger Transport in eine Universitätsklinik zwingend erforderlich ist, um den aktuellen Zustand des Kindes zu erhalten und zu verbessern. Fangen Sie die Eltern in ihrer Sorge und ihrem Schock auf, indem Sie mehrmals darauf aufmerksam machen, dass es heutzutage sehr gute Therapieoptionen der Erkrankung gibt.

ZUSAMMENFASSUNG

Bei einer Aortenisthmusstenose handelt es sich um einen angeborenen Herzfehler, der durch eine Einengung der Aorta im Bereich des Übergangs vom distalen Aortenbogen in die Aorta descendens charakterisiert ist. Diese kann in einen **zirkumskripten Typ** und einen **hypoplastischen Typ** unterteilt werden. Die Klinik unterteilt sich in die **nicht kritische** Aortenisthmusstenose und die **kritische** Aortenisthmusstenose. Zu den diagnostischen Maßnahmen zählen die klinische Untersuchung, das EKG, die Echokardiografie, die Röntgenaufnahme des Thorax sowie ggf. die angiografische Darstellung des Defekts und die MRT. Therapeutisch sollten sowohl eine akut lebensbedrohliche Symptomatik sowie langfristige durch den arteriellen Hypertonus bedingte Folgeschäden vermieden werden. Hierzu muss **beim Neugeborenen eine sofortige Prostaglandininfusion** zum Offenhalten des Ductus arteriosus Botalli eingeleitet werden. Im Anschluss sollte bei langstreckiger Stenose eine chirurgische Resektion durchgeführt werden.

WAS WÄRE, WENN ...

- ... das Kind bei der Vorstellung die schwerste Form der Herzinsuffizienz gezeigt hätte?
  - Bei kardialer Dekompensation mit einem Blutdruckgradienten zwischen unteren und oberen Extremitäten, Tachydyspnoe mit interkostalen Einziehungen und Zyanose heißt es, einen kühlen Kopf zu bewahren, um sortiert, aber ebenso rasch die nächsten nötigen Schritte einleiten zu können. Delegieren Sie daher wenn möglich Aufgaben, damit Sie sich auf den Allgemeinzustand des Kindes konzentrieren und diesen stabilisieren können. Lassen Sie Ihre Assistenz den Notarzt alarmieren sowie in der nächstgelegenen Universitätsklinik den Oberarzt der Kinderkardiologie anrufen, dem Sie das Kind zur Verlegung ankündigen. Legen Sie dem Kind **zwei sichere Zugänge,** die im Verlauf für die **Prostaglandininfusion** verwendet werden können.

10

Apnoen und Zyanose (4 Wochen)

Laura Hecher und Alexandra Pohl

Anamnese

Julian, ein 4 Wochen alter Säugling, wurde wegen Apnoen von der Kinderärztin stationär eingewiesen. Die Mutter berichtet, dass Julian am Aufnahmetag zweimalig nach dem Stillen ein rotes Gesicht mit blauen Lippen bekommen und für einige Sekunden weder reagiert noch geatmet habe. Die Mutter nahm den Jungen daraufhin auf den Arm und klopfte ihn so lange, bis er wieder anfing zu atmen. Fieber, Husten, Erbrechen, Diarrhö, Krampfanfälle oder Trinkschwäche werden verneint. Die Mutter berichtet lediglich, dass Julian heute sehr schläfrig sei und beim Trinken immer wieder einschlafe. Schwangerschaft und Geburt verliefen komplikationslos. Postnatal habe Julian keine Auffälligkeiten gezeigt.

Untersuchungsbefund

4 Wochen alter Säugling in reduziertem AZ und gutem EZ. Gewicht 4.260 g (50. Perzentile), Länge 56 cm (90. Perzentile), Kopfumfang 35 cm (10. Perzentile). Temperatur 37,9 °C. Sauerstoffsättigung bei Raumluft 92 %, leichte Rhinitis.
Haut rein, kein Exanthem, blasses Hautkolorit, Rekapillarisierungszeit > 2 Sek. Pupillen beidseits rund, isokor, konsensuell lichtreagibel. Mimik und Spontanmotorik seitengleich. Hyperexzitabilität, erhöhte Berührungsempfindlichkeit. Fontanelle im Niveau, weich. Tachydyspnoe, Lunge beidseits gut belüftet, kein Giemen, keine Obstruktion, kein verlängertes Exspirium, keine Rasselgeräusche. HF 120/Min., Herztöne rein, keine pathologischen Geräusche auskultierbar. Abdomen palpatorisch unauffällig.

Laborbefunde

Leukozyten 19.000/µl (Normwert: 4.500–14.500/µl), CRP 2,7 mg/dl (< 0,5 mg/dl), IL-6 (Interleukin-6) 550 pg/ml.

1. **Wie lautet Ihre Verdachtsdiagnose?**

2. **Welche Untersuchungen veranlassen Sie und mit welcher Priorität?**

3. **Welche Krankheitserreger können die vorliegende Erkrankung auslösen und welche Liquorbefunde erwarten Sie?**

4. **Welche Behandlung leiten Sie ein?**

5. **Die Behandlung ist eingeleitet. Die Mutter ist sehr beunruhigt und macht sich große Vorwürfe, etwas übersehen zu haben. Wie reagieren Sie darauf? Wie schätzen Sie die Prognose des Kindes ein?**

6. **Es ist Freitagnachmittag und Sie übergeben den Fall an den diensthabenden Kollegen. Worauf sollte am Wochenende besonders geachtet werden?**

1. Verdachtsdiagnose und klinische Symptomatik

Bei einem Säugling mit neu aufgetretenen **Apnoen und Lethargie** muss immer an eine **akute Meningitis** gedacht werden.

Bei Säuglingen sind die klinischen Symptome oftmals unspezifisch. In der Frühphase überwiegen meist unspezifische Symptome wie **blass-graues Hautkolorit, Temperaturinstabilität, Trinkschwäche** und **Atemstörungen.** Erhärtet wird die Verdachtsdiagnose durch neurologische Auffälligkeiten wie **Lethargie,** eine **vorgewölbte Fontanelle, schrilles Schreien** oder **epileptische Anfälle.** Die beschriebene **Hyperexzitabilität** (Überempfindlichkeit für Normalreize) ist ein spezifischer Hinweis auf eine neonatale Meningitis. Je jünger die Patienten sind, desto unspezifischer sind die Symptome. Mit steigendem Alter kommt es häufiger zu **Fieber, Kopfschmerzen, Nackensteifigkeit, Erbrechen** und **Bewusstseinsstörungen.** Die klassischen Meningismuszeichen wie das **Brudzinski-Zeichen** (passive Beugung des Nackens führt zur Beugung von Hüft- und Kniegelenken) sowie das **Kernig-Zeichen** (heftiger reflektorischer Widerstand bei passiver Kniegelenksstreckung bei gebeugter Hüfte) sind im Säuglingsalter nur selten zu beobachten.

MERKE
Klassische Symptome einer Meningitis sind im Kindesalter selten. Je jünger die Kinder sind, desto unspezifischer sind die Symptome. Eine vorgewölbte Fontanelle tritt nur bei etwa 25 % und Nackensteifigkeit nur bei 15 % der Neugeborenen auf.

2. Diagnostik

Eine **Blutentnahme** kann Aufschluss darüber geben, ob Anzeichen für eine Entzündung bestehen. Eine Leukozytose mit Linksverschiebung oder eine Thrombozytopenie können hierbei wegweisend für eine bakterielle Infektion sein. Häufig findet sich auch eine Erhöhung des C-reaktiven Proteins. Die zusätzliche Bestimmung von Interleukin-6 kann Aufschluss über eine bakterielle Infektion geben, da dieses häufig bereits früh mit hoher Sensitivität ansteigt und bereits 24 Stunden später wieder abnimmt. Im Rahmen der Blutentnahme sollten gleichzeitig zum Ausschluss einer Bakteriämie **Blutkulturen** angelegt werden.

Eine **Sonografie des Schädels** kann bei Säuglingen Liquorzirkulationsstörungen sowie erhöhten Hirndruck zeigen.

Eine **Lumbalpunktion** dient dem Ausschluss einer bakteriellen oder viralen Besiedlung des Liquors und sollte bei jedem Neugeborenen mit Verdacht auf Meningitis durchgeführt werden. Untersucht werden sollten hierbei die Zellzahl mit Differenzierung, der Eiweißgehalt, Laktat und Glukose. Die Glukosekonzentration in Relation zur gleichzeitig bestimmten Blutglukose gibt Auskunft über eine mögliche Störung der Blut-Hirn-Schranke. Mithilfe einer **bakteriologischen Kultur** können die Anzüchtung von Erregern sowie eine erregerspezifische Resistenztestung erfolgen. Es sollten serologische Antikörpertests und PCR-Analysen auf neurotrope Viren sowie ggf. eine Borrelien-Diagnostik erfolgen.

Ein **EEG** kann bei schwer verlaufenden Infektionen Hinweise auf eine Schädigung des Gehirns im Sinne einer Enzephalitis geben.

MERKE
Bei jedem Neugeborenen mit Meningitisverdacht ist eine **Lumbalpunktion** erforderlich, sofern das Kind kreislaufstabil ist.

3. Krankheitserreger

Die Meningitis im Neugeborenenalter entwickelt sich am häufigsten durch **hämatogene Streuung,** sodass die typischen Erreger einer neonatalen Sepsis auch hier eine große Rolle spielen. Das Risiko, eine Meningitis zu entwickeln, korreliert dabei mit der Keimbelastung im Blut. Die häufigsten bakteriellen Erreger bei Säuglingen (< 1 Monat) sind **Streptokokken der Gruppe B** und **Escherichia coli**, gefolgt von **Staphylokokken, Klebsiellen** oder **Listerien.** Seltener sind Neisseria meningitidis, Streptococcus pneumoniae und Haemophilus influenzae für eine neonatale bakterielle Meningitis verantwortlich.

Ab der 6. Lebenswoche sind **Neisseria meningitidis** und **Streptococcus pneumoniae,** gefolgt von **Haemophilus influeanzae Typ B (HiB),** die häufigsten Erreger einer bakteriellen Meningitis. In Deutschland wird nach STIKO empfohlen, Kinder ab dem 2. Lebensmonat gegen HiB und zwischen dem vollendeten 2. Lebensmonat und dem Ende des 2. Lebensjahres gegen Pneumokokken zu impfen.

Nach neurochirurgischen Operationen bzw. Shunt-Operationen sind Staphylococcus aureus und koagulasenegative Staphylokokken die häufigsten nosokomialen Meningitiserreger.
Nach einer möglichen Zecken-Exposition (Wanderung, Spielen in Wäldern oder ländlichen Gegenden) muss auch an eine **Neuroborreliose** gedacht und mittels Borrelien-Serologie ausgeschlossen werden. Wichtig zu beachten ist, dass ein Zeckenstich meist nicht erinnert wird! Nichtsdestotrotz ist die **lymphozytäre Meningits** mit intermittierenden Kopfschmerzen im Kindes- und Jugendalter die häufigste Manifestationsform der Neuroborreliose. Eine Neuroborreliose präsentiert sich im Liquor ähnlich einer viralen Meningitis mit der Ausnahme eines **erhöhten Eiweißgehalts!**
Virale Meningitiden treten vermehrt bei Kindern < 1 Jahr und > 5 Jahren auf. **Enteroviren (v. a. Coxsackie-Viren)** sind mit ca. 85 % die häufigsten Erreger einer viralen Meningitis. Sämtliche Herpesviren (CMV, EBV, VZV, HSV) können eine virale Meningitis auslösen, wobei das Herpes-simplex-Virus (HSV) das häufigste ist und v. a. im neontalen Alter verheerende Folgen haben kann. Seltenere Krankheitserreger sind Adeno-, Arbo-, Parechovirus, Influenza, Rabies und das lymphozytäre Choriomeningitisvirus.

Liquorbefunde

Hinsichtlich der Erregerdiagnostik gibt der Liquorbefund bereits eine entscheidende Hilfestellung, ob es sich um eine bakterielle oder virale Meningitis handelt.
Im Falle einer bakteriellen Meningitis ist der Liquor meist eitrig-trüb und es zeigt sich eine **granulozytäre Pleozytose** mit Zellzahlen > 1.000/µl (Granulozyten > 70 %). Zusätzlich zeigt sich eine **Erniedrigung der Glukosekonzentration** im Liquor (➤ Tab. 10.1), mit **Liquor/Serum-Quotient < 0,5** sowie eine **Protein- und Laktaterhöhung.**
Vorsicht v. a. bei Früh- und Neugeborenen, da hier die Liquorparameter nicht immer zuverlässig sind, sodass hier eine Kulturanlage umso wichtiger ist.

Tab. 10.1 Übersicht der Befunde bei bakterieller und viraler Meningitis im Liquor

Parameter	Referenzwerte (lumbal)	Bakterielle Meningitis	Virale Meningitis
Erscheinung	Klare Flüssigkeit	Trübe, eitrige Flüssigkeit	Klare Flüssigkeit
Zellzahl	< 5/µl	> 1.000/µl	< 1.000/µl
Zellart		Granulozytose (> 70 %)	Lymphozytose
Eiweiß	23–38 mg/dl 20–170 mg/dl bei Säuglingen und Frühgeborenen	> 40 mg/dl > 100 mg/dl (reif geborene Säuglinge) > 150 mg/dl (Frühgeborene)	< 160 mg /dl
Laktat	< 2,1 mmol/L	Deutlich erhöht (> 3,5 mmol/l)	Normal
Glukose	40–70 mg/dl	< 40 mg/dl (reif geborene Säuglinge) < 20 mg/dl (Frühgeborene)	Normal
Liquor-Blut-glukose-Relation	> 0,5	Vermindert	Normal

4. Therapie

Grundsätzlich gilt, dass die **kalkulierte antibiotische Therapie** bei dem alleinigen Verdacht auf eine Meningitis **so rasch wie möglich nach der Materialgewinnung** (Blut und Liquor) und **innerhalb von 60 Minuten nach Eintreffen im Krankenhaus** begonnen werden muss, da der Zeitpunkt des Therapiebeginns unmittelbar mit der Prognose verbunden ist.
Das kalkulierte Therapieschema richtet sich hierbei bis zur endgültigen Erregerbestimmung und Resistenztestung nach den spezifischen alterstypischen Erregern:

- **Neugeborene:** Ampicillin + Cephalosporin der 3. Generation (z. B. Cefotaxim) + Gentamicin i. v., Mindestbehandlungsdauer 14 Tage
- **Ab der 6. Lebenswoche:** Monotherapie mit Cefotaxim oder Ceftriaxon (zugelassen ab der 7. Lebenswoche)

Nach Erhalt des **Antibiogramms** kann dann ggf. auf eine Monotherapie umgestellt werden.
Beim geringsten Verdacht auf das Vorliegen einer HSV-Meningitis oder Meningoenzephalitis im Neugeborenenalter ist sofort eine Therapie mit **Aciclovir** i. v. zu beginnen. Bei positivem Erregernachweis wird diese über mindestens 21 Tage durchgeführt.

MERKE

Eine Meningits sollte so früh wie möglich, mindestens jedoch innerhalb von 60 Minuten nach Eintreffen im Krankenhaus behandelt werden! Die Behandlung sollte unabhängig vom Fortschritt der Diagnostik zu diesem Zeitpunkt erfolgen.

5. Elterngespräch und Prognose

Zunächst gilt es, die Mutter zu beruhigen. Auffälligkeiten in der Atmung oder Vigilanz, wie Julian sie gezeigt hat, sind zwar sehr unspezifisch, als mögliche Erstsymptome einer Sepsis oder Meningitis jedoch immer ernst zu nehmen. Genau das hat die Mutter gemacht und ist mit Julian zum Kinderarzt gegangen. So konnten eine rasche Krankenhauseinweisung mit Diagnostik und v. a. ein schneller Therapiebeginn erfolgen, der ausschlaggebend für den Verlauf ist.

Die Mutter hat also die **Warnsymptome erkannt** und umgehend reagiert. Dies sollte ihr vermittelt werden.

Die Prognose bei Patienten, die an einer Meningitis erkrankt sind, ist unmittelbar abhängig vom Zeitpunkt des Therapiebeginns und von den auftretenden Komplikationen. Eine unbehandelte bakterielle Meningitis verläuft v. a. im neonatalen Alter fast zu 100 % letal. Bei schnellem Therapiebeginn ist die Prognose insgesamt gut, abhängig vom **klinischen Zustand,** dem **Geburtsgewicht** des Kindes, der **Immunkompetenz** und dem **ursächlichen Erreger.** Die höchste Letalität (25 %) haben Listerien-Meningitiden bei Neugeborenen.

Kommt es zu **Komplikationen,** verschlechtert sich die Prognose entsprechend. Hierbei stehen in erster Linie die **Enzephalitis** mit zerebrovaskulärer Beteiligung, das **Hirnödem** sowie der **Hydrozephalus** als Zeichen einer Liquorzirkulationsstörung im Vordergrund. Weiterhin kann es u. a. zu **Hirnnervenparesen** sowie zu einer **vestibulokochleären Schädigung** kommen. Die Prognose einer alleinigen viralen Meningitis ohne enzephalitische Beteiligung ist im Allgemeinen gut.

MERKE

Die Prognose der Patienten ist unmittelbar abhängig von einem schnellen Therapiebeginn.

6. Übergabe

Grundsätzlich ist der klinische Verlauf bei Meningitisverdacht immer **engmaschig zu überwachen.** Zur Einschätzung des klinischen Verlaufs ist eine detaillierte Übergabe, idealerweise mit gemeinsamer klinischer Reevaluation am Patientenbett, notwendig. Insbesondere muss auf **Hirndruckzeichen** (ggf. Einleitung hirndrucksenkender Maßnahmen notwendig), **Krampfanfälle,** laborchemische und klinische Zeichen einer **Sinusvenenthrombose** und eine Verschlechterung des klinischen Allgemeinzustandes geachtet werden. Bei ausbleibender klinischer Besserung muss nach 48 Stunden die Wirksamkeit der eingeleiteten Therapie hinterfragt werden und ggf. eine Wiederholung der Liquorpunktion erfolgen.

Die **mikrobiologischen Befunde inkl. der Serologien** müssen gesichtet werden und eine Umstellung der Antibiotikatherapie nach Erregernachweis bzw. Resistogramm erfolgen. Bei negativem Serologie-Befund kann die Aciclovir-Therapie beendet werden.

ZUSAMMENFASSUNG

Bei Säuglingen mit Vigilanzminderung, Trinkschwäche oder Atemstörungen sowie bei Kindern mit **Fieber** bei unklarem Fokus sollte stets eine **akute Meningitis** ausgeschlossen werden. Je jünger die Kinder sind, desto unspezifischer können die Symptome sein. Während bei der bakteriellen Meningitis v. a. die Zellzahl im Liquor stark erhöht sowie der Liquor-Glukose-Wert deutlich erniedrigt ist, lässt sich bei einer viralen Meningitis häufig nur eine leicht erhöhte Zellzahl bei einem normalen Glukose-Wert im Liquor nachweisen. Bis zum endgültigen Ausschluss einer Meningitis sollte unmittelbar nach Abschluss der Materialgewinnung mit einer **empirischen antibiotischen Therapie** begonnen werden. Im Neugeborenenalter sollte die Therapie bis zum Erhalt einer negativen Serologie um Aciclovir i. v. erweitert werden. Die Prognose ist unmittelbar abhängig vom Allgemeinzustand, dem Geburtsgewicht, vom Zeitpunkt des Therapiebeginns im klinischen Verlauf und vom ursächlichen Erreger. Die engmaschige klinische Verlaufskontrolle sowie ggf. entsprechende Therapieumstellung bzw. -eskalation ist unbedingt erforderlich, um Komplikationen und Spätschäden wie Hirnödem, zerebrovaskuläre Beteiligung oder vestibulokochleäre Schädigung zu vermeiden.

Bauchschmerzen und Gewichtsverlust (14 Jahre)

Christine Prell

Anamnese

Die 14-jährige Mira klagt seit 6 Monaten immer wieder über Bauchschmerzen, die v. a. im rechten Unterbauch lokalisiert seien. Besonders ausgeprägt seien sie nach Nahrungsaufnahme und vor dem Stuhlgang. Dies habe dazu geführt, dass Mira aus Angst vor Bauchschmerzen immer weniger gegessen und in den letzten Monaten 4 kg an Gewicht verloren habe. Teilweise habe sie auch breiige, schleimige Durchfälle gehabt. Die Leistungsfähigkeit sei eingeschränkt.

Untersuchung

14 Jahre altes Mädchen in reduziertem AZ und EZ. Gewicht 3. Perzentile, Größe 3. Perzentile. Blasses Hautkolorit, mehrere orale Aphthen. Druckschmerz im rechten Unterbauch, keine Abwehrspannung, rege Darmgeräusche über allen 4 Quadranten. Perianal mehrere große Marisken. Sonstiger pädiatrischer und neurologischer Untersuchungsbefund unauffällig.

1. Welche Untersuchungen veranlassen Sie?

2. Wie lassen sich Morbus Crohn und Colitis ulcerosa unterscheiden?

3. Welche extraintestinalen Manifestationen kennen Sie?

4. Nennen Sie Komplikationen eines Morbus Crohn.

5. Welche Therapie leiten Sie ein?

6. Welche Differenzialdiagnosen müssen Sie in Betracht ziehen?

1. Diagnostik

Beim **Morbus Crohn** handelt es sich um eine idiopathische Erkrankung des Gastrointestinaltrakts, die durch einen chronisch-rezidivierenden Verlauf gekennzeichnet ist. Sie kann den gesamten Magen-Darm-Trakt von oral bis perianal befallen, tritt typischerweise segmental auf und betrifft die gesamte Darmwand.

Folgende Befunde können hinweisend auf das Vorliegen eines Morbus Crohn sein:

- Leukozytose mit Linksverschiebung und absoluter Lymphopenie.
- Beschleunigte BKS, erhöhtes CRP.
- Hypochrome Anämie bei erniedrigtem Serumeisen und erniedrigtem Ferritin.
- Hypalbuminämie, Hypoproteinämie bei hohem IgG.
- Erniedrigte Konzentrationen für Magnesium, Zink, Folsäure, Selen, Vitamin B_{12} und fettlösliche Vitamine.
- Erhöhte Anti-Saccharomyces-cerevisiae-Antikörper (**ASCA**) im Serum.
- Erhöhtes **Calprotectin im Stuhl:** Indikator für die entzündliche Aktivität.
- **Sonografie des Abdomens:** Darmwandverdickung, Nachweis intraabdomineller Abszesse.
- **Endoskopie** (Ösophagogastroduodenoskopie und Koloskopie): Schleimhautexsudat und Erythem, Pseudopolypen, Ulzerationen und Aphthen der Mukosa, Pflastersteinrelief, Strikturen, Engstellung ganzer Darmabschnitte.
- **Histologie:** segmentales Entzündungsmuster, Nachweis epitheloidzelliger Granulome.
- **MRT-Enteroklysma:** verdickte Darmwände, Stenosen, Befall des terminalen Ileums, segmentaler Befall, Nachweis von Fisteln.
- **Videokapselendoskopie** (als Alternative zum MRT): bei älteren Kindern, nach Ausschluss einer Stenose, zur Darstellung des Dünndarmbefalls.
- **Augenärztliche Untersuchung:** Iridozyklitis? Katarakt? Glaukom?

2. Differenzierung Morbus Crohn – Colitis ulcerosa

➤ Tab. 11.1 zeigt die differenzialdiagnostische Abgrenzung zwischen Morbus Crohn und Colitis ulcerosa.

Tab. 11.1 Differenzialdiagnostische Abgrenzung zwischen Morbus Crohn und Colitis ulcerosa

	Morbus Crohn	Colitis ulcerosa
Bauchschmerzen	Häufig	Selten
Blutige Durchfälle	Gelegentlich	Häufig
Tastbare Resistenzen	Häufig	Nein
Gewichtsverlust	Häufig	Selten
Wachstumsverzögerung	Häufig	Selten
Beteiligung des oberen Gastrointestinaltrakts	20 %	0 %
Ileum allein	19 %	0 %
Ileum und Kolon	75 %	< 5 %
Kolon	9 %	90 %
Rektum	50 %	100 %
Perianale Auffälligkeiten	Häufig	Ungewöhnlich
Strikturen, Fisteln	Häufig	Ungewöhnlich
Kolonkarzinomrisiko	Leicht erhöht	Stark erhöht
ANCA positiv	Selten	70 %
ASCA positiv	> 50 %	Selten
Bildgebung	Segmentaler Befall	Kontinuierlicher Befall
	Wandverdickung, Stenosen	Verlust der Haustrierung
	Abnormes Ileum	Normales Ileum
Endoskopie	Fleckiger Befall	Hämorrhagische Mukosa
	Fokale Aphthen	Diffuse Entzündung
	Pflastersteinrelief	Pseudopolypen
Histologie	Transmurale Entzündung	Nur Mukosa und Submukosa befallen
	Epitheloidzellige Granulome	Kryptenabszesse
	Segmentale Entzündung (sog. Skip Lesions)	Zerstörung des Schleimhautreliefs

ASCA: Anti-Saccharomyces-cerevisiae-Antikörper; ANCA: Anti-Neutrophilen-zytoplasmatische Antikörper

3. Extraintestinale Manifestationen

- **Skelett:** Wachstumsstörungen, Osteoporose, Arthritis
- **Schleimhaut:** aphthöse Stomatitis (➤ Abb. 11.1), Gingivitis, Cheilitis granulomatosa
- **Haut:** Erythema nodosum, Pyoderma gangraenosum (➤ Abb. 11.2)
- **Leber:** primär sklerosierende Cholangitis, Cholezystolithiasis
- **Pankreas:** Pankreatitis
- **Nieren und ableitende Harnwege:** Fisteln, Nierensteine

4. Komplikationen

Der Morbus Crohn zeichnet sich durch eine **hohe Rezidivneigung** aus. **Darmstenosen** erfordern in der Regel ein chirurgisches Vorgehen. Weitere Komplikationen stellen enteroenterale, enterovesikale, enterovaginale und perianale **Fisteln** sowie intraabdominelle **Abszesse** dar. Patienten mit einer Crohn-Kolitis haben eventuell ein ähnlich hohes Risiko für **kolorektale Karzinome** wie Patienten mit Colitis ulcerosa.

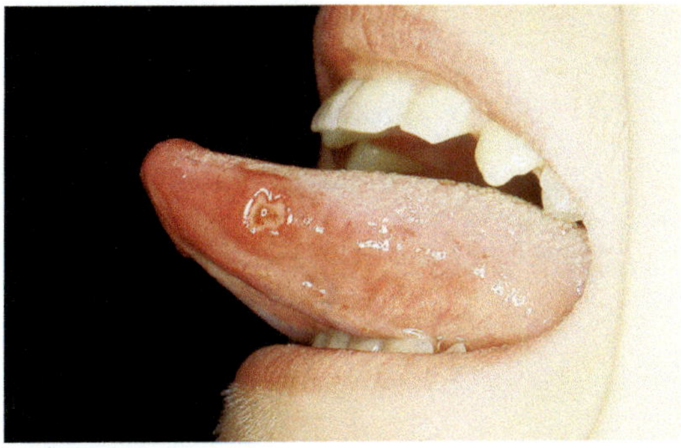

Abb. 11.1 Aphthe an der Zunge bei Morbus Crohn. [T409]

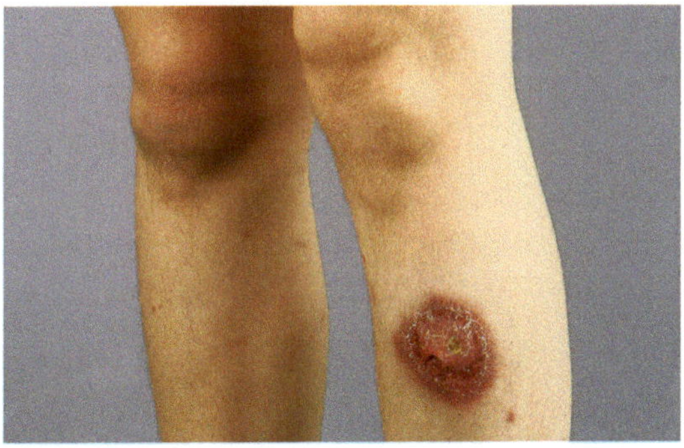

Abb. 11.2 Pyoderma gangraenosum bei Morbus Crohn. [T409]

5. Therapie

Ernährung: Die exklusive enterale Ernährung („Ernährungstherapie“) ist bei Kindern und Jugendlichen mit neu diagnostiziertem aktivem Morbus Crohn die Therapie der ersten Wahl, um eine Remission zu induzieren. Hierbei wird der Patient über einen Zeitraum von 6–8 Wochen ausschließlich mit einer Flüssignahrung ernährt. In der Regel kommen bilanzierte Trink- oder Sondennahrungen zum Einsatz, die entweder getrunken oder über eine nasogastrale Sonde verabreicht werden. Zusätzlich zur Abheilung der Entzündung kommt es zur Verbesserung des Ernährungszustands. Die Patienten und die Eltern von der exklusiven enteralen Ernährung („Astronautenkost“) zu überzeugen, erfordert besonderes kommunikatives Geschick. Hier sollten v.a. die fehlenden Nebenwirkungen (im Vergleich zur alternativen Kortisontherapie) hervorgehoben werden.

Medikamentöse Therapie: Bei Dünndarmbefall oder bei hoher Aktivität wird **Prednison oder Prednisolon** (1–2 mg/kg KG/d, maximal 40–60 mg/d) über 2–4 Wochen als Induktionstherapie verabreicht, dann erfolgt eine langsame, schrittweise Reduktion. **Topische Kortikosteroide** können bei Proktitis oder linksseitigem Kolonbefall eingesetzt werden und haben weniger Nebenwirkungen. Bei ausschließlichem milden Kolonbefall kann **Sulfasalazin** verabreicht werden. Bei schwereren Verläufen sollte hingegen frühzeitig eine Erhaltungstherapie mit **Thiopurinen** (z.B. Azathioprin) begonnen werden. **Metronidazol** ist bei hoher Aktivität mit Fieber, Fisteln und perianalen Entzündungen indiziert. Bei Fistelleiden und/oder starker Entzündungsaktivität kommen außerdem **TNF-α-Blocker** (Infliximab, Adalimumab; TNF: Tumornekrosefaktor) zum Einsatz.

Adjuvante Therapie: Substitution von Eisen, Folsäure, Vitamin B_{12}, fettlöslichen Vitaminen sowie Spurenelementen.

Chirurgische Therapie: Perforationen, intraabdominelle und perianale Abszesse und ausgeprägte intestinale Obstruktionen müssen operativ versorgt werden. Bei Kindern mit einem lokalisierten Befall und schwerer Wachstumsretardierung kann eine Darmteilresektion erwogen werden. Perianale Fisteln sollten von einem Proktologen therapiert werden, der Erfahrung mit Morbus-Crohn-Chirurgie besitzt.

Psychotherapie: Ein Einfluss auf den Krankheitsverlauf ist nicht belegt, ein Nutzen für Krankheitsbewältigung und Lebensqualität wurde jedoch nachgewiesen.

6. Differenzialdiagnose

- Colitis ulcerosa (➤ Tab. 11.1)
- Appendizitis
- Gastrointestinale Infektionen
- Bakterielle Dünndarmüberwucherung
- Allergische Erkrankungen
- Zöliakie
- Immundefekte (insbesondere chronische Granulomatose)
- Erkrankungen des rheumatischen Formenkreises (Morbus Behçet, Morbus Still)
- Anorexia nervosa, funktionelle Beschwerden des Magen-Darm-Trakts (Colon irritabile)

ZUSAMMENFASSUNG

Beim **Morbus Crohn** handelt es sich um eine Multisystemerkrankung, die sich am gesamten Magen-Darm-Trakt manifestieren kann. Häufiger als bei Colitis ulcerosa werden auch extraintestinale Symptome beobachtet. Wegen der wachstumshemmenden Wirkung sollte der Einsatz von Kortikosteroiden so sparsam wie möglich erfolgen. Stattdessen sollten alternative Therapieformen eingesetzt werden. Die Ernährungstherapie sollte insbesondere bei Patienten mit Wachstumsstörungen und Malnutrition erwogen werden.

WAS WÄRE, WENN ...

- ... Mira anstelle eines Morbus Crohn eine Colitis ulcerosa hätte? Wie würde dann die Therapie aussehen?
  - Die **Therapie zur Remissionsinduktion** besteht in der Regel aus 5-Aminosalizylaten (oral oder rektal) und Cortison (oral oder intravenös). Die Ernährungstherapie ist bei Colitis ulcerosa nicht wirksam. Als **Erhaltungstherapie** werden 5-Aminosalizylate, Probiotika, Thiopurine und TNF-α-Blocker eingesetzt.
  - Als Ultima Ratio bei therapierefraktärer Colitis steht die **Proktokolektomie** mit ileopouchanaler Anastomose zur Verfügung. Hierbei wird aus dem terminalen Ileum ein sog. Pouch gebildet, der als Stuhlreservoir dient.

12

Gedeihstörung und rezidivierende Bronchitiden (10 Monate)

Christine Prell

Anamnese

Tim, ein 10 Monate alter Säugling, wird Ihnen zur Abklärung einer Gedeihstörung überwiesen. Seit dem 6. Lebensmonat nimmt er kaum noch zu, und das Gewicht ist von der 25. unter die 3. Perzentile abgerutscht. Die Mutter berichtet, dass die Stühle voluminös, fettglänzend und stinkend seien. Im Alter von 8 Monaten habe Tim einen hartnäckigen Infekt der oberen Luftwege mit pfeifendem Atemgeräusch durchgemacht. Die Frage, ob ihr ein merkwürdig salziger Geschmack aufgefallen sei, wenn sie Tim einen Kuss gebe, bejaht die Mutter. Sie habe dem aber keinerlei Bedeutung beigemessen.

Untersuchung

Bei der Untersuchung zeigt sich eine deutliche Dystrophie. Die Lunge ist auskultatorisch frei, der sonstige körperliche Untersuchungsbefund ist unauffällig.

1. **Welche Erkrankung vermuten Sie und wie wird diese vererbt?**
2. **Beschreiben Sie die pulmonale Symptomatik bei dem von Ihnen vermuteten Krankheitsbild.**
3. **Nennen Sie gastrointestinale Manifestationen der Erkrankung.**
4. **Welche Diagnostik empfehlen Sie?**
5. **Erläutern Sie Grundzüge der Therapie.**
6. **Wie ist die Prognose der Erkrankung?**

1. Zystische Fibrose (CF)

Bei der autosomal-rezessiv vererbten zystischen Fibrose (Synonym: Mukoviszidose) handelt es sich mit einer Häufigkeit von 1 : 2.000 um die häufigste schwere angeborene Stoffwechselstörung. Durch einen Defekt des Chloridkanals **„Cystic Fibrosis Transmembrane Conductance Regulator"** (CFTR) kommt es zu einer abnormen Zusammensetzung der Sekrete exokriner Drüsen mit Obstruktion der Drüsenausführungsgänge und zystisch-fibrotischer Umwandlung der betroffenen Organe. Jungen und Mädchen sind gleich häufig betroffen. Das defekte **CFTR-Gen** ist auf dem langen Arm von Chromosom 7 lokalisiert. Eine Hauptmutation (ΔF508) liegt bei 70 % aller Patienten in unseren geografischen Regionen vor. Über 2.000 weitere Mutationen sind bekannt.

2. Pulmonale Symptomatik

Die pulmonale Situation ist im Neugeborenenalter in der Regel bis auf eine beginnende **Obstruktion der submukösen Drüsen** der Bronchialschleimhaut noch unauffällig. Später entwickeln sich eine Hyperplasie und Hypersekretion der Drüsen der Bronchialschleimhaut mit zunehmender **Verlegung der kleinen Bronchien** durch **zähen Schleim.** Die gestörte mukoziliäre Clearance begünstigt das Auftreten rezidivierender Bronchitiden und Pneumonien. Sekundär entwickeln sich Bronchiektasen und Lungenabszesse. Durch die **rezidivierenden Infektionen** kommt es zu einer weiteren Mehrsekretion von hochviskösem Schleim mit zunehmender Obstruktion der Luftwege und einer Infektion des Sekrets mit Bakterien, anfangs mit Staphylokokken, Streptokokken und Haemophilus influenzae, später mit Problemkeimen wie Pseudomonas aeruginosa oder Burkholderia cepacia. Dadurch entsteht eine zunehmende Zerstörung von Bronchialwänden und peribronchialem Bindegewebe. Es entwickeln sich **Atelektasen, Zysten** und **emphysematöse Lungenabschnitte,** der Thorax ist meist überbläht (➤ Abb. 12.1).
In der Folge können Hämoptysen, Pneumothorax, Pneumomediastinum oder Pleuraadhäsionen auftreten.
Eine weitere Lungenmanifestation bei etwa 10 % der CF-Patienten stellt die **allergische bronchopulmonale Aspergillose** (ABPA) dar. Mit zunehmender Lungenveränderung entwickelt sich eine **pulmonale Hypertonie** mit Rechtsherzhypertrophie und -insuffizienz.

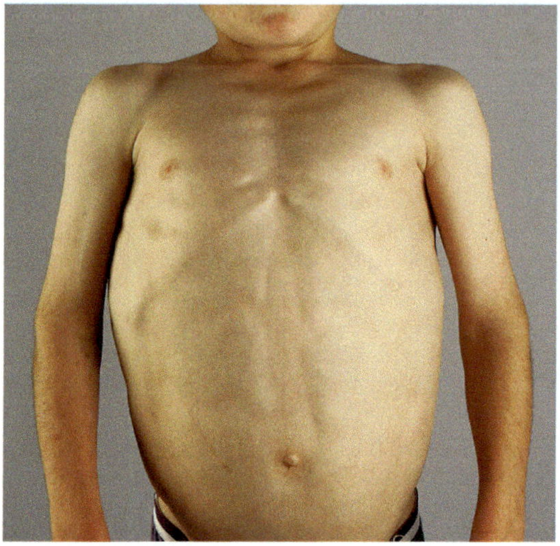

Abb. 12.1 Überblähter Thorax bei zystischer Fibrose. [T409]

3. Gastrointestinale Symptome

Bei Neugeborenen kommt es aufgrund des eingedickten Mekoniums bei etwa 10 % der Patienten zum **Mekoniumileus.** Im Bereich der Bauchspeicheldrüse führt das eingedickte Sekret zu einer **exokrinen Pankreasinsuffizienz,** die wiederum für die **Gedeihstörung** verantwortlich ist (➤ Abb. 12.2). Durch die Obstruktion der kleinen Pankreasausführungsgänge mit präobstruktiver Dilatation entwickeln sich mikroskopisch erkennbare Zysten und durch Autodigestion eine Fibrose des Pankreasgewebes (daher die Krankheitsbezeichnung „zystische Fibrose"). Aufgrund des schlecht verdauten, eingedickten Darminhalts kann sich ein **distales intestinales Obstruktionssyndrom** (DIOS) mit Ileussymptomatik entwickeln. Bei pankreassuffizienten Patienten kommt es in etwa 10 % der Fälle zu **rezidivierenden Pankreatitiden.** Durch eine Verdrängung der endokrinen Pankreaszellen (Langerhans-Inseln) kann es (meist erst im Adoleszenten- oder Erwachsenenalter) zur Entwicklung eines CF-assoziierten **Diabetes mellitus** kommen. Die eingedickte Gallenflüssigkeit kann zu rezidivierenden **Cholezystitiden** und Cholangitiden führen. Außerdem kann sich durch die zunehmende Cholestase eine **fokale biliäre Zirrhose** entwickeln.

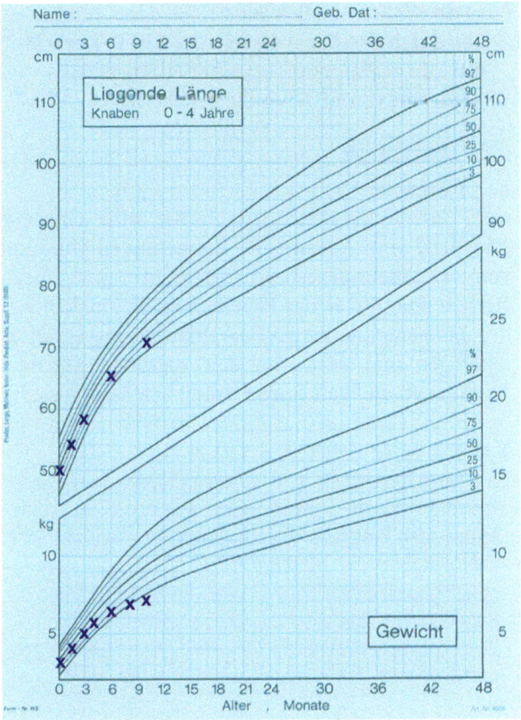

Abb. 12.2 Perzentilenkurve des Patienten. [V492]

4. Diagnostik

- **Schweißtest** mittels Pilocarpiniontophorese: Ein Chloridgehalt > 60 mmol/l Schweiß gilt bei ausreichender Schweißmenge und korrekt durchgeführter Untersuchung als beweisend.
- **Untersuchung der Pankreasfunktion:** Erniedrigte Pankreaselastase im Stuhl.
- **Röntgen-Thorax:** Im Frühstadium Lungenüberblähung, Verdickung und Obstruktion von Bronchien, streifige Infiltrate und atelektatische Lungenbezirke. Im Verlauf Bronchiektasen, Emphysem, Pleuraergüsse, Pneumothorax.
- **Lungenfunktion:** Zeichen einer obstruktiven Lungenerkrankung.
- **Bakteriologie:** Regelmäßige Sputumuntersuchungen mit Antibiogramm.
- **Mutationsanalyse** des CFTR-Gens.
- **Pränatale Diagnostik:** Ist die Mutation beim Indexpatienten bekannt, kann bei erneuter Schwangerschaft eine Mutationsanalyse aus Chorionzotten erfolgen.
- **Neugeborenenscreening:** Seit 2016 werden alle Neugeborenen auf Mukoviszidose untersucht. Das Screeninglabor führt dabei einen bis zu dreistufigen Test durch: Bestimmung der Proteine IRT (immunreaktives Trypsin) und PAP (Pankreatitis-assoziiertes Protein) sowie Gentest.
  Das Screening gilt als auffällig, wenn:
  - der IRT-Wert besonders stark erhöht ist oder
  - sich erhöhte Werte in IRT- und PAP-Test ergeben und mindestens auf einem Allel eine Mutation gefunden wird.

  In diesen Fällen muss eine Bestätigungsuntersuchung, in der Regel ein Schweißtest, durchgeführt werden. Dies sollte in einer zertifizierten Mukoviszidose-Einrichtung gemacht werden. Nur bei etwa einem von fünf auffälligen Screeningbefunden bestätigt sich tatsächlich die Diagnose Mukoviszidose.

MERKE

Die Kombination aus rezidivierenden pulmonalen Infektionen und Gedeihstörung im Kindesalter muss an das mögliche Vorliegen einer zystischen Fibrose denken lassen! In diesen Fällen sollte unbedingt ein Schweißtest veranlasst werden.

5. Therapie

Die CF-Therapie erfordert einen umfassenden Betreuungsansatz und sollte frühzeitig, möglichst vor der Ausbildung klinischer Krankheitszeichen, begonnen werden.

- **Physiotherapie:** Mittels autogener Drainage und Ausatemübungen werden Sekretmobilisation und Sekretolyse erreicht.
- **Inhalationstherapie:** Inhalationen mit **Kochsalzlösung** (0,9–6 %) führen zu Sekretolyse. Zur Verbesserung der Obstruktion kommen **Bronchodilatatoren** (z. B. Salbutamol) zum Einsatz, wodurch die Sekretmobilisation erleichtert wird. Die Inhalation von **Antibiotika** (Tobramycin, Colistin oder Amikacin) führt zu einer lokalen Infektionsbekämpfung. Die Inhalation mit **DNAse** reduziert die hohe Viskosität des Bronchialsekrets, das eine hohe DNA-Konzentration aufweist.

- **Antibiotische Therapie:** Diese sollte nach aktuellem Antibiogramm erfolgen. Sie wird **intermittierend** (bei jeder Verschlechterung des Allgemeinbefindens, anhaltendem Fieber, pathologischen Sputumbefunden), **kontinuierlich** (bei fortgeschrittenem Krankheitsstadium) oder **prophylaktisch** durchgeführt.
- **Therapie der ABPA:** Steroide in Kombination mit Itraconazol sind Mittel der Wahl.
- **Ernährung:** Hyperkalorische Ernährung (120–170 % des Normalbedarfs) und die Substitution fettlöslicher Vitamine können den Ernährungszustand optimieren.
- **Substitution von Pankreasenzymen:** Die Kinder sollten bei 2–3 Stuhlentleerungen täglich eine ausreichende Gewichtszunahme zeigen.
- **Therapie bei Mekoniumileus:** Bei unkomplizierten Formen ohne Perforation ist in etwa 50 % der Fälle eine Behandlung mittels Kolonkontrasteinlauf erfolgreich. Andernfalls und bei komplizierten Formen mit Perforation ist eine operative Therapie angezeigt.
- **Distales intestinales Obstruktionssyndrom** (DIOS): Die therapeutischen Maßnahmen beinhalten eine erhöhte Zufuhr von Pankreasenzymen, die orale Verabreichung von Polyethylenglycol und N-Acetylcystein sowie die Durchführung von Einläufen mit Koloskopielösung oder Gastrografin®. Eine Operation sollte vermieden werden.
- **Biliäre Zirrhose:** Bei Cholestase wird Ursodeoxycholsäure verabreicht. Eine Ösophagusvarizenblutung erfordert eine lokale Blutstillung und ggf. Sklerosierung der Varizen.
- **Lungentransplantation:** Sie ist das therapeutische Mittel der letzten Wahl. Die derzeitige 5-Jahres-Überlebensrate beträgt etwa 50–60 %. Die schwerste Spätkomplikation ist die bei 40 % der Patienten auftretende **Bronchiolitis obliterans.**
- **Spezifische Therapie:** Für bestimmte Mutationen stehen seit Kurzem Therapien zur Verfügung, die die CFTR-Funktion verbessern können. Der **CFTR-Potentiator** Ivacaftor erhöht den Chloridtransport, indem er das sog. Gating beeinflusst und so die Wahrscheinlichkeit erhöht, dass Chloridionen durch den Kanal fließen. Die **CFTR-Korrektoren** Lumacaftor und Tezacaftor erhöhen den Transport von CFTR an die Zelloberfläche.

6. Prognose

Der Verlauf der zystischen Fibrose wird ganz entscheidend vom Ausmaß der **Lungenbeteiligung** und vom **Ernährungszustand** bestimmt. Auch heute sterben über 90 % der Patienten an Komplikationen der Lungenerkrankung. Der Erkrankungsverlauf ist heterogen und wird von den zugrunde liegenden Mutationen und von Umwelteinflüssen beeinflusst.

ZUSAMMENFASSUNG

Die **Mukoviszidose** ist in unseren Breiten die häufigste vererbte schwere Stoffwechselerkrankung. Eine Verbesserung der Prognose konnte durch eine ausreichende Energiezufuhr, die konsequente Physiotherapie und Inhalation, den rechtzeitigen Einsatz von Antibiotika und die Betreuung in spezialisierten Zentren erzielt werden. Ein heute geborener Patient mit CF kann bei optimaler Therapie damit rechnen, das 5. Lebensjahrzehnt zu erreichen.

WAS WÄRE, WENN …

- … sich bei der diagnostischen Aufarbeitung des Patienten zwar der Hinweis auf eine exokrine Pankreasinsuffizienz zeigt, jedoch kein Hinweis auf eine Mukoviszidose vorliegen würde?
  - Die zweithäufigste Ursache für eine exokrine Pankreasinsuffizienz im Kindesalter ist das **Shwachman-Bodian-Diamond-Syndrom (SBDS).** Ursächlich liegen Mutationen im SBDS-Gen auf Chromosom 7 zugrunde. Neben einer Störung der exokrinen Funktion der Bauchspeicheldrüse kann es auch zu Störungen der Funktion des Knochenmarks (Leukopenie, Neutropenie, Anämie und/oder Thrombopenie) mit einer Neigung zur Entwicklung von Leukämien kommen. Außerdem zeigen sich Skelettfehlbildungen (metaphysäre Dysostosen, Pectus carinatum) und Minderwuchs.

13

Tachykardie (3 Monate)

Friederike Seggewies und Stephanie Putzker

Anamnese

Paul, ein drei Monate alter Säugling, wird mit Fieber und Zeichen einer Infektion der oberen Luftwege in der Ambulanz vorgestellt. Die Sauerstoffsättigung bei Raumluft beträgt 89 %. Auf Sauerstoffgabe von 1 Liter über eine Maske bessert sich die Sauerstoffsättigung auf 92 %, eine Inhalation mit Salbutamol bringt eine Verbesserung der Einziehungen, der zusätzliche Sauerstoffbedarf bleibt jedoch bestehen. Sie entschließen sich zur stationären Aufnahme des Kindes. Während der ersten Mahlzeit auf Station fällt eine plötzlich auftretende Tachykardie von 210/Min. auf. Das Kind wirkt angestrengt, ist nicht zyanotisch, verweigert aber dann das Trinken. Die Mutter berichtet, dass solche Zustände seit 4 Wochen regelmäßig auftreten würden. Auch schreie das Kind häufig aus unerklärlichen Gründen und sei plötzlich, als würde ein Schalter umgelegt, „aufgeregt". Diese Episoden dauern laut Mutter nur wenige Minuten an. Die Geburts- und Schwangerschaftsanamnese sind unauffällig.

Körperlicher Untersuchungsbefund

3 Monate alter männlicher Säugling in reduziertem AZ und gutem EZ. Gewicht 5.400 g, Länge 57 cm. Temperatur 38,6 °C. Rosiges Hautkolorit, Nasenflügeln. Cor: Tachykardie mit regelmäßigen Herzaktionen. Pulse an allen Extremitäten tastbar. Pulmo: seitengleich belüftet, grob- und feinblasige Rasselgeräusche beidseits basal, interkostale Einziehungen. Abdomen: weich, keine Hepatoplenomegalie, Darmgeräusche vorhanden. Kein Meningismus.

1. **Welche Differenzialdiagnosen bezüglich der Tachykardie ergeben sich?**
2. **Welche Untersuchungen veranlassen Sie?**
3. **Erklären Sie den zugrunde liegenden Mechanismus.**
4. **Welche Therapie schlagen Sie vor?**
5. **Gibt es kausale Therapiemöglichkeiten bei dieser Erkrankung?**
6. **Die Eltern sind besorgt, da Paul nun schon als Säugling mit einer medikamentösen Therapie beginnen soll. Welche Prognose haben Paul und andere Patienten mit der Erkrankung? Ist eine medikamentöse Therapie lebenslang erforderlich?**

1. Differenzialdiagnosen

Es könnte eine Tachykardie als Folge der Inhalation mit Salbutamol vorliegen oder eine **supraventrikuläre Tachykardie** (SVT):

- AV-Reentry-Tachykardie, wie z. B. beim Wolff-Parkinson-White-Syndrom (WPW-Syndrom; bis zu 75 % der Fälle)
- AV-Knoten-Reentry-Tachykardie (AVNRT)
- Intraatriale Reentry-Tachykardie (IART)
- Ektope Tachykardien

MERKE

Die AV-Reentry-Tachykardie (akzessorische Leitungsbahnen zwischen Vorhof und Kammer) darf nie mit der AV-Knoten-Reentry-Tachykardie (zwei funktionelle Leitungsbahnen im AV-Knoten) verwechselt werden.

2. Ergänzende Untersuchungen

Zunächst sollte ein **Ruhe-EKG** geschrieben werden. Beim vorliegenden Fall zeigten sich ein Sinusrhythmus mit verkürzter PQ-Zeit und eine Delta-Welle als Zeichen eines Präexzitationssyndroms bei schenkelblockartig verbreitertem QRS-Komplex (➤ Abb. 13.1). Somit konnte die Diagnose eines **WPW-Syndroms** gestellt werden.

Eine **echokardiografische Untersuchung** sollte zum Ausschluss eines Vitiums und zur Beurteilung der Herzfunktion durchgeführt werden. Als ergänzende Untersuchung sollte ein **24-Stunden-EKG** angefertigt werden, um die Dauer und Häufigkeit solcher Episoden und die Morphologie der QRS-Komplexe zu dokumentieren. Bei älteren Kindern kann zudem ein Belastungs-EKG Aufschluss über das Frequenzverhalten während Belastung geben.

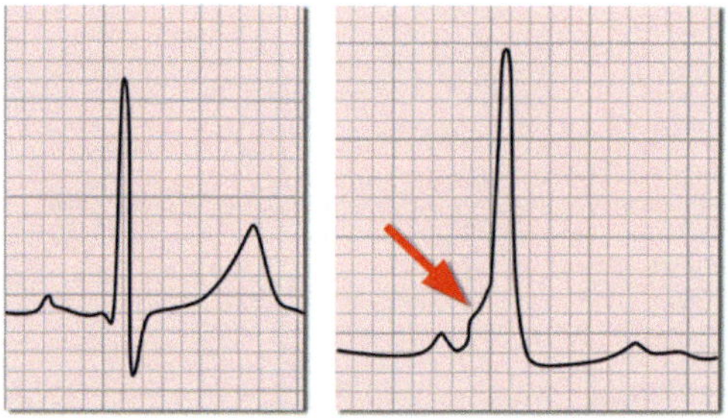

Abb. 13.1 **a.** Normales EKG mit normal breitem QRS-Komplex. **b.** EKG bei WPW-Syndrom. Delta-Welle (Pfeil) als Ausdruck der vorzeitigen Kammererregung über die akzessorische Leitung. [T703]

3. Gestörte Reizleitung

Beim WPW-Syndrom findet eine gleichzeitige Erregung der Kammer über den AV-Knoten und über eine **akzessorische Leitungsbahn** außerhalb des physiologischen Reizleitungssystems, dem sog. **Kent-Bündel,** statt (➤ Abb. 13.2). Dieses entsteht vermutlich durch eine embryonale Fehlentwicklung des Anulus fibrosus, der atriales und ventrikuläres Myokard elektrisch voneinander isoliert. Zur paroxysmalen Reentry-Tachykardie kommt es, wenn die Erregung in einem Reentry-Kreis die normale Leitungsbahn in antegrader Richtung benutzt und dann retrograd über die pathologische Bahn in den Vorhof zurückgeleitet wird (orthodrom).

Prädisponierende Faktoren für die Entwicklung von SVT sind kongenitale Herzfehler, Z. n. Herzvitien-OP, ein WPW-Syndrom, Infektionen, Fieber und/oder Medikamente.

4. Sofortmaßnahmen und Therapie

Als **Sofortmaßnahmen** kommen das Valsalva-Manöver, die Bauchpresse, das Trinken/Sondieren eiskalter Flüssigkeit oder das Bedecken des Gesichts mit einem Eisbeutel in Betracht. Kann die Tachykardie nicht durchbrochen werden und droht eine Erschöpfung der Herzfunktion, kommen Antiarrhythmika zum Einsatz, hier v. a. **Adenosin.** Adenosin ist ein körpereigenes Purinnukleosid und wirkt negativ chrono-, dromo- und inotrop, nach Bolusinjektion führt es zu einer AV-Überleitungsblockade und kann so Reentry-Kreise, die den AV-Knoten berühren, unterbrechen. Die Anwendung darf nur unter Reanimationsbereitschaft und engmaschigem Monitoring erfolgen. Falls Adenosin im Akutfall unwirksam ist, kann **Propafenon** als Dauertherapie eingesetzt werden. Eine **medikamentöse antiarrhythmische Therapie** sollte bei symptomatischen Patienten **im 1. Lebensjahr** eingeleitet werden. Bei älteren Kindern mit bedeutsamen Symptomen wie Synkopen oder Präsynkopen und/oder

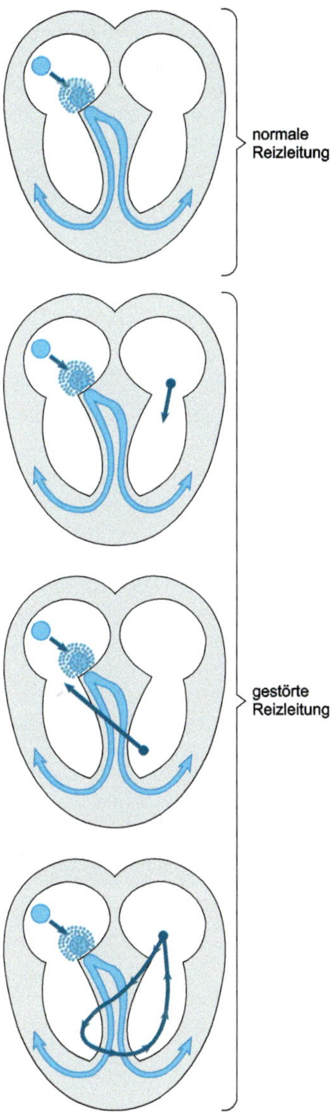

Abb. 13.2 Mögliche Formen von AV-Reentry-Mechanismen bei WPW-Syndrom. [L141]

häufig auftretenden anhaltenden Tachykardien ist ebenfalls eine Therapie indiziert, wobei gerade hier eine kurative **Katheterablation** eine Alternative zur langjährigen medikamentösen Therapie darstellt. Besteht die Tachykardie nur selten (ca. 1–2 ×/Jahr) oder wird sie nicht als störend empfunden (Dauer meist < 30 Min.) und kann sie durch oben genannte Manöver durchbrochen werden, muss keine dauerhafte Therapie erfolgen.

MERKE

Digoxin und Verapamil sind bei WPW-Syndrom kontraindiziert, weil sie über eine Verkürzung der antegraden Refraktärphase Vorhofflimmern begünstigen können.

5. Elektrophysiologische Untersuchung (EPU) und Ablation

Bei diesem speziellen Herzkatheter-Eingriff wird das akzessorische Leitungsbündel in der Herzmuskulatur gezielt aufgesucht und mit **Hochfrequenzstrom** abladiert. Die Leitungsfähigkeit wird hierdurch in ca. 90 % der Fälle erfolgreich unterbunden. Das WPW-Syndrom gilt dann als geheilt. Allgemeine Komplikationen des Eingriffs können Blutung, Thrombose, Embolie, Herzverletzung, Infektion und Pneumothorax sein. Eine kardiologisch gefürchtete Komplikation ist die Entwicklung eines AV-Blocks III°, wenn sich das Faserbündel in der Nähe des AV-Knotens befindet.

6. Elterngespräch und Prognose

Gespräche mit besorgten Eltern über die Prognose einer Erkrankung, die sie nicht kennen, stellen in der Regel eine große Herausforderung dar. Machen Sie sich zuvor Stichpunkte: Welche Inhalte möchten Sie den Eltern vermitteln? Vermeiden Sie die Verwendung von Begriffen, die die Prognose begrenzen, wie beispielsweise immer oder nie, sowie die Nennung von genauen Prozentzahlen. Eltern klammern sich in dieser Situation sehr genau an Gesagtes und können enttäuscht reagieren, wenn nicht das eintritt, was ihnen versprochen wurde. Bleiben Sie ehrlich, sprechen Sie von Erfahrungswerten und legen Sie das Augenmerk darauf, dass die Eltern in dieser Situation nicht allein sind und wir Ärzte den Krankheitsverlauf unterstützend begleiten.

Das Gespräch mit den Eltern könnte folgendermaßen ablaufen:

„Damit Pauls Herz regelmäßig schlägt, ist eine Weiterleitung von Impulsen über das Herz erforderlich. Bei Paul werden diese Impulse in Phasen des Herzrasens über einen zusätzlichen Weg, der bei gesunden Herzen nicht vorhanden ist, weitergeleitet. Diese Erkrankung wird auch als WPW-Syndrom bezeichnet. Kurz andauerndes Herzrasen kann für Paul und sein Wohlbefinden unbemerkt bleiben. Es kann jedoch auch zu einer Überanstrengung des Herzens bei länger andauernden Phasen des Herzrasens kommen. Wenn das Herz lange schnell schlägt, so ist dies für Paul vergleichbar mit Ausdauersport, den sein Herz durchführt. Wenn das Herzrasen nicht von selbst aufhört, kann Paul als Zeichen der Ermüdung des Herzens mit vermehrtem Schwitzen, Trinkverweigerung und fehlender Gewichtszunahme auffallen. Daher ist eine medikamentöse Therapie zur Entlastung des Herzens und zum Verhindern des Herzrasens sehr wichtig. Erfahrungsgemäß kommt es bei vielen Kindern, bei denen die Erkrankung so früh auftritt, gegen Ende des 1. Lebensjahres zu einer spontanen Heilung. Die medikamentöse Therapie muss daher nicht lebenslang durchgeführt werden. Sie kann bei ausbleibenden Symptomen im Alter von einem Jahr ausgeschlichen oder abrupt beendet werden. Sollte das WPW-Syndrom bei Ihrem Kind über das Alter von 1 Lebensjahr hinaus bestehen, so ist eine weitere medikamentöse Therapie notwendig. Bei Kindern (> 5 Jahre) und Jugendlichen ist die Verödungstherapie, auch Ablationstherapie genannt, die Behandlungsmaßnahme, die eine hohe Heilung verspricht. Hierbei wird über eine Beinvene ein kleiner Katheter eingeführt, den man bis zum Herzen vorschieben kann. Die Ärzte können dann eine kleine Narbe anstelle der zusätzlichen Leitungsbahn setzen, sodass diese nicht mehr verwendet werden kann. Es handelt sich hierbei um einen kleinen Eingriff, für den die Kinder mit Medikamenten in den Schlaf versetzt werden.“

ZUSAMMENFASSUNG

Das WPW-Syndrom ist die häufigste Ursache für supraventrikuläre Tachykardien im Säuglings- und Kindesalter. Es wird häufig erst spät entdeckt, da die Patienten jahrelang asymptomatisch sein können und die Diagnose dann z. B. im Rahmen eines Routine-EKG oder bei einer Synkopenabklärung gestellt wird. Säuglinge können jedoch schnell Zeichen der Herzinsuffizienz während einer tachykarden Episode zeigen, sodass man Sofortmaßnahmen und mögliche medikamentöse Therapieansätze kennen sollte.

WAS WÄRE, WENN ...

- ... Ihr Patient nach stationärer Aufnahme auf die kinderkardiologische Station in der Monitorüberwachung Vorhofflimmern zeigt?
  - Beim Vorhofflimmern besteht eine linksatriale Tachyarrhythmie, die sich im EKG als Tachyarrhythmia absoluta manifestiert. Das Risiko der intraatrialen Thrombenbildung mit nachfolgender Thrombembolie ist hier sehr hoch. Vorhofflimmern ist die häufigste symptomatische Tachyarrhythmie des Erwachsenen und wird bei Kindern und Jugendlichen extrem selten beobachtet. Vergewissern Sie sich am Bett des Patienten, in welchem klinischen Allgemeinzustand sich dieser befindet, und fertigen Sie ein EKG mit 12 Ableitungen an. Sollte sich im unwahrscheinlichen Fall der am Monitor gezeigte Verdacht auf Vorhofflimmern bestätigen, informieren Sie sofort den Oberarzt bzw. die Oberärztin der Kinderkardiologie.

14

Polyurie, Gewichtsabnahme und Bauchschmerzen (5 Jahre)

Julia Roeb

Anamnese

Zoe, ein 5-jähriges Mädchen, ist seit vier Wochen schlapp und müde. Seit der letzten Woche klagt sie über Bauchschmerzen, muss häufig Wasser lassen und hat sich gestern zweimal übergeben. Vor 8 Wochen war ein fieberhafter Infekt der oberen Luftwege aufgetreten. Zoes Appetit ist weiterhin gut. Dennoch hat sie 2 kg an Gewicht abgenommen. Sie trinkt sehr gut, bis zu 4 Liter am Tag und verlangt stets nach Eistee und Limonade. Bisher war Zoe immer gesund gewesen.

Untersuchungsbefund

5 Jahre altes Mädchen, Größe 106 cm (25. Perzentile), Gewicht 16 kg (10. Perzentile), Temperatur 37 °C. HF 99/Min., RR 90/60 mmHg. AF 35/Min. Schläfrig, Augen leicht haloniert, Mundschleimhaut trocken, Rachen reizlos. Angestrengtes Atemmuster, Lunge seitengleich belüftet, keine Rasselgeräusche. Vaginaler Soor. Weitere körperliche Untersuchung altersentsprechend.

1. **Welche weiterführende Diagnostik veranlassen Sie bei Aufnahme?**
2. **Können Sie die Erkrankung näher beschreiben und ihre Pathogenese erklären?**
3. **Die Eltern sind sehr besorgt. Wie können Sie sie aufklären und beruhigen?**
4. **Welche Therapie ist notwendig?**
5. **Welche Komplikationen und Langzeitfolgen kennen Sie?**

1. Diagnostik

Die klinischen Leitsymptome bei Zoe sind **Bauchschmerzen, Übelkeit, Polyurie, Polydipsie, Gewichtsabnahme** und ein **angestrengtes Atemmuster.**

- Eine **Urinuntersuchung** ist indiziert. Es zeigt sich ein pH von 6, keine Leukozyten, keine Erythrozyten, Protein +, **Keton ++ +**, **Glukose ++ +**.
- Eine **Blutgasanalyse** sollte zügig bereits in der Ambulanz veranlasst werden. Der pH liegt bei 7,2, CO_2 29 mmHg, BE – 10 mmol/l, HCO_3^- 14 mmHg. Es besteht damit eine **metabolische Azidose,** die respiratorisch nicht mehr kompensiert werden kann. Bei Betrachtung der Ergebnisse und der Klinik muss bereits jetzt an die Manifestation eines **Diabetes mellitus Typ 1** gedacht werden.
- Bei Zoe liegt eine Ketoazidose vor. Eine **Blutzuckermessung** und die **Bestimmung von Insulin, C-Peptid** und **Elektrolyten** sind umgehend notwendig. Der **HbA_{1c}**-Wert gibt einen indirekten zeitlichen Hinweis auf die Dauer der Störung des Glukose-Stoffwechsels. Die Serum-Osmolarität ist aufgrund der Polyurie und der Exsikkose erhöht.
- Zum Ausschluss einer **infektbedingten Hyperglykämie** sollte ein Blutbild mit Differenzialblutbild angefertigt werden und die Bestimmung von CRP, Nieren-, Leber- und Pankreaswerten erfolgen.
- 90 % der Kinder weisen bei der Manifestation **diabetesspezifische Antikörper** auf. Es muss daher die Bestimmung von Insulin-Autoantikörpern (IAA), Inselzellantikörpern (ICA), Glutamatdekarboxylase-Antikörpern (GAD) und der Insulinrezeptor-Tyrosinphosphatasen IA-2/IA-2β erfolgen.
- Bei nicht eindeutiger Klinik und Bewusstseinsstörung müssen andere **Stoffwechselerkrankungen** oder **Intoxikationen** ausgeschlossen werden. Diese können ebenfalls das Bild einer Ketoazidose, jedoch ohne Hyperglykämie, zeigen. Die Bestimmung von Laktat und Ammoniak ist daher indiziert.
- Beim **neonatalen Diabetes mellitus** oder einer Manifestation in den ersten 6 Lebensmonaten sollte an die Durchführung einer molekulargenetischen Untersuchung gedacht werden.

2. Diabetes mellitus Typ 1

Die Diabeteserkrankung ist eine Stoffwechselerkrankung. Durch eine gestörte bzw. fehlende Insulinausschüttung kommt es zu einer chronischen Hyperglykämie.

Der Diabetes mellitus Typ 1 tritt meist im Kindes- und jungen Erwachsenalter auf. Es kommt zu einer Zerstörung der Insulin produzierenden β-Zellen der Langerhans-Inseln in der Bauchspeicheldrüse. Die Ursache ist noch nicht vollständig geklärt. Es werden genetische Faktoren, Umweltfaktoren (Ernährung, Infektionen) und Autoimmunprozesse diskutiert. Klinische Symptome treten erst auf, wenn bereits 80 % der β-Zellen zerstört sind. Die Patienten können bei Manifestation eine Ketoazidose oder auch nur eine Hyperglykämie zeigen. Ein ketoazidotisches Koma ist sehr selten. Ursache der Ketoazidose sind der Insulinmangel und eine vermehrte Ausschüttung von gegenregulatorischen Hormonen. Die Folge ist eine gestörte Glukoseverwertung, die zur Hyperglykämie führt. Die Gefahr besteht in einer osmotischen Diurese, die zu einer schweren Exsikkose führen kann. Aufgrund des Insulinmangels kommt es außerdem zu einer vermehrten Lipolyse, zu einer katabolen Stoffwechselsituation und zur Bildung von Ketonkörpern. Die mit der Ketoazidose einhergehenden klinischen Symptome sind Müdigkeit, Bauchschmerzen, Übelkeit, Erbrechen und eine Kussmaul-Atmung. Diese äußert sich als angestrengtes Atemmuster mit tiefen, rhythmischen Atemzügen. Sie dient dem Versuch des Azidoseausgleichs. Manche Patienten haben einen azetonartigen Mundgeruch. Bei schwersten Verläufen kann es zu einer zerebralen Dysfunktion kommen. Eine intensivmedizinische Betreuung ist notwendig.

MERKE

Bei den klinischen Zeichen **Müdigkeit, Polyurie, Polydipsie, Gewichtsverlust,** Bauchschmerzen, Übelkeit, Erbrechen, Kussmaul-Atmung sollte an einen Diabetes mellitus Typ 1 gedacht werden.

3. Elterngespräch

Das Elterngespräch könnte wie folgt ablaufen:

„Der Typ-1-Diabetes ist die häufigste Stoffwechselerkrankung im Kindes- und Jugendalter. Leider ist bis heute der Auslöser der Erkrankung nicht bekannt. Es werden neben genetischen Faktoren Umwelteinflüsse und Infektionserreger diskutiert. Sicher ist, dass Sie als Eltern **keinen Fehler** gemacht haben. Sie hätten den Krankheitsverlauf **nicht beeinflussen** können. Durch die vom Körper gebildeten und gegen sich selbst gerichteten Antikörper (Auto-Antikörper) werden die ß-Zellen der Bauchspeicheldrüse, und nur diese, zerstört. Es kommt bei dieser Erkrankung zu einem absoluten Mangel an Insulin. Der Typ-1-Diabetes ist eine **chronische Erkrankung.** Daher ist eine lebenslange Insulinzufuhr notwendig. **Beruhigend ist,** dass das Medikament Insulin seit Jahrzenten (entdeckt 1921) im Einsatz ist und gut vertragen wird. Sie als Eltern werden vom Diabetesteam hinsichtlich der Insulintherapie und der Ernährung ausführlich und lange geschult, bis Sie **Sicherheit** gewonnen haben. Am Anfang finden engmaschige Kontrollen statt, aber im Verlauf wird nur noch eine vierteljährliche Vorstellung notwendig sein."

4. Therapie

Die initiale Therapie bei einer Ketoazidose besteht in der langsamen **Rehydratation** und dem **Ausgleich der Elektrolyte.** Die Infusionsmenge berechnet sich aus dem Flüssigkeitsdefizit (5–15 %) und dem Erhaltungsbedarf des Patienten.

Zeitnah wird mit einer **Insulinzufuhr** begonnen. Bei einer ausgeprägten Azidose erfolgt initial eine intravenöse Insulingabe mit Normalinsulin (0,05–0,1 IE/kg KG/h). Wichtig ist es, auf eine ausreichende Kaliumzufuhr zu achten, um eine Hypokaliämie zu vermeiden. Der Blutzucker muss mindestens stündlich kontrolliert werden und sollte nicht um mehr als 100 mg/dl/h gesenkt werden. Das akute Hirnödem ist die schwerste, wenn auch seltene Komplikation der Ketoazidose.

Nach Normalisierung der Blutzuckerwerte und unauffälligem Urinbefund (kein Keton) kann die Insulinzufuhr auf eine subkutane Insulingabe umgestellt werden. Zuvor wird ein Ernährungsplan aufgestellt. Hierbei werden die Kohlenhydrateinheiten pro Mahlzeit und die hierfür nötige Insulinmenge (Kohlenhydrateinheiten-Faktor, KE-Faktor) festgelegt. Die Mahlzeiten werden in Haupt- und Zwischenmahlzeiten aufgeteilt.

Meist erhalten die Patienten eine subkutane 3- oder 4-Spritzen-Therapie, eine **intensivierte Spritzentherapie.** Der Insulintagesbedarf bei Kindern liegt initial und nach der Remissionsphase bei 0,8–1,2 IE/kg KG. Im 1. Jahr nach der Manifestation werden aufgrund der sog. Remissionsphase geringere Insulindosen benötigt. Es besteht noch eine geringe körpereigene Insulinproduktion durch die noch nicht zerstörten β-Zellen. Es werden meist Normalinsulin und Basalinsulin gespritzt. Feste Mischinsuline sollten nicht eingesetzt werden.

Kleinkinder werden häufig mit einer Insulinpumpentherapie versorgt. Diese enthält nur ein Insulin (Normal- oder schnellwirksames Analoginsulin). Es erfolgt eine kontinuierliche subkutane Applikation, die den basalen Insulinbedarf abdeckt. Zu den Mahlzeiten erfolgen zusätzliche Bolus-Gaben. Flexible Mahlzeiten sind dadurch möglich. Die Spritzen werden durch Katheter-Wechsel alle 2 Tage ersetzt. ➤ Abb. 14.1 zeigt die verschiedenen Formen der Insulintherapie beim Kind.

5. Komplikationen und Langzeitfolgen

Akutkomplikationen des Diabetes mellitus Typ 1

- **Akute Komplikationen** sind überwiegend **Hypoglykämien,** die meist durch eine zu hohe Insulingabe, zu geringe Kohlenhydratzufuhr oder durch sportliche Aktivität bedingt sind. Bei schweren Hypoglykämien besteht die Gefahr der Bewusstlosigkeit bis hin zum epileptischen Anfall.
- Bei mangelnder Insulinzufuhr oder erhöhtem Insulinbedarf, beispielsweise bei Infekten, besteht die Gefahr einer Entgleisung mit **Ketoazidose.** In schweren Fällen ist eine vorübergehende stationäre Aufnahme mit intravenöser Insulingabe notwendig.

Langzeitfolgen des Diabetes mellitus Typ 1

- **Diabetische Nephropathie:** Eine Urindiagnostik zum Ausschluss einer Mikroalbuminurie erfolgt

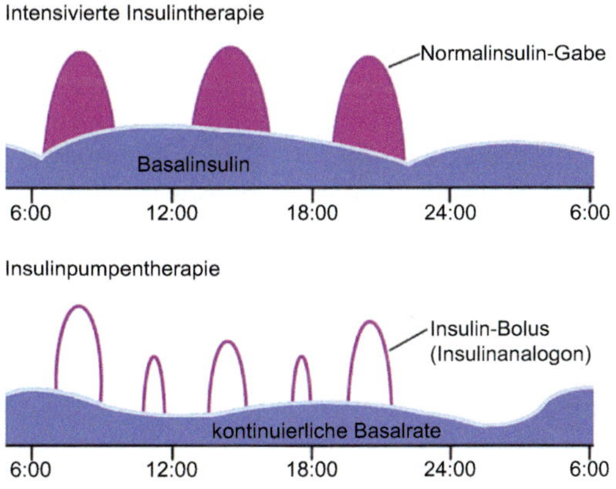

Abb. 14.1 Verschiedene Formen der Insulintherapie. [T700]

jährlich. Bei persistierender Mikroalbuminurie erfolgt eine Einstellung auf einen ACE-Hemmer.
- Eine **diabetische Retinopathie** kann bei dauerhaft schlechter Stoffwechseleinstellung auftreten. Deshalb wird bei allen Kindern, die länger als 5 Jahre an Diabetes mellitus erkrankt sind oder älter als 11 Jahre sind, einmal jährlich der Augenhintergrund in Mydriasis untersucht.
- Die **diabetische Polyneuropathie** betrifft das periphere Nervensystem. Eine Kontrolle des Vibrationsempfindens gehört zur regelmäßigen klinischen Untersuchung.
- Erstes Zeichen einer **Arthropathie** ist eine verminderte Streckung der Fingergelenke.
- **Lipodystrophien:** Veränderungen des subkutanen Fettgewebes an den Injektionsstellen (Hypertrophie, seltener Gewebeatrophie). Durch ein regelmäßiges Wechseln der Injektionsstellen können diese vermieden werden.
- Die Disposition zur Autoimmunität ist mit einem erhöhten Risiko für das Auftreten weiterer **Autoimmunerkrankungen** assoziiert. Hierzu zählen die Zöliakie, die Hashimoto-Autoimmunthyreoiditis und der Morbus Addison. Fälle mit Morbus Basedow, autoimmunen Polyendokrinopathien, atrophischer Gastritis, Vitiligo oder perniziöser Anämie sind selten. Einmal jährlich sollte eine Laborkontrolle zum Ausschluss dieser Erkrankungen erfolgen.
- Weitere Risikofaktoren für Folgeerkrankungen wie eine Hyperlipidämie, eine arterielle Hypertonie und vaskuläre Risiken (Rauchen) sollten erfasst werden.
- Aufgrund der chronischen Erkrankung, vor allem bei schlechter Stoffwechseleinstellung, können Kleinwuchs, gestörte Pubertätsentwicklung und psychosoziale Belastungssituationen auftreten.
- Kinder und Jugendliche mit Typ-1-Diabetes haben ein erhöhtes Risiko für **psychische Störungen** wie Depression, Angststörungen, Belastungsstörungen und Essstörungen. Circa 15 % der Patienten sind aufgrund von psychischen Belastungen in ihrer Therapie beeinträchtigt. Es ist wichtig, bei Bedarf rechtzeitig mit einer unterstützenden Psychotherapie zu beginnen und einen engen **Austausch mit den Therapeuten** zu pflegen.

MERKE

Um Langzeitfolgen zu vermeiden, sollte der HbA_{1c}-Wert im Kindesalter ≤ 7,5 % betragen.

ZUSAMMENFASSUNG

Der **Diabetes mellitus Typ 1** tritt meist im Kindes- oder jungen Erwachsenenalter auf. Es kommt zu einer Zerstörung der Insulin produzierenden β-Zellen der Langerhans-Inseln in der Bauchspeicheldrüse. Ursächlich werden genetische Faktoren, Umweltfaktoren (Ernährungsfaktoren, Infektionen) und Autoimmunprozesse diskutiert. Eine lebenslange subkutane **Insulinsubstitution** ist notwendig. Die regelmäßige **Therapieüberwachung** sollte in einem Diabeteszentrum erfolgen.

WAS WÄRE, WENN …

- … Ihr Patient nach Behandlungsbeginn an Kopfschmerzen, Erbrechen und Desorientiertheit leidet?
  - Sie müssen von einem **Hirnödem,** einer seltenen Komplikation bei schwerer Stoffwechselentgleisung, ausgehen. Dieses wird mitverursacht durch einen zu **schnellen Ausgleich** der **Hyperglykämie** oder **Hypovolämie.**
  - Typische klinische Zeichen sind neben Kopfschmerzen, Erbrechen, Verhaltensveränderungen und Desorientiertheit auch Veränderungen der Vitalzeichen sowie Veränderungen der Pupillenweite bis hin zu epileptischen Anfällen. Eine Bildgebung (CT/MRT) ist zur Diagnosesicherung geeignet. Allerdings hat die sofortige Therapie aufgrund der lebensbedrohlichen Situation Vorrang. Diese wird meist mit **Mannitol** oder **hyperbarer Kochsalzlösung** unter intensivmedizinischer Überwachung durchgeführt.

15

Proximal betonte Muskelschwäche, Gnomenwaden und Scapulae alatae (4 Jahre)

Julia Roeb

Anamnese

Peter, ein 4-jähriger Junge, wird von seinen Eltern vorgestellt. Seit dem 2. Lebensjahr ist bei Peter ein zunehmend watschelndes, unsicheres Gangbild aufgefallen. Auch beim Aufstehen tue er sich schwer. Die Symptomatik habe sich kontinuierlich verschlechtert. Ansonsten sei Peter ein gesunder, agiler Junge. Er habe sich gut entwickelt. Er läuft seit dem Alter von 17 Monaten frei. Ein Großonkel ist mit 20 Jahren an einer Muskelschwäche verstorben.

Untersuchungsbefund

4 Jahre alter Patient in gutem AZ und EZ. Größe 102 cm, Gewicht 16 kg. Watschelndes Gangbild, meist Zehenspitzengang, kaum Abrollbewegung, häufiges Stolpern. Treppensteigen nur langsam möglich, Einbeinstand beidseits nicht möglich, beim Aufstehen aus der Hocke werden die Arme zum Abstützen auf den Oberschenkeln eingesetzt. Beidseitige, symmetrisch ausgeprägte proximal betonte Muskelschwäche. Patellarsehnenreflexe beidseits abgeschwächt. Stark ausgeprägte Wadenmuskulatur.

1. **Welche Leitsymptome liegen vor? Wie lautet Ihre Verdachtsdiagnose?**
2. **Können Sie die Pathogenese erläutern?**
3. **Welche Diagnostik veranlassen Sie?**
4. **Welches interdisziplinäre Team würde Ihnen zur optimalen Betreuung weiterhelfen? Welche Therapiemöglichkeiten stehen Ihnen zur Verfügung?**
5. **Welche Komplikationen begleiten die Erkrankung? Können Sie etwas zur Prognose sagen?**

Fall 15 Proximal betonte Muskelschwäche, Gnomenwaden, Scapulae alatae

1. Leitsymptome und Verdachtsdiagnose

Bei Peter zeigen sich folgende Leitsymptome:

- **Proximale Muskelschwäche** mit positivem **Gower-Zeichen.** Hierbei handelt es sich um ein Abstützen der Patienten mit den Händen auf Knien und Oberschenkeln beim Aufstehen aus der Hocke zur Unterstützung bei deutlicher proximaler Muskelschwäche, das sog. „Hochklettern an sich selbst" (➤ Abb. 15.1a).
- Ein **watschelndes Gangbild** aufgrund einer Schwäche des M. glutaeus medius, häufig Zehengang.
- **Pseudohypertrophierte Wadenmuskulatur** durch Einlagerung von Binde- und Fettgewebe.
- **Abgeschwächte Patellarsehnenreflexe** als proximal betonte Funktionsstörung des 2. Motoneurons.
- **Scapulae alatae** (➤ Abb. 15.1b).

Da die Familienanamnese bei einem Großonkel des Patienten eine unklare Erkrankung mit Muskelschwäche und tödlichem Ausgang ergab, muss im vorliegenden Fall an eine genetisch determinierte Erkrankung gedacht werden.

Muskeldystrophien sind Erkrankungen, die zu einer fortschreitenden Lähmung der betroffenen Muskeln

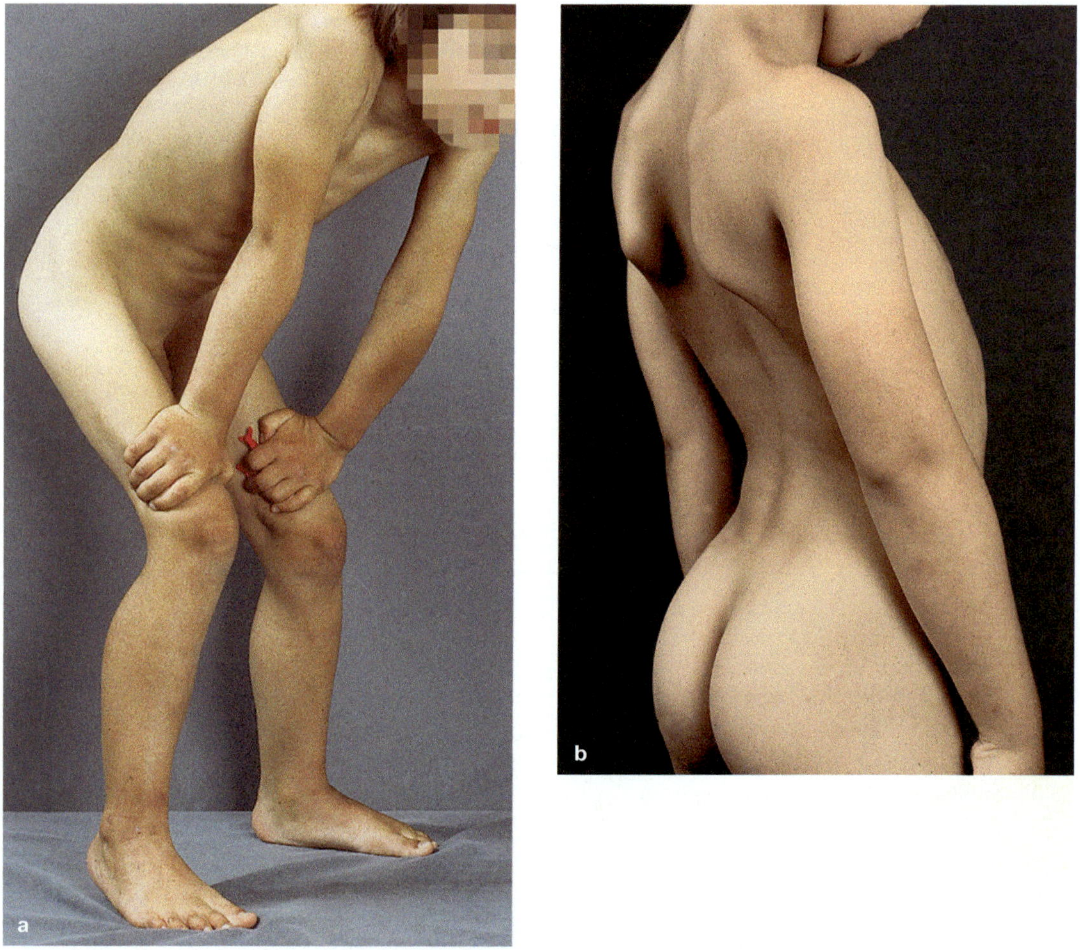

Abb. 15.1 Muskeldystrophie Duchenne. **a.** Gower-Zeichen. **b.** Scapulae alatae mit Hyperlordose der Wirbelsäule. [T409]

führen. Der Verlauf mit einem Erkrankungsbeginn im 2. bis 3. Lebensjahr lässt an eine Muskeldystrophie Duchenne denken. Diese wird **X-chromosomal-rezessiv** vererbt. Sie tritt mit einer Häufigkeit von 1 : 3.500 auf. Durch Mutation des auf dem X-Chromosom liegenden **Dystrophin-Gens** kommt es zu einem progressiven, nicht aufhaltbaren Zerfall der Skelettmuskulatur und zum Ersatz dieser durch Fett- und Bindegewebe.

Weitere Muskeldystrophie-Formen: Die Muskeldystrophie Becker verläuft eher schleichend, der Gehverlust tritt erst im Adoleszentenalter auf. Bei der Gliedergürtelmuskeldystrophie, die sich typischerweise im späten Kindesalter manifestiert, zeigt sich meist eine Schwäche der Nackenmuskulatur. Die fazioskapulohumerale Muskeldystrophie wird autosomal-dominant vererbt, der Verlauf kann sehr mild sein. Es kommt meist zu einer Schwäche der mimischen Muskulatur, zu einer Hyperlordose, Scapulae alatae und zu einer Skoliose. Weiterhin abzugrenzen sind die kongenitalen Formen der Muskeldystrophie.

2. Pathogenese

Der Muskeldystrophie Duchenne liegt eine Mutation im Dystrophin-Gen auf dem kurzen Arm des X-Chromosoms zugrunde. Dieses dient der Stabilisierung von Aktin im Muskel und zur Verknüpfung von Fasermembranen mit dem Zytoskelett. Im Verlauf der Erkrankung kommt es zu einem vollständigen Funktionsverlust. Einrisse in der Plasmamembran führen zu unkontrolliertem Kalzium-Einstrom in die Muskelfaser. Hierdurch werden vermehrt Proteasen aktiviert und überstimuliert, die zu einer gestörten Funktion der Mitochondrien führen.

3. Diagnostik

- **Labor:** Es zeigt sich eine deutliche Erhöhung der Muskelenzyme, v. a. der Kreatinkinase. Erst bei zunehmendem Muskelabbau im Krankheitsverlauf sinken die Werte wieder ab. Auch GOT, GPT, LDH und Aldolase sind erhöht.
- Im **EMG** finden sich vermehrte polyphasische, niedrigamplitudige, verkürzte Einzelpotenziale.
- Die **Sonografie** ist eine einfache, aber unspezifische Methode zum Nachweis myopathischer Veränderungen. Es zeigen sich eine erhöhte Echogenität sowie ein Verlust der Muskelfiederung und im weiteren Verlauf ein zunehmender Verlust der Abgrenzung einzelner Muskelsepten. In seltenen Einzelfällen erfolgt eine MRT-Untersuchung zur Darstellung von Struktur und Trophik der Muskulatur.
- Eine **Muskelbiopsie** mit **Immunhistologie** dient der Differenzierung und Klassifizierung der Muskeldystrophie und der Abgrenzung von Differenzialdiagnosen. Es erfolgt die immunhistochemische Dystrophin-Analyse im Skelettmuskelgewebe mittels monoklonaler Dystrophin-Antikörper (➤ Abb. 15.2).
- Die **molekulargenetische Untersuchung** (Mutationsanalyse des Dystrophin-Gens auf Xp21) sichert die Diagnose.

4. Interdisziplinäres Team und Therapie

Entscheidend für die Patienten mit Muskeldystrophien ist die Betreuung durch ein interdisziplinäres Team. Leider steht keine kausale, sondern nur eine **symptomatische Therapie** für die Muskeldystrophie Duchenne zur Verfügung.

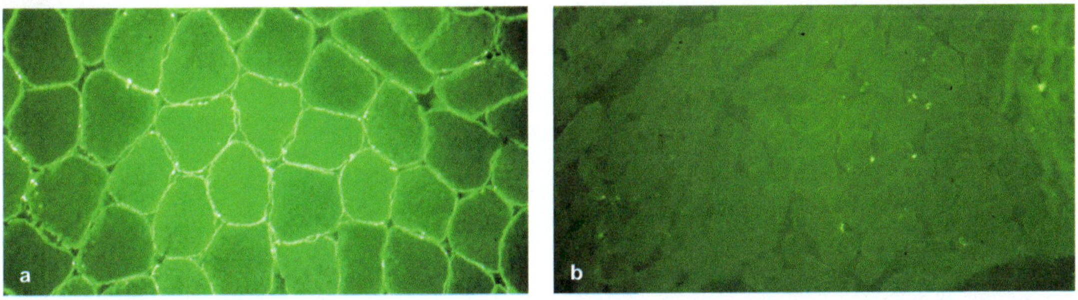

Abb. 15.2 Immunhistologische Untersuchung des Skelettmuskels. **a.** Normalbefund mit Nachweis von Dystrophin. **b.** Befund bei Muskeldystrophie Duchenne. Fehlender Dystrophinnachweis. [T409]

Für die Lebensqualität ist eine regelmäßige **Physiotherapie** zur Vorbeugung und Behandlung von schweren Kontrakturen entscheidend. Teilweise sind **orthopädische** Operationen bei schweren Kontrakturen oder zur Stabilisierung der Wirbelsäule notwendig. In späteren Stadien kommt häufig eine nächtliche Maskenbeatmung (BIPAP-Beatmungsgerät) zur Vermeidung von muskulär bedingten Hypoventilationen zum Einsatz. Unterstützend erhalten die Patienten eine Atemtherapie. Aufgrund der Bewegungseinschränkung sollte auf eine gesunde und ausgewogene **Ernährung** zur Vermeidung von Übergewicht geachtet werden.

Eine Anbindung und Betreuung in einer **neuromuskulären Sprechstunde** ist notwendig.

Eine Gentherapie befindet sich im tierexperimentellen Stadium.

Eine unterstützende **psychologische Betreuung** der Patienten sollte erfolgen.

Vereinzelt erfolgt eine Therapie mit Prednison. Hierdurch wird versucht, die Geh- und Stehfähigkeit der Patienten zu verlängern (**cave:** Nebenwirkungen).

5. Komplikationen und Prognose

Meist fällt bereits im 2. Lebensjahr eine motorische Entwicklungsverzögerung auf. Im weiteren Verlauf kommt es zum Nachlassen der Muskelkraft. Initial ist meist die Becken- und Oberschenkelmuskulatur betroffen. Später dehnt sich der Krankheitsprozess auch auf die Rücken- und Bauchmuskulatur und dann auf die Oberarm- und Schultergürtelmuskulatur aus. Die Patienten zeigen Scapulae alatae und eine zunehmende Lordose der Lendenwirbelsäule. Das Anheben der Arme in die Horizontale ist nicht mehr möglich. Zwischen dem 9. und 13. Lebensjahr kommt es meist zur Gehunfähigkeit. Anschließend entstehen Kontrakturen, v.a. der Knie-, Hüft- und Sprunggelenke, sowie eine progrediente Skoliose. Spät werden Hals- und Gesichtsmuskeln befallen. Bei ca. 30 % der Patienten mit Muskeldystrophie Duchenne ist die Intelligenz vermindert. Die nächtlichen Hypoventilationen führen zu einem unruhigem Schlaf, Schwächegefühl, Abgeschlagenheit und Schwindel. Zudem tritt im Verlauf häufig eine Kardiomyopathie auf. Die häufigsten Todesursachen sind Herzinsuffizienz und Ateminsuffizienz. Ein Abhusten ist nicht mehr möglich. Es kommt zu schweren pulmonalen Infektionen. Die Lebenserwartung liegt meist zwischen 16 und 25 Jahren.

MERKE

Leitsymptome der Muskeldystrophie Duchenne sind:
- Proximal betonte Muskelschwäche
- Watschelnder Gang
- Hyperlordose
- Gower-Zeichen
- Gnomenwaden
- Scapulae alatae
- Meryon-Zeichen (Durchrutschen des Kindes bei Anheben an den Axillen)

ZUSAMMENFASSUNG

Die **Muskeldystrophie Duchenne** ist eine X-chromosomal vererbte Erkrankung (Xp21). Durch das Fehlen des Dystrophin-Genprodukts kommt es zu einem progressiven **Verfall der Skelettmuskulatur.** Diese wird durch Fett- und Bindegewebe ersetzt. Als Screeningparameter dienen die Muskelenzyme (CK, Transaminasen). Für die weitere Abklärung sind v.a. die Muskelbiopsie, die Immunhistochemie und die Molekulargenetik entscheidend. Die Erkrankung ist nicht heilbar und führt meist im Alter zwischen 16 und 25 Jahren zum Tod durch Atem- oder Herzinsuffizienz.

WAS WÄRE, WENN ...

- ... Peter aufgrund einer Kontraktur eine Operation benötigte, die mit depolarisierenden Muskelrelaxanzien und volatilen Anästhetika erfolgen würde?
  - Es besteht ein hohes Risiko für eine **maligne Hyperthermie.**
  - Auslösende Substanzen wie **volantile Anästhetika und Succinylcholin** führen zu einer unkontrollierten Kalziumionen-Freisetzung über veränderte sarkoplasmatische Kalziumkanäle. Folge ist eine erhöhte Kontraktilität der Skelettmuskulatur. Es steigt der O_2-Verbrauch. Durch die Laktatazidose und die vermehrte Kalziumakkumulation kommt es zu einem vermehrten Zelluntergang, der zu einer lebensbedrohlichen Stoffwechselentgleisung führen kann. Die Symptomatik ist sehr variabel und umfasst milde Verläufe bis hin zum Stoffwechsel- und Organversagen. Die Behandlung besteht neben der intensivmedizinischen Betreuung im sofortigen Absetzen der auslösenden Substanz und Gabe von Dantrolen.

16

Fehlende Gewichtszunahme und Icterus prolongatus (25 Tage)

Katja Doerry und Alexandra Pohl

Anamnese

In der pädiatrischen Ambulanz wird Ihnen ein 25 Tage altes, türkischstämmiges Neugeborenes wegen mangelnder Gewichtszunahme vorgestellt. Anamnestisch war die Geburt nach 40 + 3 SSW regelrecht (Geburtsgewicht 2.870 g, Länge 49 cm, Kopfumfang 33 cm). Die Mutter gibt an, dass ihre anderen Kinder schneller an Gewicht zugenommen hätten. Die zu Hause durchgeführten Stillproben ergaben eine ausreichende Menge an Muttermilch. Während der Anamneseerhebung fällt Ihnen ein Sklerenikterus auf.

Untersuchungsbefund

25 Tage alter zarter weiblicher Säugling in reduziertem AZ. Gewicht 3.090 g (3.–10. Perzentile), Körperlänge 50 cm (< 3. Perzentile) Kopfumfang 34 cm (< 3. Perzentile). Deutlicher Skleren- und Hautikterus. Normale Rekapillarisierungszeit. Herztöne rein und rhythmisch, keine pathologischen Herzgeräusche. Ruhige Spontanatmung, Pulmo seitengleich belüftet. Abdomen weich, Leber 3 cm unterhalb des Rippenbogens tastbar, keine Splenomegalie.

Laborbefunde

Bilirubin gesamt 5,8 mg / dl (Normwert < 1 mg / dl), direktes Bilirubin 1,7 mg / dl (< 0,6 mg / dl), γ-GT 534 IE / l (< 163 IE / l), Quick 50 % (70–100 %); übrige Laborwerte normwertig.

1. Für welche neonatale Erkrankung sprechen die klinischen und laborchemischen Befunde? Nennen Sie Ursachen, die zu dieser führen können.

2. Welche weiterführende Diagnostik initiieren Sie?

3. Erläutern Sie das Krankheitsbild und die Symptomatik der Gallengangsatresie. Welche Typen kennen Sie?

4. Sie fordern ein kinderchirurgisches Konsil an. Geben Sie dem Kollegen einen Überblick über den bisherigen Verlauf und Ihre Verdachtsdiagnose.

5. Beschreiben Sie die Therapie der Erkrankung.

6. Äußern Sie sich zu Langzeitkomplikationen und der Prognose der Gallengangsatresie.

1. Die Verdachtsdiagnose und mögliche Ursachen

Anamnese, Klinik und Labor zeichnen das Bild einer **neonatalen Cholestase.** Diese entsteht durch eine verminderte Ausscheidung der Galle in den Darm. Sie liegt vor bei einem Gesamtbilirubin von mehr als 5 mg / dl und einem direkten Bilirubin von mehr als 1 mg / dl oder mehr als 20 % des Gesamtbilirubins. Das klinische Leitsymptom ist der Ikterus, ab dem 14. Lebenstag spricht man von einem Icterus prolongatus. Dieser erfordert zwingend die Durchführung diagnostischer Maßnahmen. Die Ursachen einer Cholestase können intra- oder extrahepatischer Natur sein (➤ Tab. 16.1).

2 Weitere Diagnostik

Ziel ist es, das Ausmaß der Cholestase sowie die Leberfunktion zu bestimmen und die Ursache der Cholestase aufzuklären. Hierzu eignen sich folgende Untersuchungen:

- **Blutentnahme:** Differenzialblutbild, direktes / indirektes Bilirubin, Leberenzyme, γ-GT, alkalische Phosphatase, Cholinesterase, Gerinnung, Eiweiß, Albumin, Glukose, Blutfette, Eisen, Ferritin, Transferrin, TSH, T_3, T_4, freies Kortisol, Amino- und Gallensäuren, Laktat, Ammoniak, α1-Antitrypsin, TORCH-Serologie, Blutkultur, Material für molekulargenetische Untersuchungen.
- **Urinuntersuchung:** Aminosäuren und organische Säuren, reduzierende Substanzen, Succinylaceton, Gallensäuremetabolite.
- **Schweißtest** und **Pankreaselastase** im Stuhl zur CF-Diagnostik.
- **Sonografie des Abdomens:** Gallenwege / Gallenblase vorhanden? Intrahepatische Auffälligkeiten, Anhalt für intraabdominelle Fehlbildungen?
- **Leberbiopsie.**
- **Cholangiografie** (im Rahmen der Operation) – beweisend bei Gallengangsatresie.
- Endoskopisch retrograde Cholangiopankreatikografie (ERCP).

Tab. 16.1 Erkrankungen mit dem Leitsymptom neonatale Cholestase

Metabolische Erkrankungen	α1-Antitrypsinmangel, zystische Fibrose, Tyrosinämie Typ 1, Galaktosämie, hereditäre Fruktoseintoleranz, Mitochondriopathien
Endokrinopathien	Hypopituitarismus, Hypothyreose
Gallenwegserkrankungen	Extrahepatische Gallengangsatresie, Morbus Alagille, Choledochuszysten, neonatale sklerosierende Cholangitis, Caroli-Syndrom, Syndrom der eingedickten Galle
Kongenitale Infektionen	Toxoplasmose, Röteln, CMV, HSV, HHV-6, Parvovirus B19, Echoviren, Coxsackieviren, HIV, Hep. B und C, Treponema pallidum, Sepsis
Genetische Erkrankungen	Trisomie 18 oder 21

3. Gallengangsatresie

Die Inzidenz der Gallengangsatresie beträgt 1 : 8.000 bis 1 : 18.000, Mädchen sind etwas häufiger betroffen als Jungen. Die Ätiologie ist unklar, aktuell geht man davon aus, dass es sich um ein Zusammenspiel aus einer Virusinfektion und einer genetischen Prädisposition handelt, in dessen Folge immunologische Prozesse zur Veränderung an den Gallenwegen führen.In 20 % der Fälle spricht man von einer **syndromalen Gallengangsatresie,** da sie mit anderen Fehlbildungen wie Poly- oder Asplenie, Situs inversus, Malrotation, einer fehlenden retrohepatischen V. cava inferior oder einer präduodenalen V. portae assoziiert ist.

Die Leitsymptome der Gallengangsatresie sind ein **Icterus prolongatus,** dunkler Urin, lehmfarbene (**acholische**) Stühle (➤ Abb. 16.1), Hepatomegalie und Aszites sowie **fehlende Gewichtszunahme.** Oft unterscheidet sich initial die Symptomatik einer Gallengangsatresie nicht von der eines neonatalen Ikterus. Ein klinisch asymptomatisches Intervall ist häufig. Wichtig für die Diagnosestellung ist der abdominelle **Ultraschall,** der dilatierte Gallengänge, eine fehlende oder atrophe Gallenblase sowie charakteristische Befunde wie das **Triangular Cord Sign** zeigen kann. Hierbei handelt es sich um eine hyperechogene Zone (fibrosierter Gallenweg) oberhalb der V. portae, die jedoch mit

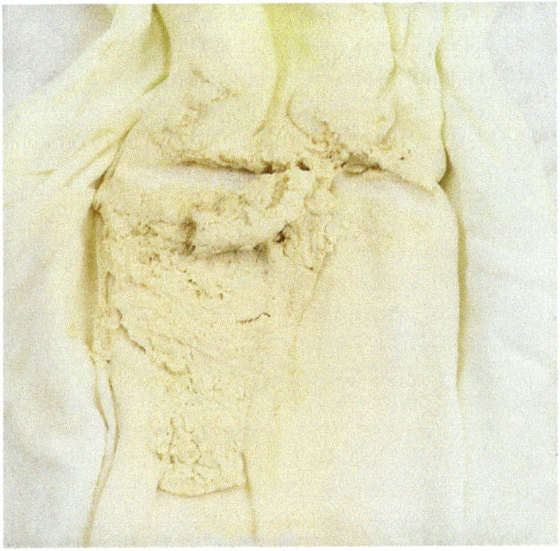

Abb. 16.1 Acholischer Stuhl bei Gallengangsatresie. [T409]

49–73 % nur eine niedrige Sensitivität aufweist. Fehlende Gallenwege können durch eine hepatobiliäre Funktionsszintigrafie (fehlende Ausscheidung des Tracers in den Darm) sowie eine ERCP oder eine Cholangiographie im Rahmen der OP nachgewiesen werden. Zur Abgrenzung von anderen Erkrankungen dient die Leberbiopsie, die typischerweise eine portale Fibrose, duktuläre Proliferationen und Galle-Plugs zeigt.

Die **Einteilung** erfolgt nach der Lokalisation der Atresie der Gallenwege (➤ Abb. 16.2), die Gallenwege fehlen oder sind bindegewebig ersetzt:

- **Typ I:** Atresie auf Höhe des Ductus choledochus (ca. 5 %)
- **Typ II:** Atresie auf Höhe des Ductus hepaticus communis (ca. 3 %)
- **Typ III:** Atresie aller extrahepatischen Gallengänge mit Obstruktion auf dem Level der Leberpforte, meist mit atropher, kleiner Gallenblase (> 90 %)

4. Konsil an die Kinderchirurgie

Eine **Konsilanforderung** könnte z. B. wie folgt aussehen:

„Wir bitten um Mitbeurteilung der folgenden Patientin. Es handelt sich um ein 25 Tage altes, türkischstämmiges Neugeborenes, das uns wegen mangelnder Gewichtszunahme vorgestellt wurde. Unauffällige Schwangerschaft und Geburt zum Termin. Klinisch imponiert ein deutlicher Skleren- und Hautikterus sowie eine Hepatomegalie, laborchemisch fällt eine konjugierte Hyperbilirubinämie bei erhöhter γ-GT und erniedrigtem Quick auf. Wir bitten um Prüfung der Verdachtsdiagnose einer Gallengangsatresie als Ursache der Cholestase.“

5. Therapie

Als **chirurgische Therapie** der Gallengangsatresie gilt die Hepatoportoenterostomie nach Kasai, wodurch in 50 % der Fälle ein normaler Bilirubinwert erreicht wird. Intraoperativ wird zunächst die Diagnose bestätigt. Anschließend werden die obliterierten extrahepatischen Gallenwege entfernt und eine biliodigestive Anastomose (Portoenterostomie) zwischen

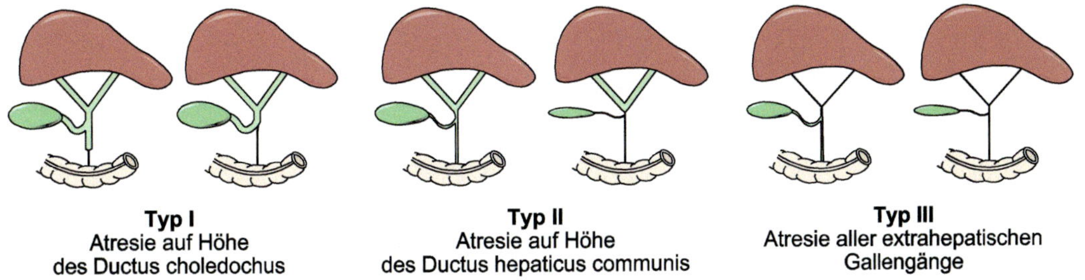

Abb. 16.2 Einteilung der Gallengangsatresie. [L141]

der Leberpforte und einer hochgezogenen Dünndarmschlinge im Sinne einer Roux-Y-Anastomose angelegt. Die **symptomatische Therapie** beinhaltet die Substitution von fettlöslichen Vitaminen (A, D, E, K) aufgrund der mangelnden Resorption und die Gabe von Ursodesoxycholsäure. Die Eiweißzufuhr muss diätetisch festgelegt werden, um einerseits dem Bedarf für ein ausreichendes Wachstum, andererseits der verminderten Eiweißtoleranz bei Leberinsuffizienz gerecht zu werden.

6. Langzeitkomplikationen

Aufgrund der entzündlichen intrahepatischen Veränderungen, die auch durch eine Portoenterostomie nur minimal beeinflusst werden können, ist die biliäre **Leberzirrhose** mit portaler Hypertonie der limitierende Faktor der Erkrankung.

Wird eine Gallengangsatresie nicht behandelt, versterben die Kinder innerhalb der ersten 2 Jahre an den Folgen der Leberzirrhose. Wird ein Kind in den ersten 90 Tagen nach Geburt operiert, ist die Prognose besser als bei einem späteren Operationszeitpunkt. Auch mit primär erfolgreicher Kasai-Operation müssen ca. 50 % der Kinder in den ersten 5 Jahren nach OP lebertransplantiert werden, 80 % benötigen im Verlauf ihres Lebens eine **Transplantation,** jedoch kann der Zeitpunkt der Transplantation durch die Portoenterostomie deutlich hinausgezögert werden. Langzeitstudien belegen, dass nahezu alle nicht transplantierten Patienten 20 Jahre nach Kasai-OP an einer Leberzirrhose unterschiedlichen Grades leiden. Die Langzeitprognose aller Patienten ist mit 90 % Überleben jedoch gut, Kinder mit syndromaler Gallengangsatresie haben eine schlechtere Prognose.

MERKE

Jede neonatale Cholestase muss diagnostisch abgeklärt werden, die extrahepatische Gallengangsatresie ist die häufigste Ursache und der häufigste Grund für eine Lebertransplantation im Kindesalter.

ZUSAMMENFASSUNG

Die Gallengangsatresie ist eine Erkrankung, bei der es aus unklaren ätiologischen Gründen zu einer Atresie der extrahepatischen Gallenwege kommt. Hierdurch kommt es zu einer **Cholestase,** die zu alimentären Mangelerscheinungen und einer biliären **Leberzirrhose** führt. Eine neonatale Cholestase muss daher stets rasch abgeklärt werden. Neben dem Neugeborenenscreening und selektiven Laboruntersuchungen sind der Ultraschall des Abdomens, eine Leberbiopsie sowie eine ERCP in den meisten Fällen zur Diagnosesicherung erforderlich. Neben der Substitution fettlöslicher Vitamine sowie einer Eiweißrestriktion gilt die Hepatoportoenterostomie nach Kasai als Verfahren der Wahl, um eine Leberzirrhose so lange wie möglich zu verhindern. Bei der Mehrzahl der Patienten muss jedoch trotz erfolgter Operation im Verlauf aufgrund einer fortschreitenden Leberzirrhose eine **Lebertransplantation** durchgeführt werden.

WAS WÄRE, WENN …

- … Sie differenzialdiagnostisch eine Hypoplasie der intrahepatischen Gallengänge in Betracht ziehen müssten?
  - Dann würden Sie an ein Alagille-Syndrom denken, hierbei handelt es sich um ein autosomal-dominant vererbtes Syndrom, das mit Cholestase und Ikterus einhergeht.
- … Sie die typischen Merkmale eines Alagille-Syndroms aufzählen sollten?
  - Dann würden Sie Symptome wie Augenfehlbildungen (z. B. Embryotoxon posterior), Gesichtsdysmorphie, Herzvitien (z. B. periphere Pulmonalstenose) oder Skelettanomalien (z. B. Schmetterlingswirbelkörper) nennen.

17

Subfebrile Temperaturen, Lymphadenopathie und Petechien (6 Jahre)

Katja Doerry und Alexandra Pohl

Anamnese

Am Morgen bemerkt Frau Meier bei ihrer 6-jährigen Tochter Charlotte beim Anziehen kleine rote Punkte an beiden Unterschenkeln. Die Kleine wirkt erkältet, hatte in letzter Zeit mehrfach Fieber und heute Nacht wieder einmal ihr Nachthemd durchgeschwitzt. Frau Meier beschließt, bei ihrem Kinderarzt vorbeizufahren.

Untersuchungsbefund

6 Jahre altes Mädchen in leicht reduziertem AZ und schlankem EZ. Petechien an beiden Unterschenkeln. Zervikale Lymphknotenpakete beidseits tastbar. Rachen leicht gerötet, seröse Rhinitis. Cor und Pulmo auskultatorisch unauffällig. Abdomen weich, Leber 4 cm, Milz 2 cm unter dem Rippenbogen tastbar.

Beim Durchsehen des U-Heftes bemerkt der aufmerksame Kinderarzt, dass Charlotte in den letzten Wochen 2 kg abgenommen hat.

Laborbefunde

Hb 6,9 g / dl (Normwert: 11–14 g / dl), Leukozyten 13.500 / µl (4.500–14.500 / µl), Thrombozyten 15.000 / µl (150.000–500.000 / µl). CRP 0,9 mg / dl (< 0,5 mg / dl), LDH 2.930 U / l (100–300 IE / l), Harnsäure 7,9 mg / dl (1,9–5,9 mg / dl).

1. Der Verdacht des Kinderarztes ist besorgniserregend, er beschließt, Charlotte in die nahe gelegene Kinderklinik zu überweisen. Erklären Sie anstelle des Kinderarztes der Mutter die Gründe für Ihr Handeln.

---

2. Was ist Ihre Verdachtsdiagnose und welche weiteren Untersuchungen müssen unmittelbar erfolgen?

---

3. Erklären Sie das Krankheitsbild der akuten lymphatischen Leukämie (ALL). Was sind günstige und ungünstige prognostische Faktoren?

---

4. Nach welchem Prinzip verläuft die Chemotherapie?

---

5. Wodurch erfolgt die Abgrenzung der ALL zur akuten myeloischen Leukämie (AML) oder zum Non-Hodgkin-Lymphom (NHL)?

---

6. Kennen Sie molekulargenetische Veränderungen, die mit einer ALL assoziiert sind?

---

1. Gespräch des Kinderarztes mit Charlottes Mutter

Ziel ist es, Charlottes Mutter die wesentlichen Informationen verständlich zu vermitteln. Ohne sie zu sehr zu beunruhigen, sollte ihr dennoch die Notwendigkeit der weiteren Untersuchungen deutlich gemacht werden. Eine kurze **Erklärung** könnte so lauten:

„Frau Meier, bislang ist Charlotte ein gesundes Mädchen gewesen, heute bin ich aber sehr froh, dass Sie sie mir vorgestellt haben. Bei ihr bestehen Symptome, die mich zu einer Blutentnahme veranlasst haben. Es besteht der Verdacht auf eine im Kindesalter häufige Erkrankung der Blutzellen mit sehr guter Prognose. Dennoch bitte ich Sie, mit Charlotte in die Kinderklinik zu fahren, damit der Verdacht dort abgeklärt werden kann. Ist das für Sie verständlich? Haben Sie Fragen?"

2. Weitere diagnostische Schritte

Aufgrund der klinischen Symptome mit deutlichen Veränderungen im Blutbild (Anämie und Thrombozytopenie) besteht trotz normaler Leukozytenzahl der Verdacht auf eine akute Leukämie. Eine LDH-Erhöhung und die Hyperurikämie als Zeichen des vermehrten Zellumsatzes sprechen ebenfalls für diese Diagnose.

Bei der **körperlichen Untersuchung** sollte das Augenmerk besonders auf mögliche Blutungszeichen (Petechien, Hämatome) sowie auf Organvergrößerungen (Leber, Milz) gelegt werden. Der Lymphknotenstatus muss erhoben werden. Auch Knochenschmerzen sind ein häufiges Symptom. Kopfschmerzen, Erbrechen, Lethargie oder Nackensteifigkeit können Hinweise für eine ZNS-Beteiligung sein.

Die erweiterte **Laboruntersuchung** sollte folgende Parameter beinhalten:

- Differenzialblutbild: Hier sind eine normale Leukozytenzahl, Leukozytose oder -penie möglich!
- Blutausstrich mit Nachweis unreifer Zellen (Blasten).
- Durchflusszytometrie zur Zuordnung zu verschiedenen Reifungsstufen von B- und T-Zellen.
- Nieren- und Leberfunktionswerte.
- LDH und Harnsäure als Zeichen der Zelllyse.
- Gerinnung.
- Blutgruppe, ggf. HLA-Typisierung.
- Infektionsstatus (Bakteriologie, Mykologie, Virologie).

Zur definitiven Diagnosestellung ist die **Knochenmarkpunktion** von essenzieller Bedeutung (➤ Abb. 17.1). Durch die **zytologische Untersuchung** kann die Erkrankung in eine akute lymphatische Leukämie (ALL) oder akute myeloische Leukämie (AML) differenziert werden. Mit der **Immunphänotypisierung** erfolgt die Einteilung in Subentitäten der ALL oder AML.

Auch eine **Lumbalpunktion** sollte durchgeführt werden. Wenn im Liquor mindestens 5 leukämische Blasten / mm^3 nachweisbar sind, handelt es sich um einen ZNS-Befall.

Folgende **bildgebende Diagnostik** wird durchgeführt:

- Sonografie (Abdomen, Thorax, Lymphknotenstatus, bei männlichen Patienten Hoden bei auffälliger Palpation).

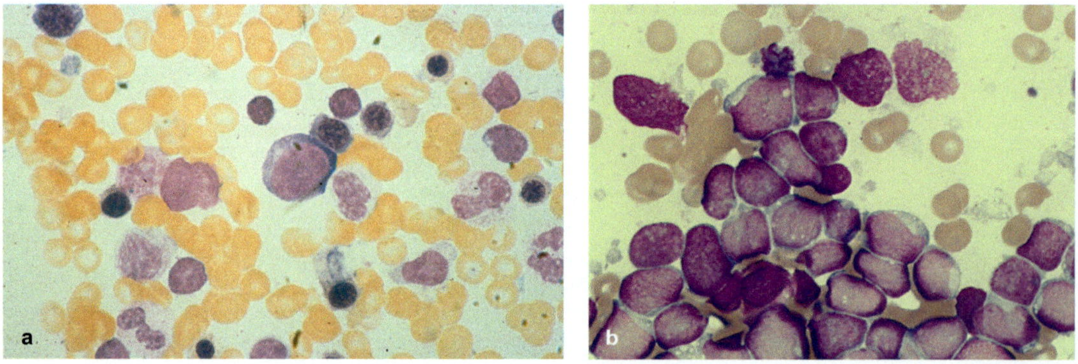

Abb. 17.1 Knochenmarkausstrichpräparate. **a.** Normales Knochenmark. **b.** Akute lymphatische Leukämie mit Blasteninfiltration. [R238]

- Röntgen-Thorax in 2 Ebenen (mediastinale Raumforderung).
- Echokardiografie (ventrikuläre Funktion, Perikarderguss).
- Schädel-MRT (bei klinischer Symptomatik: Blutung, ZNS-Beteiligung).
- CT / MRT Thorax / Abdomen (nur, falls Sonografie nicht ausreichend).

3. Krankheitsbild und prognostische Faktoren

Die ALL ist mit 30 % die häufigste onkologische Erkrankung im Kindesalter (15 / 100.000 Einwohner < 15 Jahre). Sie ist 5-mal häufiger als die AML. Das mediane Erkrankungsalter beträgt 4,7 Jahre, Jungen sind etwas häufiger betroffen als Mädchen (1,3 : 1). Ursprungsort der ALL ist das Knochenmark, das von leukämischen Blasten infiltriert wird und durch fehlende Ausreifung der normalen Hämatopoese zunehmend insuffizient wird. Häufig führt die sog. **B-Symptomatik** (Nachtschweiß, Fieber, Gewichtsverlust) zur Diagnosestellung. Durch die **Knochenmarkinsuffizienz** kann es zu vermehrten Infektionen, einer Anämie sowie zu Blutungszeichen (Petechien) kommen. Neben einer Hepatosplenomegalie können Bauchschmerzen bis hin zum Vollbild eines Ileus bei einer Darmwandinfiltration vorkommen. Bei der T-Zell-ALL sind eine obere Einflussstauung und eine Atemwegsobstruktion durch einen Thymustumor möglich.
Sowohl bei der ALL als auch bei der AML sind systematisierte Stadieneinteilungen, wie es bei anderen malignen Erkrankungen üblich ist, aufgrund des disseminierten Krankheitsbildes nicht praktikabel. Die Klassifikation erfolgt bei beiden Leukämieformen anhand der French-American-British-Einteilung (**FAB-Einteilung;** basierend auf der Morphologie der leukämischen Zellen), der zyto- und molekulargenetischen Befunde sowie des Immunphänotyps. Die FAB differenziert zwischen **L1-** (nacktkernige Lymphozyten), **L2-** (größer, polymorpher, mit zunehmendem Plasmasaum, irregulären Kernformen und prominenten Nukleoli) und **L3**-Blasten (fein gekörnter Kern, prominente Nukleoli, dunkelblaues Plasma). Der Subtyp L3 entspricht einer leukämischen Form des **Burkitt-Lymphoms** und ist klinisch relevant, da er einer anderen Therapie zugeführt werden muss.

Die Immunphänotypisierung unterscheidet B-Vorläufer-ALL, B-ALL und T-ALL, wobei B-Vorläufer- und T-ALL in weitere Subpopulationen differenziert werden. Diese Einteilung ist sowohl für die Festlegung der Therapie als auch für die Prognose von Bedeutung. Die 5-Jahres-Überlebensrate der nach etablierten Protokollen behandelten ALL liegt bei ca. 80 %. Auch beim Auftreten eines Rezidivs kann die Erkrankung noch geheilt werden. Je später es zu einem Rückfall kommt, desto besser ist die Prognose.
Weitere die Prognose bestimmende Faktoren finden sich in ➤ Tab. 17.1.

4. Chemotherapie

Die chemotherapeutische Behandlung besteht aus verschiedenen Teilen, die Durchführung orientiert sich an den Empfehlungen des jeweils gültigen **Therapieprotokolls.** Ziel ist die Abtötung der Leukämiezellen. Bei einem der zwei gängigen Therapieprotokolle in Deutschland, der COALL-08-09-Studie, folgt nach einer einwöchigen Vorphase eine ca. 13 Wochen andauernde **Induktions- und Intensivphase,** bevor über 4 Wochen eine Therapie der Extrakompartimente wie dem zentralen Nervensystem oder der Hoden angeschlossen wird. Anschließend wird die **Reinduktion**

Tab. 17.1 Prognostische Faktoren bei ALL

	Positive Faktoren	Negative Faktoren
Alter (in Jahren)	2–5	< 1 oder > 9
Geschlecht	Weiblich	Männlich
Leukozyten (/ µl)	< 20.000	> 50.000
Immunzytologie	c-ALL	T-ALL, pro-B-ALL
ZNS-Befall	Nein	Ja
Genetik	t(12; 21)	t(9; 22) (Philadelphia-Translokation) oder t(4; 11)
Prednison-Response in Vorphase	Ja	Nein
Response auf initiale Chemotherapie	Ja	Nein
Chromosomenzahl der Leukämiezellen	> 50 (Hyperdiploidie)	< 46 (Hypodiploidie)

durchgeführt und dann bis zu einer Gesamttherapiedauer von 2 Jahren die **Erhaltungstherapie** mit dem Ziel der Remission.

Eine **Bestrahlungstherapie** wird bei Patienten mit einer T-ALL durchgeführt, die initial mehr als 100.000 Leukozyten / µl oder einen Befall des zentralen Nervensystems aufweisen. Eine hämatopoetische **Stammzelltransplantation** wird bei ALL-Patienten mit ungünstiger Prognose durchgeführt und stellt einen potenziell kurativen Ansatz dar.

5. Abgrenzung der ALL zu AML / NHL

Die Differenzierung zwischen ALL und AML geschieht durch die Expression von lymphatischen oder myeloischen Markern. Nicht selten tragen die Leukämiezellen einer hämatopoetischen Zelllinie allerdings auch Differenzierungsmerkmale einer anderen. Die Festlegung der dominanten Zelllinie ist jedoch für die Therapieentscheidung wichtig. Die Abgrenzung der ALL von einem Non-Hodgkin-Lymphom geschieht durch den quantitativen Nachweis der Lymphoblasten im Knochenmark. Der Nachweis von > 25 % Blasten im Knochenmark schließt ein Non-Hodgkin-Lymphom aus.

6. Veränderungen auf molekulargenetischer Ebene

Bei der Mehrzahl der Patienten (70–80 %) finden sich chromosomale Veränderungen. Neben Inversionen und Deletionen kommt es auch zu numerischen Anomalien. Daneben gibt es spezifische **Translokationen,** durch die Fusionsgene entstehen. Diese können wachstumsregulierend wirken, aber auch zu einem abnormen Wachstumsverhalten führen. Die wohl bekannteste Veränderung dieser Art ist das **Philadelphia-Chromosom,** das eine t(9; 22)-Translokation beinhaltet, die mittels PCR (Polymerasekettenreaktion) nachgewiesen werden kann. Patienten, die eine Translokation t(12; 21) zeigen, haben eine günstige Prognose. Die Translokationen t(4; 11) und t(11; 19) sind hingegen mit einem deutlich erhöhten Rezidivrisiko assoziiert.

Aktuell werden neue genetisch definierte Subgruppen diskutiert, z. B. Mutationen des **IKAROS-Gens,** die Ansätze für neue Therapien bieten.

ZUSAMMENFASSUNG

Die akute lymphatische Leukämie ist die häufigste Krebserkrankung im Kindesalter, das mediane Erkrankungsalter liegt bei 4,7 Jahren. Die Infiltration des Knochenmarks mit leukämischen Blasten führt über eine Verdrängung der normalen Hämatopoese zur **Knochenmarkinsuffizienz.** Dies führt zu vermehrten Infekten, Blässe, Abgeschlagenheit und einer Blutungsneigung. Eine Hepatosplenomegalie besteht häufig. Bei der T-Zell-ALL können eine obere Einflussstauung und eine Atemwegsobstruktion durch einen Thymustumor auftreten. Verschiedene Faktoren wie Alter, Geschlecht, Molekulargenetik und Immunzytologie sind eng mit der **Prognose** verknüpft. Die **standardisierte Behandlung** einer ALL ist abhängig von der Subentität. Die Prognose ist mit einer mittleren Überlebensrate von ca. 80 % gut.

WAS WÄRE, WENN …

- … Sie der zuständige junge Stationsarzt für Charlotte wären und einen ungehaltenen Anruf von ihrem Kinderarzt bekämen? Er beschwert sich, dass seine Bitten um Rückruf auf der Station bislang nicht beantwortet wurden und ihn niemand über den weiteren Verlauf der jungen Patientin informiert hat. Wie gehen Sie mit dieser **Kritik** um?
  - Kritik ernst nehmen: Geben Sie dem Kinderarzt das Gefühl, dass Sie ihn ernst nehmen und seinen Ärger verstehen. Versuchen Sie dabei, die Kritik auf die Sachebene zu reduzieren und die Beziehungsebene auszublenden.
  - Erklärung: Versuchen Sie, ihm Ihre persönliche Situation zu erläutern, sicher kann er sich auch noch an seine Anfangszeit erinnern. Nutzen Sie dies dennoch nicht als Entschuldigung, sondern lediglich als Erläuterung der Umstände.
  - Überblick über den bisherigen Verlauf vermitteln: Geben Sie ihm eine kurze Zusammenfassung der bisherigen Ergebnisse der Untersuchungen sowie des weiteren Prozedere.
  - Ausblick für die Zukunft: Vereinbaren Sie mit dem Kinderarzt, ob und wie Sie sich erneut über den weiteren Verlauf der Therapie austauschen werden. Schließlich ist das Interesse an der gemeinsamen Patientin sehr lobenswert und zu unterstützen.
  - Der Klinikalltag ist gerade zu Beginn der Ausbildung anspruchsvoll. Versuchen Sie, Kritik stets dafür zu nutzen, Ihre Handlungsabläufe und Strukturen zu verbessern und damit als etwas **Positives** zu verstehen.

18

Akuter Hustenanfall, Zyanose und Atemnot (3 Jahre)

Claudia Bollmann

Anamnese

In Ihrem Dienst als Notarzt werden Sie zu einem respiratorischen Notfall bei einem 3-jährigen Jungen gerufen. Laut Anamnese habe das Kind bei der Großmutter beim Essen von Nussschokolade einen plötzlichen Hustenanfall mit Zyanose und Atemnot entwickelt.

Untersuchungsbefund

Bei Ankunft ist das Kind bei Bewusstsein und ansprechbar. Das Atemmuster ist angestrengt mit inspiratorischem und exspiratorischem Stridor. Trotz maximaler Atemanstrengung des Patienten können Sie den Lufteintritt über der rechten Lunge kaum auskultieren. Die perkutane Sauerstoffsättigung beträgt 95 %.

1. **Wie lautet Ihre Verdachtsdiagnose? Welche Differenzialdiagnosen kommen bei nicht beobachtetem Ereignis in Betracht?**
2. **Wie gehen Sie als Notarzt weiter vor?**
3. **Welche Diagnostik ist in der Klinik bei unklarem Befund wegweisend?**
4. **Welches weitere Vorgehen empfehlen Sie?**
5. **Beschreiben Sie den Verlauf und die Pathophysiologie bei chronischer Aspiration.**

Fall 18 Akuter Hustenanfall, Zyanose und Atemnot (3 Jahre)

1. Verdachts- und Differenzialdiagnose

Anamnese und Untersuchungsbefund sind hoch verdächtig für eine akute Fremdkörperaspiration. Bei der **akuten Fremdkörperaspiration** dringt ein Fremdkörper durch die Glottis in die Atemwege und verlegt Larynx, Trachea oder Bronchien. Der Fremdkörper kommt häufiger in der rechten als in der linken Lunge zu liegen, zu 80 % im rechten Hauptbronchus. Meistens sind Kleinkinder zwischen 6 Monaten und 4 Jahren betroffen. Hier erfolgt die Fremdkörperaspiration in der Regel **beim Essen** von Nüssen, Kernen oder ungekochten Karotten oder **beim Spielen** mit Münzen oder kleinen Spielzeugteilen. Größere Kinder und Jugendliche aspirieren z. B. Nadeln, Grashalme oder Stiftkappen. Bei Säuglingen ist die Babypuderaspiration gefürchtet. Typischerweise erschrickt das Kind beim Essen oder Spielen, würgt und atmet tief ein. So gerät der Fremdkörper in die Atemwege, es kommt zu **plötzlichem Husten,** teilweise mit **Zyanose** und **Atemnot.** Die Symptome können anfangs nur wenig ausgeprägt sein. Je nach Lage des Fremdkörpers kann im Anschluss ein beschwerdefreies Intervall folgen oder eine auffällige Atmung mit exspiratorischem Giemen oder Stridor und Hustenreiz persistieren. Meist besteht eine inkomplette Atemwegsverlegung. Aus einer **laryngealen** oder **trachealen Lage** des Fremdkörpers können jedoch durch **akute Ateminsuffizienz** lebensbedrohliche Situationen entstehen. Hinweise sind inspiratorischer und exspiratorischer **Stridor,** flache Atmung oder Dyspnoe mit **auskultatorisch schwachem Lufteintritt** in die Lunge.

Wichtige **Differenzialdiagnosen** sind Asthma bronchiale, Pertussis bei persistierendem Husten und Bronchiolitis beim Säugling. Bei laryngealer oder trachealer Lage des Fremdkörpers können die Symptome denen des akuten Krupp-Anfalls, der Epiglottitis oder der bakteriellen Tracheitis ähneln. Auch allergische Larynxödeme und retropharyngeale Abszesse können in Betracht kommen.

MERKE

Dem akuten Aspirationsereignis kann sich ein beschwerdefreies Intervall anschließen. Häufig ist lediglich die Anamnese wegweisend.

2. Notfallmaßnahmen

Beim spontan atmenden, ansprechbaren Patienten sollte am Unfallort auf den Versuch der Fremdkörperentfernung verzichtet werden. Manipulationen wie z. B. Rückenklopfen können den Fremdkörper sekundär in eine schlechtere Lage mit akuter Erstickungsgefahr bringen (Ausnahme s. u.). Auch persistierender Hustenreiz kann zu einer entsprechenden Situation führen, sodass der **sofortige Transport in ein Krankenhaus mit ärztlicher Begleitung** in Intubationsbereitschaft erfolgen sollte. Beim apnoischen, bewusstlosen Kind erfolgt das Vorgehen entsprechend den **ERC-Empfehlungen** (ERC: European Resuscitation Council). Im Notarzteinsatz stehen dabei meist die Intubation und Reanimation im Vordergrund. Hierbei erfolgt im Rahmen der Laryngoskopie eine **Inspektion des Mundraums** und der Atemwege. Sichtbare Fremdkörper können mit der Magill-Zange entfernt werden. Bei blindem Auswischen des Mund-Rachenraums besteht die Gefahr, den Fremdkörper nach distal zu schieben. Ist der Fremdkörper nicht sichtbar, kann dieser durch die **Intubation** gelegentlich tiefer geschoben werden, sodass die einseitige Beatmung möglich wird. Teilweise sind **hohe Beatmungsdrücke** notwendig, um eine ausreichende Ventilation zu erreichen. Eine manuelle Exspirationshilfe durch Thoraxkompression kann hilfreich sein.

Ist das Kind bei Bewusstsein, wird bei **unmittelbar beobachtetem Erstickungsanfall** folgendes Vorgehen empfohlen:

- 5 initiale Schläge auf den Rücken in Kopftieflage (➤ Abb. 18.1)
- Bei Erfolglosigkeit:
  - **Bei Säuglingen:** 5 Thoraxkompressionen
  - **Bei Kindern > 1 Jahr:** 5 Heimlich-Manöver (➤ Abb. 18.2)

3. Diagnostik

Entscheidend sind **Anamnese** und **Klinik.** Die Frage nach einem möglichen Aspirationsereignis muss den Eltern konkret gestellt werden. Erwarten Sie nicht, dass die Eltern Ihnen diese Information unaufgefordert geben. Neben der **Pulsoxymetrie** ist zur Einschätzung der Situation die **Blutgasanalyse** hilfreich. Da aspirierte Fremdkörper nur selten röntgendicht sind, sollte die

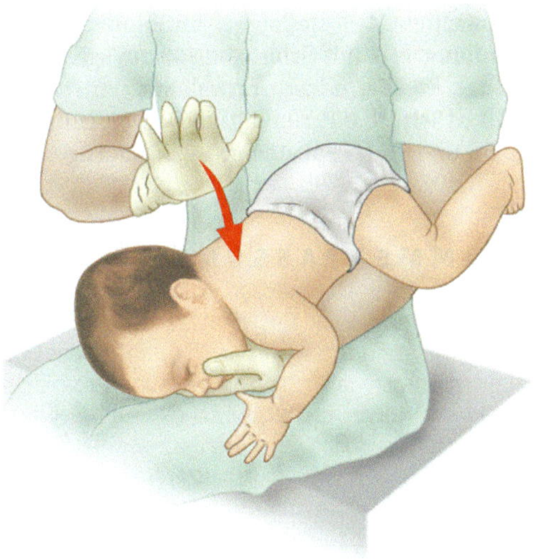

Abb. 18.1 Fremdkörperaspiration beim Säugling. Schlag auf den Rücken zur Entfernung von Fremdkörpern aus der Trachea. [L238]

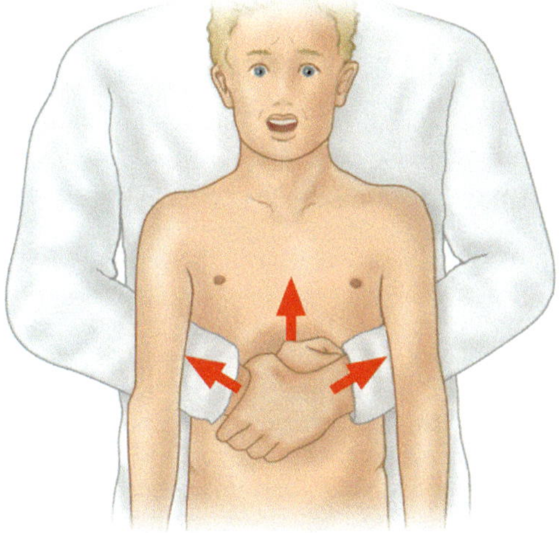

Abb. 18.2 Fremdkörperaspiration beim Kind > 1 Jahr. Heimlich-Manöver mit Umfassen des Patienten von hinten und Kompression des oberen Abdomens in Richtung Ösophagus. [L238]

Indikation einer **Röntgenaufnahme** des Thorax sorgfältig evaluiert werden. Bei gesicherter Aspiration kann auf die Bildgebung verzichtet werden, bei drohender akuter Ateminsuffizienz ist sie kontraindiziert. Häufig sind keine, gelegentlich **indirekte radiologische Zeichen** zu erkennen. Sie entstehen in den ersten 24–48 Stunden, sind jedoch nicht spezifisch. Durch den Fremdkörper kommt es zu einem **Ventilmechanismus** mit Überblähung und vermehrter Transparenz des betroffenen Lungenabschnitts. Atelektasen und abgeflachte, tief stehende Zwerchfelle auf der gleichen Seite sowie eine **Mediastinalverlagerung** zur Gegenseite und Transparenzminderung der nicht betroffenen Lunge sind charakteristisch (➤ Abb. 18.3). Meistens wird die Diagnose durch die **Bronchoskopie** gesichert.

MERKE

Ein unauffälliges Röntgenbild schließt eine Fremdkörperaspiration nicht aus. Bei zweifelhafter Anamnese ist daher auch bei unauffälligem radiologischem Befund eine Endoskopie indiziert.

4. Therapie

Der Transport sollte mit Voranmeldung in ein Krankenhaus mit Bronchoskopiebereitschaft erfolgen. Auch bei stabilem, spontan atmendem Patienten ist die **stationäre Aufnahme** bei Verdacht auf oder bei

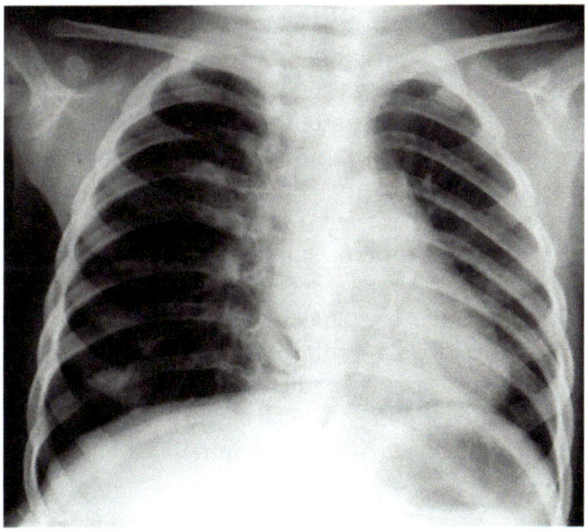

Abb. 18.3 Röntgen-Thorax bei Fremdkörperaspiration (rechter Hauptbronchus). Überblähung und vermehrte Transparenz der rechten Lunge, Herzverlagerung nach links, peribronchiale Infiltrate rechts als Zeichen der Peribronchitis bei eine Woche zurückliegender Aspiration. [T1057]

gesicherter Fremdkörperaspiration zwingend erforderlich, da eine sekundäre Atemwegsverlegung droht. Bei **akutem Ereignis (< 24 h),** wahrscheinlicher Fremdkörperlage in Larynx oder Trachea, akuter Dyspnoe und Patienten im Säuglingsalter erfolgt die Endoskopie zeitnah. Bei Ereignissen, die **länger als 24 Stunden** zurückliegen **(subakut/chronisch),** sollte zur Minimierung der Narkoserisiken die Nüchternheit abgewartet werden. Üblicherweise erfolgt die Fremdkörperentfernung mittels **starrer Tracheobronchoskopie** in Allgemeinanästhesie. Durch die gleichzeitige Instrumentation und Beatmung durch das Bronchoskopierohr sind die Atemwege stets gesichert. **Sonderfälle** stellen **Aspirationen von Flüssigkeiten** und z. B. weichen Brotstücken dar. Diese können meistens resorbiert oder abgehustet werden, sodass eine bronchoskopische Bergung nicht notwendig ist. **Babypuderaspirationen** dürfen unter keinen Umständen lavagiert werden, da das Aufquellen des Puders zu sekundärem Ersticken und sekundärer Surfactant-Inaktivierung führen kann. Kann ein Patient mit akuter Aspiration in stabilem Zustand der sofortigen Behandlung zugeführt werden, sind keine Spätfolgen zu befürchten.

5. Chronische Aspiration

Wird das Aspirationsereignis nicht beobachtet, bleibt ein tracheobronchialer Fremdkörper häufig unerkannt. 35 % der Aspirationen werden erst nach über einer Woche diagnostiziert. Pathophysiologisch kommt es zu **Granulombildung,** eitriger lokaler Entzündung, therapierefraktärer **poststenotischer Bronchitis** und **akuter Pneumonie.** Wird die Diagnose innerhalb weniger Tage gestellt und der Fremdkörper zeitnah entfernt, müssen chronische Schäden nicht befürchtet werden. Bleibt eine Fremdkörperaspiration über längere Zeit unentdeckt, können **chronische Veränderungen** der Lunge mit Zerstörung der bronchialen Mukosa mit **Bronchiektasen** und **Narbenbildung** die Folge sein. Wird eine sekundäre Infektion aufgrund Aspiration pflanzlicher Nahrungsmittel vermutet, kann bei stabilem Zustand des Patienten die stationäre **antibiotische Vorbehandlung,** z. B. mit Cefuroxim 100 mg/kg KG/d für 3–5 Tage, vor Fremdkörperextraktion sinnvoll sein. Hierdurch wird die Perforationsgefahr reduziert. Bei Dyspnoe und akuter Pneumonie ist die sofortige Endoskopie indiziert.

ZUSAMMENFASSUNG

Die akute Fremdkörperaspiration führt zu **akuter Atemnot, Zyanose** und **Hustenattacken.** Bei **akutem Erstickungsereignis** ist das sofortige Handeln des Notarztteams lebensrettend. Die Diagnostik und Therapie der Wahl ist die **starre Tracheobronchoskopie.** Bei nicht beobachteter Aspiration wird die Diagnose häufig erst nach Tagen bis Wochen durch **rezidivierende Pneumonien,** Bronchitiden oder **progrediente respiratorische Insuffizienz** gestellt. Je nach Zustand des Patienten kann hier eine **antibiotische Therapie** der Endoskopie vorausgehen. Wird eine akute oder chronische Aspiration rechtzeitig erkannt und behandelt, müssen keine **Spätfolgen** befürchtet werden. Über längere Zeit nicht diagnostizierte Fremdkörperaspirationen können zu **chronischen Lungenschäden** führen.

WAS WÄRE, WENN …

- … der Auskultationsbefund vor Ort unauffällig gewesen wäre?
  - Ein unauffälliger Auskultationsbefund schließt eine Fremdkörperaspiration nicht aus. Das Vorgehen würde sich in diesem Fall bei gleicher Anamnese und Klinik nicht ändern.
- … das Kind beim unbeobachteten Spielen neben Luftnot als führende Symptome plötzliches Würgen, Schluckstörungen und Speicheln zeigen würde?
  - Dies sind typische Symptome einer **Fremdkörperingestion.** Das Kind könnte einen kleineren Gegenstand in den Mund genommen und verschluckt haben. Werden Trachea oder Larynx durch einen ösophagealen Fremdkörper komprimiert, kann es dabei zu Luftnot kommen. Das Vorgehen ist entsprechend anzupassen.

19

Somnolenz, Hämaturie und Ödeme (2 Jahre)

Friederike Seggewies und Alexandra Pohl

Anamnese

Max, ein 2 Jahre alter Junge, wird wegen einer akuten Diarrhö ohne Erbrechen und Fieber beim niedergelassenen Kinderarzt vorgestellt. Da der Junge klinisch einen guten Eindruck macht, weiterhin gut trinkt und die Windeln laut Mutter immer feucht sind, sieht dieser von einer Einweisung in die Kinderklinik ab. 5 Tage nach Ende der Durchfallerkrankung wirkt Max zunehmend somnolent, der Urin ist blutig tingiert und der Mutter fällt auf, dass Max geschwollene Augen und Hände hat. Es erfolgt die Vorstellung in der Kindernotaufnahme.

Untersuchungsbefund

2 Jahre alter Junge in deutlich reduziertem, somnolentem AZ. Peripher warm, Lid-, Hand- und Fußrückenödeme. Cor: Herztöne rein, rhythmisch. Pulmo: feuchte Rasselgeräusche beidseits basal. Abdomen: Bauchdecke weich, Darmgeräusche über allen 4 Quadranten, kein Druckschmerz, stehende Hautfalten. Halonierte Augen, Pupillen isokor, mittelweit, Lichtreaktion prompt.

Laborbefunde

Hb 6,3 g/dl (Normwert: 11–14 g/dl), Leukozyten 20.000/µl (4.500–14.500/µl), Thrombozyten 30.000/µl (150.000–500.000/µl). CRP 10,9 mg/dl (< 0,5 mg/dl), Kreatinin 2,8 mg/dl (0,3–0,79 mg/dl), Harnstoff 80 mg/dl (7–17 mg/dl), LDH 3.853 IE/l (100–300 IE/l).

1. **Nennen Sie die häufigsten Ursachen für akutes Nierenversagen im Kindesalter.**
2. **Beschreiben Sie die Einteilung des hämolytisch-urämischen Syndroms (HUS).**
3. **Die Eltern machen sich Vorwürfe, dass die Erkrankung nicht früher erkannt wurde. Wie beruhigen Sie sie?**
4. **Beschreiben Sie die diagnostischen Maßnahmen bei Verdacht auf HUS.**
5. **Beschreiben Sie die Therapiemaßnahmen.**

1. Ursachen für akutes Nierenversagen im Kindesalter

Die Ursachen des akuten Nierenversagens lassen sich in prärenale (70 %), renale (25 %) und postrenale Ursachen (5 %) einteilen. Das **prärenale** Nierenversagen ist definiert als Nierenschädigung durch eine Minderperfusion der Niere ohne zugrunde liegende Nierenerkrankung (Vorkommen u. a. bei Hypotonie, Sepsis, Herzinsuffizienz, akuter Blutung). Das **renale** Nierenversagen ist bedingt durch eine Schädigung des Nierenparenchyms (hämolytisch-urämisches Syndrom, Nierenvenenthrombose, Pyelonephritis), während dem **postrenal** bedingten Nierenversagen eine Abflussstörung zugrunde liegt.

Die häufigste Ursache eines akuten renalen Nierenversagens bei Kindern ist das **hämolytisch-urämische Syndrom (HUS).** Dieses ist definiert durch die Trias aus **mikroangiopathischer, hämolytischer Anämie, Thrombozytopenie** und **akuter Nierenfunktionsstörung** (verminderte Nierenfunktion mit erhöhten Retentionsparametern, Oligurie < 500 ml/d oder Anurie < 100 ml/d, Proteinurie oder Hämaturie). In mehr als 90 % der Fälle folgt diese Trias auf ein **Prodromalstadium** mit teils blutiger Diarrhö. Die Erkrankung tritt meist bei Kindern zwischen dem 1. und 4. Lebensjahr auf.

2. Einteilung HUS

Die frühere Einteilung des HUS in eine diarrhöassoziierte Form (typisches HUS) und eine nicht diarrhöassoziierte Form (atypisches HUS) wird den aktuellen Erkenntnissen nicht mehr gerecht, sodass eine neue Klassifikation in STEC-HUS, komplementvermitteltes HUS und weitere HUS Formen eingeführt wurde.

Auslöser beim **STEC-HUS** ist im Kindesalter in ca. 90 % der Fälle eine Infektion mit **Shiga-like-Toxin** bildenden **enterohämorrhagischen E. coli** (EHEC, Synonym STEC). Die Übertragung erfolgt durch Ingestion von kontaminierten Milch- oder Fleischprodukten. Der Erreger haftet sich an die Darmmukosa, über die das Shiga-like-Toxin in die Blutbahn gelangt, wo es an Gb3-Rezeptoren des Endothels bindet. Dies führt zur Aktivierung von IL-6 und TNF-α, wodurch das Endothel der Gb3-exprimierenden Organe geschädigt wird. Es kommt vor allem an der Niere, aber auch an anderen Organen zur Entstehung einer thrombotischen Mikroangiopathie.

Das **komplementvermittelte HUS** ist mit 5–10 % bei pädiatrischen Patienten deutlich seltener vertreten. Hierbei handelt es sich um eine primär **unkontrollierte Aktivierung des Komplementsystems** auf der Endothelzelloberfläche in den Nieren und anderen Organen. Durch Bildung von C5b-9-Komplexen kommt es zur Schädigung des Endothels mit konsekutiver thrombotischer Mikroangiopathie. Als Ursache gelten genetisch bedingte oder erworbene Regulationsstörungen der Komplementaktivierung.

Zu den seltenen **weiteren HUS Formen** zählen u. a. **systemische Infektionen,** insbesondere ist hier das pneumokokkenassoziierte HUS zu nennen, bei dem eine Infektion mit **Streptococcus pneumoniae** vorliegt. Als primäre Infektion präsentiert sich häufig eine Pneumonie oder Meningitis. Pathophysiologisch entsteht die thrombotische Mikroangiopathie durch die Bildung einer N-Acetyl Neuraminidase durch die Pneumokokken. Ein HUS kann ebenso mit der **Einnahme von Medikamenten** (z. B. Calcineurin-Inhibitoren) assoziiert sein und im Zusammenhang mit verschiedenen **Grunderkrankungen** (z. B. Cobalamin-C-Mangel, systemischer Lupus erythematodes) sowie nach **Knochenmarktransplantation** auftreten.

3. Elterngespräch

„Die **Symptome** eines HUS sind meist sehr **unspezifisch** und lassen sich aufgrund des zeitlichen Intervalls zwischen Durchfallerkrankung und deutlicher klinischer Verschlechterung nur schwer frühzeitig als bedrohlich erkennen und einschätzen. Max hat sich beim Kinderarzt mit den Symptomen einer Durchfallerkrankung präsentiert, die bei seinem guten Allgemeinzustand zunächst den Verdacht auf eine Magen-Darm-Infektion gelenkt haben. Eine Magen-Darm-Infektion sistiert meist nach 1–3 Tagen wieder von allein, sodass bei genügend Flüssigkeitsaufnahme keine ärztlichen Maßnahmen erforderlich sind. Daher wurden Sie bei Ihrer ersten Vorstellung beim Kinderarzt wieder nach Hause entlassen. Beim HUS beginnt die Durchfallerkrankung etwa 2–3 Tage nach Aufnahme des Erregers über die Nahrung. Die Einschränkung der Nierenfunktion entwickelt sich jedoch erst 7–14 Tage später. Dies bedeutet, dass zwischen der

Aufnahme des Erregers bis zur klinischen Verschlechterung des Kindes 1–3 Wochen vergehen können. Diese Zeitspanne ist sehr lang, sodass Eltern und Ärzte die Durchfallerkrankung selbst schon meist nicht mehr in Zusammenhang mit der plötzlichen Verschlechterung des Zustands des Kindes bringen. Sie als Eltern haben demnach absolut richtig reagiert, Ihr Kind heute in der Kindernotaufnahme vorzustellen, sodass jetzt weitere diagnostische und therapeutische Schritte eingeleitet werden können."

4. Diagnostik

Die Laboruntersuchung zeigt typischerweise eine **Anämie** (Hb 5–9 g/dl), eine **Thrombozytopenie** und eine **Leukozytose.** Weiterhin werden eine erhöhte **LDH** (> 2.000 IE/l) und erhöhte **Retentionsparameter** (Kreatinin > 2,5 mg/dl, Harnstoff > 40 mg/dl) beobachtet. Der Nachweis von **Fragmentozyten** im Blutausstrich („Helmzellen") gilt als beweisend (➤ Abb. 19.1).

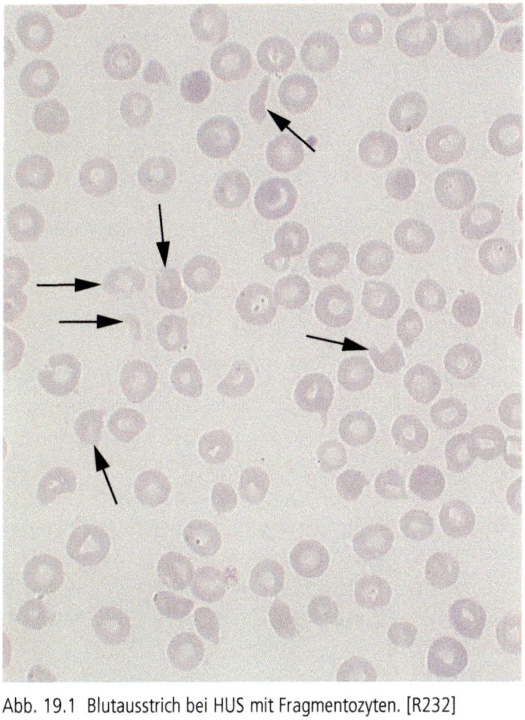

Abb. 19.1 Blutausstrich bei HUS mit Fragmentozyten. [R232]

Eine **Sonografie** der Nieren zeigt meist in der Akutphase eine Nephromegalie mit erhöhter Rinden-Echogenität und verminderter Echogenität im Bereich des Nierenmarks. Eine Nierenbiopsie kann in Einzelfällen hilfreich sein, um eine thrombotische Mikroangiopathie nachzuweisen und den Schweregrad der Nierenschädigung abzuschätzen.

Auch **extrarenale Manifestationen** sind möglich und sollten daher immer bedacht werden. Somit ist eine gründliche neurologische Untersuchung obligat. Bei Auffälligkeiten sollten ein EEG und eine zerebrale radiologische Diagnostik (Sonografie, MRT) erfolgen. Zur Beurteilung einer kardialen Beteiligung sollten eine Echokardiografie, ein EKG und die laborchemische Bestimmung der Herzenzyme durchgeführt werden.

Beim Verdacht auf ein **STEC-HUS** ist ein Erregernachweis mittels **Stuhlkulturen** anzustreben. Dabei sollten molekularbiologische und serologische Untersuchungen vom Stuhl angefordert werden. Bereits der Verdacht der Erkrankung ist **meldepflichtig.**

Die Diagnosefindung beim **komplementvermittelten HUS** ist komplex und zeitaufwendig. Bei einer positiven Familienanamnese, einem schubweise rezidivierenden Verlauf und einem jungen Manifestationsalter sollte eine **weiterführende Diagnostik des Komplementsystems** erfolgen. Hierbei ist das Serum-C3 bei etwa der Hälfte der Patienten erniedrigt, C4 liegt meist im Normbereich.

5. Therapiemaßnahmen

Die Therapie des HUS unterteilt sich in eine symptomatische und in eine spezifische Therapie. Die symptomatische Therapie besteht aus einer bilanzierten **Elektrolyt- und Flüssigkeitssubstitution** und **diuretischen Therapie.** Behandlungsbedürftige Anämien und Thrombozytopenien werden durch Erythrozyten- und Thrombozytenkonzentrate ausgeglichen. Bei etwa 70 % der Patienten wird zusätzlich eine intermittierende **Dialyse** benötigt, die bei Kindern oftmals als Peritonealdialyse durchgeführt wird. 5 % der Patienten erleiden eine dauerhafte Schädigung der Nieren, die permanent dialysepflichtig ist. Eine **antibiotische Therapie** ist bei Verdacht auf ein **STEC-HUS nicht indiziert**, da der bakterielle Zerfall zu einer vermehrten Freisetzung des Shiga-like-Toxins führen kann. Eine spezifische Therapie besteht hier bislang nicht. Bei Patienten mit **komplementvermitteltem HUS** wird **Eculizumab,** ein rekombinanter, humanisierter monoklonaler Antikörper gegen die Komplementkomponente C5, der die terminale Komplementaktivierung inhibiert, als First-Line-Therapie empfohlen. Beim Nachweis von Komplement-Faktor-H-Antikörpern soll zusätzlich eine immunsuppressive Therapie erfolgen. Beim **pneumokokkenassoziierten HUS** muss rasch eine **antibiotische Therapie** eingeleitet werden. Bei terminal niereninsuffizienten Patienten nach STEC- oder Pneumokokken-HUS ist die Nierentransplantation Therapie der Wahl.

ZUSAMMENFASSUNG

Das hämolytisch-urämische Syndrom (HUS) ist die häufigste Ursache eines akuten renalen Nierenversagens im Kindesalter und tritt meist zwischen dem 1. und 4. Lebensjahr auf. Es ist definiert durch die Trias aus **mikroangiopathischer, hämolytischer Anämie, Thrombozytopenie** und **akuter Nierenfunktionseinschränkung.** Das HUS wird durch seine Ätiologie und Pathogenese in **STEC-HUS, komplementvermitteltes HUS** sowie **weitere HUS Formen** unterteilt. 70 % der Kinder benötigen eine vorübergehende **Nierenersatztherapie,** die bei 5 % der Erkrankten in eine dauerhafte Dialysepflichtigkeit übergeht.

WAS WÄRE, WENN ...

- ... Ihr Patient zusätzlich an Petechien, Kopfschmerzen und Desorientiertheit leiden würde?
  - Die **wichtigste Differenzialdiagnose** eines HUS ist die **thrombotisch-thrombozytopenische Purpura (TTP).** Hierbei handelt es sich ebenfalls um eine thrombotische Mikroangiopathie. Ursache der TTP ist eine gestörte enzymatische Modifikation des endothelialen **Von-Willebrand-Faktors,** die zu einer hyperreaktiven Plättchenaggregation und Thrombenbildung im Bereich der Kapillaren führt. Folge ist eine mechanische Zerstörung der Erythrozyten und Ischämie des Versorgungsgebietes mit Organschädigung. Die TTP ist eine **lebensbedrohliche Erkrankung,** die eine sofortige Plasmapherese erfordert.

20

Gelenkschwellung und Hämatome nach Bagatelltrauma (11 Monate)

Claudia Bollmann

Anamnese

Eine Mutter berichtet, dass ihr 11 Monate alter Sohn Jonas beim Hochziehen an einem Tisch auf die Knie gefallen sei. Zunächst habe sie den Sturz als Bagatelltrauma angesehen, nun schone der Junge jedoch das rechte Bein. Zur Geburts- und Familienanamnese berichtet die Mutter über eine postpartale Nachblutung und dass sie ihren Vater nicht kenne. Außerdem sei ihr bei Jonas aufgefallen, dass er schnell blaue Flecken bekomme.

Untersuchungsbefund

Bei der körperlichen Untersuchung schont Jonas das rechte Bein. Das Knie ist geschwollen und überwärmt. Bei Bewegung des Kniegelenks weint er. Hüft- und Sprunggelenke sind frei. An den Schienbeinen und Armen sehen Sie vereinzelt Hämatome unterschiedlichen Alters. Sie haben einen ersten Verdacht und veranlassen eine Blutentnahme mit Gerinnungsparametern. Die aPTT beträgt 89 Sek.

1. **Aufgrund welcher Verdachtsdiagnose haben Sie die Gerinnungsparameter bestimmt?**
2. **Beschreiben Sie Pathogenese und Vererbungsmuster.**
3. **Welche weiteren Untersuchungen bestätigen die Diagnose?**
4. **Welche Therapie ist indiziert?**
5. **Was sind Hemmkörper?**
6. **Erklären Sie die Notwendigkeit interdisziplinärer Zusammenarbeit am Beispiel der häufigsten Spätfolge der Erkrankung.**

1. Verdachtsdiagnose

Aufgrund des klinischen Befunds und der Geburtsanamnese muss eine Hämophilie ausgeschlossen werden. Unterschieden werden die **Hämophilie A** mit einem Aktivitätsmangel von Faktor VIII und die **Hämophilie B** durch Mangel an Faktor IX. Die häufigste Hämophilie ist die schwere Hämophilie A mit einer Faktor-VIII-Restaktivität < 1 % (➤ Tab. 20.1). Sie fällt typischerweise bereits im 1. Lebensjahr durch **Gelenkblutungen** nach Bagatelltraumata, z. B. beim Krabbeln, oder durch muskuläre oder subkutane **Hämatome** bei geringem oder fehlendem Trauma auf. Bei der Geburt kommt es nur selten zu Symptomen. Bei vorliegendem pränatalem Verdacht muss zur Vermeidung **intrakranieller Blutungen** auf eine Saugglocken- oder Zangengeburt verzichtet werden. **Mildere Formen** der Hämophilie können aufgrund der höheren Faktor-Restaktivität länger unerkannt bleiben. Die leichte Form oder die Subhämophilie fallen meist erst im Rahmen von Operationen oder Unfällen durch schwere Nachblutungen auf.

Eine wichtige **Differenzialdiagnose** ist das **Von-Willebrand-Syndrom,** das durch Defekte des Von-Willebrand-Faktors (VWF) zu einem Faktor-VIII-Mangel führt und bei schwerer Ausprägung ähnliche Symptome aufweist.

2. Pathogenese und Vererbung

Die Hämophilie A ist die zweithäufigste hereditäre Koagulopathie und wird mit einer Inzidenz von ca. 1 : 6.000 männlichen Individuen **X-chromosomal-rezessiv** vererbt oder entsteht – zu etwa einem Drittel – durch Neumutationen. Das **defekte Faktor-VIII-Protein** wird durch das FVIII-Gen kodiert. Verschiedene Mutationen sind bekannt und bestimmen den unterschiedlichen Phänotyp. Die Mutation führt durch verminderte Aktivität des Faktors VIII im Rahmen der Gerinnungskaskade zu einer langsameren Bildung und **gestörten Vernetzung von Fibrin.** Die Beteiligung von Faktor VIII an der Bildung von Kollagen kann zusätzlich zu **Wundheilungsstörungen** führen.

Tab. 20.1 Schweregrade der Hämophilie A

Schweregrad	Faktor-VIII-Restaktivität
Schwere Hämophilie A	< 1 %
Mittelschwere Hämophilie A	1–5 %
Leichte Hämophilie A	5–15 %
Subhämophilie A	15–35 %

Frauen sind Trägerinnen (Konduktorinnen) dieser Mutation und vererben die Erkrankung mit einer Wahrscheinlichkeit von 50 %. Bei ihren Söhnen manifestiert sich die Hämophilie A, Töchter vererben das Gen zu 50 % an die nächste Generation weiter. Auch wenn die weiblichen Genträgerinnen von der Erkrankung nicht klinisch manifest betroffen sind, kann die Faktoraktivität mit 30–50 % erniedrigt sein. In Stresssituationen und bei einer Schwangerschaft kann die Aktivität weiter sinken und so zu Nachblutungen führen.

3. Diagnostik

Wenn eine mögliche Hämophilie nicht bereits aufgrund einer **positiven Familienanamnese** diagnostiziert wurde, führt meist die erste **Gelenkblutung** (Initialblutung) zu einer weiteren Abklärung. Die **aPTT** ist ab einer Faktoraktivität von < 40 % deutlich verlängert (> 80 Sek.); Quick und Thrombinzeit sind im Normbereich. Für die Sicherung der Diagnose und Feststellung des Schweregrads ist die Bestimmung der **Faktoraktivität** erforderlich. Ein zusätzlich vorliegendes Von-Willebrand-Syndrom muss ausgeschlossen werden. Nach Einverständnis des Patienten bzw. der Eltern erfolgt die **Mutationsanalyse** des FVIII-Gens. Eine pränatale Diagnostik ist möglich.

MERKE

Die Bestimmung der Faktoraktivität sichert Diagnose und Schweregrad. Eine aPTT > 80 Sek. ist nahezu beweisend für das Vorliegen einer Hämophilie.

4. Therapie

Die Akuttherapie bei allen Blutungen erfolgt durch intravenöse **Substitution** von Faktorkonzentraten bis zum Sistieren der Blutung. Lokalisation und Schwere der Blutung bestimmen die Dosierung. Gleichzeitig wird die **symptomatische Therapie** mit Kühlung und anfänglicher Ruhigstellung begonnen. Ein isolierter

Faktor-VIII-Mangel kann mit reinem Faktor VIII substituiert werden, bei zusätzlichem Von-Willebrand-Syndrom ist die Gabe eines Kombinationspräparats mit Faktor VIII und VWF indiziert. Die langfristige Therapie unterscheidet sich je nach Schweregrad der Hämophilie. Bei schweren Formen wird nach der ersten Gelenkblutung mit der **Dauersubstitution** begonnen. Die intravenöse Faktorgabe wird zwei- bis dreimal wöchentlich durchgeführt. Die mittelschwere Hämophilie wird je nach Blutungshäufigkeit und klinischer Situation entweder bei Bedarf oder mit Dauersubstitution behandelt, leichte Formen werden ausschließlich bei Bedarf therapiert **(„On-demand"-Therapie).**

Die Gabe von **DDAVP** (Minirin®) führt zu einer 2- bis 4-fachen **Freisetzung von Gerinnungsfaktoren** aus dem Endothel. Die Indikation ist aufgrund eingeschränkter Wirksamkeit und Nebenwirkungen streng zu stellen. Sie besteht z. B. bei postpartalen Blutungen von Konduktorinnen und mit Einschränkungen als mögliche „On-demand"-Therapie bei leichter Hämophilie bei Kindern über 4 Jahren.

Inzwischen liegen darüber hinaus Erfolg versprechende Ergebnisse aus klinischen Studien zum Einsatz von Gentherapie bei Hämophilie A und B vor.

MERKE

Intramuskuläre Injektionen und Thrombozytenaggregationshemmer (z. B. Azetylsalizylsäure) sind bei Hämophilie streng kontraindiziert!

5. Hemmkörper

Die **Bildung von Hemmkörpern** ist eine gefürchtete Komplikation der Hämophilie. Betroffen sind meistens Patienten mit der **schweren Verlaufsform** im Alter von 1–2 Jahren. Die Hemmkörper (Inhibitoren) sind **körpereigene Antikörper** gegen den Faktorersatz und blockieren dessen Wirkung. Sie entstehen häufig zwischen der 9. und 20. Injektion und können zu **therapieresistenten Blutungen** führen. Bei akuten Blutungen muss in diesen Fällen auf sog. **Bypass-Präparate** ausgewichen werden, die im Gerinnungssystem den Faktor VIII umgehen und so zur Blutstillung führen (z. B. Faktor VII des extrinsischen Systems oder aktiviertes Prothrombinkomplexkonzentrat). Bis vor Kurzem waren eine **Immuntoleranztherapie** und ggf. **immunmodulatorische Präparate** wie Kortikosteroide, Immunglobuline oder Immunsuppressiva die einzigen Therapieoptionen. Seit 2018 ist der **Antikörper Emicizumab** als Dauerprophylaxe bei Patienten mit Hämophilie A und Inhibitoren gegen FVIII für alle Altersgruppen in der EU zugelassen.

6. Arthropathie

Die häufigste chronische Folge der Hämophilie ist die Arthropathie der großen Gelenke (➤ Abb. 20.1, ➤ Abb. 20.2), die zu Wachstumsstörungen und Gelenkversteifungen führen kann. Eine frühe Diagnosestellung und eine enge interdisziplinäre Zusammenarbeit konservativer und chirurgischer Disziplinen sind nötig, um gravierende Folgeschäden zu minimieren. Neben der Vermeidung weiterer Einblutungen durch eine suffiziente **hämostaseologische** Therapie sind regelmäßige **physiotherapeutische** Behandlungen zur Verhinderung von Kontrakturen und Muskelatrophien notwendig. Bei größeren Gelenkblutungen oder sekundären Synovialitiden können **chirurgische** Interventionen wie Gelenkpunktionen und Synovialektomien unter Faktorschutz notwendig werden. Bereits bestehende Arthropathien müssen je

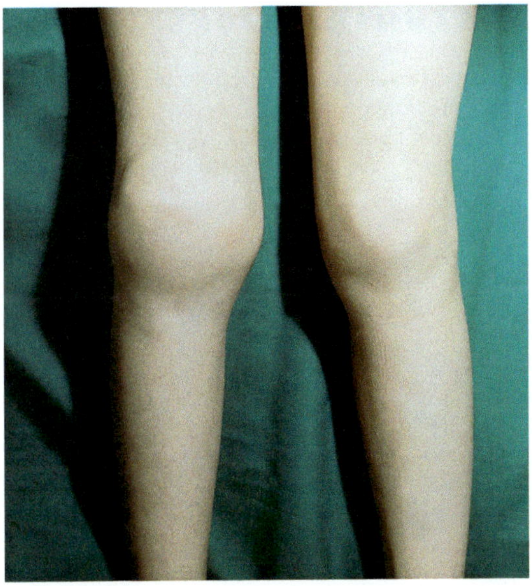

Abb. 20.1 Hämophile Arthropathie mit Schwellung und Deformierung des rechten Kniegelenks. [R232]

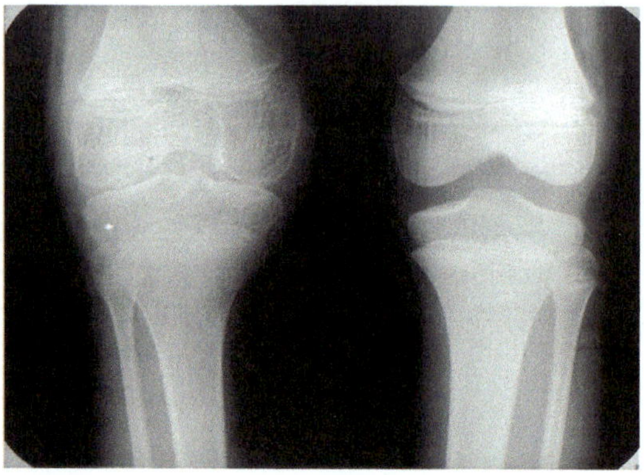

Abb. 20.2 Hämophile Arthropathie. Röntgenbilder beider Kniegelenke. Arthropathie des rechten Kniegelenks mit deutlicher Verschmälerung des Gelenkspalts. [R232]

nach Ausprägung entweder konservativ mit **orthopädischen** Einlagen oder Orthesen versorgt werden oder bei Fehlstellungen ggf. operativ mit Korrekturosteotomien oder später mit Gelenkersatz oder -versteifung behandelt werden. Auch eine angepasste **schmerztherapeutische** Versorgung ist zur Vermeidung von Chronifizierung und Traumatisierung unbedingt notwendig.

ZUSAMMENFASSUNG

Die schwere **Hämophilie A** ist die häufigste hereditäre Koagulopathie. Sie wird **X-chromosomal-rezessiv** von Konduktorinnen auf ihre Söhne übertragen. In einem Drittel der Fälle entsteht die Erkrankung durch Spontanmutation. Sofern nicht pränatal diagnostiziert, fallen die Patienten typischerweise innerhalb des 1. Lebensjahres durch **Initialblutung** in ein großes Gelenk auf. Eine **verlängerte aPTT,** der Nachweis einer **verminderten Aktivität des Faktors VIII** und der **Mutationsnachweis** führen zur Diagnose. Je nach Ausprägung der Hämophilie erfolgt eine **Dauersubstitution** des Faktors durch wöchentliche intravenöse Gaben oder eine **Bedarfstherapie** bei akuten Blutungen. Die Entwicklung von **Hemmkörpern** kann zu therapieresistenten Blutungen führen und bei akuten Blutungen die Gabe von **Bypass-Präparaten** notwendig machen. Patienten mit Hämophilie haben heute eine **weitgehend normale Lebenserwartung.** Die häufigste Folge der Erkrankung ist die **Gelenkarthropathie,** die eine interdisziplinäre Behandlung notwendig macht.

WAS WÄRE, WENN ...

- ... die aPTT bei 35 Sek. und die Thrombozyten bei 10.000/µl lägen?
  - Bei einer isolierten Thrombozytopenie sollten Sie primär an autoimmuninduzierte Koagulopathien wie die Autoimmunthrombozytopenie (Fall 6) oder an die Purpura Schoenlein-Henoch denken. Auch Malignome oder bestimmte Virusinfekte können ursächlich sein. Eine längere Blutungsanamnese besteht bei diesen Erkrankungen in der Regel nicht. Typisch sind kleine Hauteinblutungen, aber auch Nasenbluten und Hämatome können vorkommen. Schwere Komplikationen sind innere Blutungen. Gelenkeinblutungen sind bei diesen Gerinnungsstörungen hingegen nicht typisch.

21

Polyurie, Polydipsie und Gewichtszunahme (16 Jahre)

Wiebke Aulbert und Stephanie Putzker

Anamnese

In der pädiatrischen Ambulanz stellt sich der 16-jährige Tim mit Polyurie und Polydipsie seit ca. 8 Monaten vor. Die Trinkmenge gibt er mit 5–6 Litern pro Tag an. Nachts müsse er häufig zur Toilette gehen und empfinde auch dann Durstgefühl. In letzter Zeit sei er zweimal fieberhaft erkrankt gewesen, einmal sei er antibiotisch über 3 Tage mit Azithromycin behandelt worden. Ein Gewichtsverlust wird verneint, der Patient habe sogar seit Beginn der Symptomatik 14 kg an Gewicht zugenommen. Sonst fühle Tim sich gesund, chronische Vorerkrankungen bestehen nicht. Die Vorgeschichte bezüglich Schädel-Hirn-Trauma, Kopfschmerzen oder Sehstörungen ist leer.

Ihr Eindruck in der Ambulanz ist, dass Tim sich die hohe Trinkmenge eher „angewöhnt" hat. Sie haben es eilig, da noch viele andere Patienten von Ihnen behandelt werden müssen, und verordnen eine Trinkmengenreduktion auf 2 Liter am Tag. Den Einwand des Vaters, irgendetwas „stimme doch aber bei Tim ganz und gar nicht", überhören Sie mit dem Gedanken, dass Eltern meist übertreiben. Eine Woche später stellen sich die Eltern von Tim erneut in der Ambulanz vor, zufällig haben Sie wieder Dienst. Tims AZ hat sich deutlich verschlechtert, er wirkt schwächer als noch vor einer Woche, hat halonierte Augen, trockene Schleimhäute und klagt über Kopfschmerzen. Er hat zudem deutlich an Gewicht verloren. Tims Eltern sind nun sehr besorgt und verlangen umgehend nach weiterer Diagnostik und einem Gespräch mit Ihnen.

Untersuchungsbefund

16 Jahre alter Patient in gutem AZ und adipösem EZ. Größe 165,7 cm, Gewicht 85 kg. Blutdruck 125/70 mmHg, Puls 88/Min. Der Patient zeigt deutliche Exsikkosezeichen mit halonierten Augen, trockener Mundschleimhaut und etwas reduziertem Hautturgor. Internistischer und neurologischer Untersuchungsbefund unauffällig.

BGA im Rahmen der Zweitvorstellung: Natrium 160 mmol/l, Serumosmolarität 600 mosm/l.

1. **Welche Differenzialdiagnosen sollten Sie nun in Betracht ziehen? Wie führen Sie das Elterngespräch?**
2. **Welche laborchemischen Untersuchungsbefunde interessieren Sie nun sofort?**
3. **Sie nehmen Tim stationär auf. Welche weiteren Untersuchungen führen Sie durch?**
4. **Welche apparativen Untersuchungen sollten nach dem Ergebnis des Durstversuchs bei Tim ergänzend durchgeführt werden?**
5. **Beschreiben Sie den Pathomechanismus der Erkrankung. Gibt es andere Formen der Erkrankung?**
6. **Welche Behandlung bieten Sie dem Patienten an?**

1. Differenzialdiagnosen und Elterngespräch

Anfangs zeigte Tim eine **Polydipsie und Polyurie** mit Gewichtszunahme, jedoch ohne Beeinträchtigung des Allgemeinbefindens. Zunächst dachten Sie an die Differenzialdiagnose einer habituellen Polydipsie. Bei Trinkmengenreduktion verschlechterte sich sein Allgemeinzustand jedoch, sodass folgende Differenzialdiagnosen in Betracht gezogen werden müssen:

- Diabetes mellitus
- Diabetes insipidus neurohormonalis (Synonym: Diabetes insipidus centralis)
- Diabetes insipidus renalis

Elterngespräch

Sie erläutern den Eltern die oben genannten Differenzialdiagnosen. Zunächst sind die Eltern sehr vorwurfsvoll und fragen, warum nicht gleich weitere Diagnostik in die Wege geleitet wurde. Sie entschuldigen sich bei den Eltern und erklären Ihr Verhalten mit dem guten Allgemeinzustand von Tim noch vor einer Woche und der eher seltenen Diagnose des Diabetes insipidus. Die Eltern akzeptieren Ihre Entschuldigung und Sie setzen nun alles daran, die weitere Diagnostik voranzubringen.

2. Laborbefunde

Zum Ausschluss eines **Diabetes mellitus** führen Sie zunächst einen einfachen Urinstreifentest auf Glukose und Ketonkörper durch und bestimmen den Blutzucker und den HbA_{1c}-Wert. Einen Diabetes mellitus können Sie als Ursache für die Polyurie und Dehydratation bei Tim ausschließen. Anschließend bestimmen Sie das spezifische Gewicht des Spontanurins. Hier zeigt sich bei Tim – wider Erwarten bei hoher Serumosmolarität – ein sehr hypoosmolarer Urin. Gleichzeitig besteht eine ausgeprägte Hypernatriämie.

3. Stationäre Aufnahme, Durstversuch und Desmopressin-Test

Tim wird **stationär** aufgenommen. Unter stationären Bedingungen sollte mittels Infusionstherapie zunächst sehr vorsichtig die Hypernatriämie behandelt werden. Eine 24-h-Bilanz mit Ein- und Ausfuhrprotokoll muss angefertigt werden, um die Polyurie zu bestätigen. Am Folgetag kann ein **Durstversuch** mit anschließendem **Desmopressin-Test** durchgeführt werden.

Tim darf während des Durstversuchs keine Flüssigkeit zu sich nehmen und muss engmaschig hinsichtlich Blutdruck, Körpergewicht und Zeichen der Dehydratation überwacht werden. Jede Urinportion während des Durstversuchs muss auf Osmolarität und Menge untersucht und dokumentiert werden. Je länger er durstet, desto höher wird seine Serumosmolarität und desto niedriger seine Urinosmolarität. Das Natrium im Blut steigt an.

Am Ende des Durstens erfolgt bei Tim eine **ADH-Bestimmung** (ADH: antidiuretisches Hormon) im Serum, die deutlich erniedrigt ausfällt. Nach Desmopressingabe im Anschluss an den Durstversuch steigt seine Urinosmolarität an. Sie könnten nun die Diagnose eines Diabetes insipidus neurohormonalis stellen (➤ Tab. 21.1).

MERKE

Während des Durstversuchs müssen der Patient und sein Kreislauf sehr engmaschig überwacht werden! Die Dauer ist abhängig vom Alter des Patienten; jüngere Kinder sollten nicht länger als 4–6 h dursten, ältere Patienten können 8–12 h dursten. **Abbruchkriterien** sind ein Körpergewichtsverlust > 5–10 % des Ausgangsgewichts oder die Entwicklung von Fieber > 38,5 °C.

4. Ergänzende apparative Untersuchungen

Aufgrund der Diagnose eines Diabetes insipidus neurohormonalis führen Sie bei Tim eine **MRT des Schädels** mit Fokus auf die Hypophysen- und Thalamusregion durch. Hier zeigt sich eine Raumforderung im Bereich der Hyophyse, die zu einer Insuffizienz des Hypophysenhinterlappens mit ADH-Mangel geführt hat.

Auch bei unauffälligem MRT-Befund muss das MRT im Verlauf über weitere 1–2 Jahre beobachtet werden, da einigen Erkrankungen des ZNS der Diabetes insipidus neurohormonalis vorausgeht. Ergeben sich Hinweise auf zugrunde liegende onkologische Erkrankungen, müssen im Anschluss ggf. eine Szintigrafie des Skeletts oder konventionelle Röntgenaufnahmen angefertigt werden. Eine **Sonografie der Nieren** kann ergänzend in Betracht gezogen werden.

Tab. 21.1 Interpretation des Durstversuchs (DV) und Desmopressin-Tests

Gesunder Patient	Plasmaosmolalität und Natrium vor DV normal Urin-/Plasmaosmolalität nach DV >> 1 ADH nach DV gut messbar Urin-/Plasmaosmolalität nach Desmopressin >> 1
Habituelle Polydipsie	Plasmaosmolalität und Natrium vor DV niedrignormal/erniedrigt Urin-/Plasmaosmolalität nach DV >> 1 ADH nach DV gut messbar Urin-/Plasmaosmolalität nach Desmopressin >> 1
Diabetes insipidus centralis	Plasmaosmolalität und Natrium vor DV hochnormal/erhöht Urin-/Plasmaosmolalität nach DV ≤ 1 ADH nach DV niedrig/fehlend Urin-/Plasmaosmolalität nach Desmopressin > 1
Diabetes insipidus renalis	Plasmaosmolalität und Natrium vor DV hochnormal/erhöht Urin-/Plasmaosmolalität nach DV ≤ 1 ADH nach DV gut messbar/erhöht Urin-/Plasmaosmolalität nach Desmopressin ≤ 1

DV: Durstversuch. ADH: antidiuretisches Hormon.

5. Pathomechanismus und Formen des Diabetes insipidus

Beim Diabetes insipidus handelt es sich entweder um eine ungenügende Produktion, Sekretion oder Wirkung des **antidiuretischen Hormons** (ADH). Es wird in Neuronen des **Hypothalamus** gebildet, im Hypophysenhinterlappen gespeichert und bei ansteigender Plasmaosmolarität ausgeschüttet.

- **Diabetes insipidus neurohormonalis:** Zugrunde liegend ist ein Fehlen, eine ungenügende Produktion oder eine ungenügende Sekretion von ADH. Es finden sich familiäre Formen mit assoziierten anderen Störungen wie z. B. einem Diabetes mellitus (DIDMOAD-Syndrom). Bei den erworbenen Formen finden sich vornehmlich ZNS-Tumoren, aber auch nach Schädel-Hirn-Traumata oder großen neurochirurgischen Operationen kann es passager zu einem Diabetes insipidus neurohormonalis kommen.
- **Diabetes insipidus renalis:** Bei den seltenen, angeborenen Formen kommt es meist bereits im Säuglingsalter zur Manifestation. Aufgrund eines genetischen Defekts im Aquaporin-2-Gen oder im Vasopressin-Rezeptor-Gen kommt es zu einer Endorganresistenz für ADH. Die Niere kann den Harn nicht konzentrieren. Ein Diabetes insipidus renalis kann auch als erworbene Erkrankung bei Hyperkalzämie, Hypokaliämie oder als Folge einer Medikamenteneinnahme (z. B. Lithium, Amphotericin, Methicillin) auftreten.

6. Behandlung

In Tims Fall erfolgt die Behandlung durch eine neurochirurgische Exzision der Raumforderung im Bereich der Hypophyse, die sich als ein Adenom herausstellt. Tim wird mit dem **Vasopressinanalogon DDAVP** (1-Desamino-D-Arginin-Vasopressin) therapiert. Unter regelmäßiger Bestimmung seiner Natriumwerte – die stabil bleiben – reduziert sich seine tägliche Trinkmenge rasch und er kann wieder durchschlafen.

Im Kindes- und Jugendalter hat sich die intranasale Gabe von 2,5–20 µg/d über eine Rhinyle etabliert. In Tablettenform erhöht sich die Dosis auf das 10-Fache, somit auf 25–200 µg/d. Im Falle einer notwendigen parenteralen Gabe von DDAVP ist zu beachten, dass die Dosierung für die subkutane oder intravenöse Verabreichung nur 0,25 µg/m^2 KOF beträgt!

Insgesamt schwanken die notwendigen Dosen interindividuell stark, sodass zunächst mit einer niedrigen Dosierung begonnen werden sollte, um die benötigte Dosis dann an die Diurese anzupassen.

MERKE

Da bei Patienten mit Diabetes insipidus neurohormonalis häufig auch der Hypophysenvorderlappen in seiner Funktion beeinträchtigt ist, empfiehlt sich die engmaschige Kontrolle der exokrinen Hypophysenfunktion sowie die Überwachung von Wachstum und Entwicklung.

ZUSAMMENFASSUNG

Bei Patienten mit **Polyurie** und **Polydipsie** sollte initial ein Diabetes mellitus ausgeschlossen werden. Im Anschluss daran erfolgen zunächst eine Elektrolyt- und Osmolaritätsbestimmung in Serum und Urin sowie eine Bilanzierung mit Ein- und Ausfuhrprotokoll über

24 Stunden. Erst dann sollte über die Durchführung eines **Durstversuchs** und ggf. eines Desmopressin-Tests entschieden werden, der unter stationären Bedingungen und engmaschiger ärztlicher Kontrolle erfolgen muss. Bei einem Diabetes insipidus neurohormonalis muss nach Raumforderungen im Bereich der Hypophyse gesucht werden, die Therapie erfolgt mit einem ADH-Analogon.

WAS WÄRE, WENN ...

- ... Tim unter der Therapie mit Desmopressin plötzlich anurisch werden würde?
  - Dann müssten Sie differenzialdiagnostisch an eine Überdosierung des Desmopressins denken und eine Bestimmung von Urin- und Serumosmolarität sowie der Elektrolyte im Blut vornehmen.

Schmerzlose Makrohämaturie (9 Jahre)

Katja Doerry und Stephanie Putzker

Anamnese

In der Notfallambulanz wird Ihnen ein 9-jähriges Mädchen vorgestellt, dessen Mutter berichtet, dass Maria seit dem Morgen des Tages „Cola"-farbenen Urin ausscheide. Dem Mädchen gehe es sonst gut, es habe keine Schmerzen und sei bis auf einen Infekt der oberen Luftwege vor ca. 1 Woche noch nie ernsthaft erkrankt gewesen. Ansonsten berichtet die Mutter keine Auffälligkeiten. Keine Medikamenteneinnahme in letzter Zeit. Keine außergewöhnliche Nahrungsmittelzufuhr. Ein Trauma ist ebenfalls nicht erinnerlich.

Untersuchungsbefund

9 Jahre altes Mädchen in bestem AZ und EZ. Klinisch lassen sich keine Ödeme, kein Exanthem, kein Flanken- oder Nierenlagerklopfschmerz und kein abdomineller Tumor feststellen. Ein arterieller Hypertonus besteht nicht.

Im Verlauf der Konsultation treffen mehrere lebensbedrohlich erkrankte Patienten in der Notaufnahme ein, um die Sie sich zuerst kümmern müssen. Maria und ihre Mutter warten daher über 1 Stunde auf die Festlegung des weiteren Prozedere.

1. **Wie lauten Ihre möglichen Diagnosen und was müssen Sie zunächst differenzieren?**

2. **Welche Diagnostik veranlassen Sie?**

3. **Erklären Sie kurz den Pathomechanismus der vorliegenden Erkrankung.**

4. **Welche Therapie ist indiziert?**

5. **Wie ist die Prognose bei dieser Erkrankung?**

6. **Marias Mutter ist im Verlauf sehr ungehalten und beschwert sich auf dem Flur lautstark über die „schlechte" Behandlung und die lange Wartezeit. Wie begegnen Sie ihr?**

1. Differenzialdiagnosen

Bei braun gefärbtem oder„rotem" Urin handelt es sich nicht immer um eine **Hämaturie.** Häufige Ursachen fasst ➤ Tab. 22.1 zusammen.

Bestätigt sich der optische Verdacht jedoch, ist zunächst zu differenzieren, ob die Blutungsquelle prärenal, postrenal oder renal liegt. Bei renaler Blutungsquelle ist dann die Unterscheidung einer glomerulären von einer nichtglomerulären Hämaturie wichtig (➤ Tab. 22.2). Häufige Ursachen einer prärenalen Hämaturie sind hämorrhagische Diathesen oder Antikoagulation, postrenale Ursachen können hingegen Urolithiasis, Tumoren oder Verletzungen der Niere bzw. der ableitenden Harnwege sein.

Differenzialdiagnostisch kommen bei Maria nach stattgehabter Infektion der oberen Luftwege am ehesten die Glomerulonephritiden infektiöser Genese infrage – zu denken ist an eine **IgA-Nephritis,** eine **Post-Streptokokken-Glomerulonephritis,** eine Purpura-Schönlein-Henoch-GN oder ein hämolytisch-urämisches-Syndrom (HUS). Alternativ könnte es sich auch um die Manifestation eines **systemischen Lupus erythematodes (SLE)** handeln.

Tab. 22.1 Ursachen für rot oder braun gefärbten Urin

Endogen	Exogen
▪ Erythrozyten ▪ Hämoglobin ▪ Myoglobin ▪ Porphyrine ▪ Amorphe Urate („Ziegelmehl") ▪ Homogentisinsäure (Alkaptonurie)	▪ Nahrungsmittel (z. B. Rote Bete, Rhabarber, Brombeeren)/künstliche Lebensmittelfarbe ▪ Medikamente (z. B. Chloroquin, Deferoxamin, Ibuprofen, Metronidazol, Nitrofurantoin, Rifampicin, Phenytoin, Phenothiazine) ▪ Infektion (z. B. Serratia marcescens)

Tab. 22.2 Hämaturie: glomerulär versus nichtglomerulär

Parameter	Glomeruläre Hämaturie	Nichtglomeruläre Hämaturie
Urinfarbe	Rotbraun, Cola-farben	Rot oder rosa
Koagel	Keine	Möglich
Proteinurie*	$\geq 100\ mg/m^2/d$	$< 100\ mg/m^2/d$
Erythrozytenmorphologie	Dysmorph	Normal
Erythrozytenzylinder	Möglich	Keine
Häufige Ursachen	IgA-Nephropathie, Syndrom der dünnen Basalmembran, Alport-Syndrom, postinfektiös	Nephrolithiasis, Hyperkalziurie, Pyelonephritis/Zystitis, polyzystische Nierenerkrankung, traumatisch, Tumoren

* Nur bei Mikrohämaturie zur Differenzierung verwertbar, da bei Makrohämaturie falsch hohe Befunde für Proteinurie

MERKE
Nicht jeder rote oder braune Urin ist ein blutiger Urin!

2. Diagnostik

- **Urinanalyse:**
  - Erythrozyten bzw. Hämoglobin als Ursache für die Rotfärbung des Urins?
  - Hinweise auf eine Harnwegsinfektion (Leukozyten, Nitrit und Protein)?
  - Lichtmikroskopische Beurteilung der Erythrozytenform im unzentrifugierten Urin (**dysmorphe Erythrozyten** bei glomerulärer Blutungsquelle), Erythrozytenzylinder? Letztere könnten beim Zentrifugieren zerstört werden, sind aber pathognomonisch für glomeruläre Blutungsquellen.
  - Bestimmung der Eiweiß-Kreatinin- und der Kalzium-Kreatinin-Ratio.
- **Blutuntersuchung:** Blutbild, Kreatinin, Cystatin C, Elektrolyte, Blutgase, Albumin, IgA, C3-Komplement, ANA, Anti-DNA-AK, ASL-Titer, p- und c-ANCA.
- **Sonografie** von Blase, ableitenden Harnwegen und Nieren: Tumoren, Konkremente, Harntransportstörungen oder Traumafolgen?
- **Nierenbiopsie:** Eine glomeruläre Hämaturie ist keine Routineindikation zur Nierenbiopsie, da die Prognose in der Regel sehr gut ist und keine therapeutische Konsequenz folgt. Kommt es jedoch zu einem schweren/anhaltenden Verlauf mit Proteinurie oder erhöhtem Serum-Kreatinin, Hypertonie oder anderen systemischen Manifestationen, wird diese empfohlen. Bei einer IgA-Nephropathie zeigen sich lichtmikroskopisch eine

mesangioproliferative Glomerulonephritis und in der Immunfluoreszenz typischerweise diffuse **mesangiale IgA-Ablagerungen**.

3. Pathomechanismus

Bei der Patientin handelt es sich am ehesten um eine **IgA-Nephritis** nach Infektion der oberen Luftwege. Bei der IgA-Nephritis liegt eine Überproduktion von IgA durch Steigerung der IgA1-Synthese im Knochenmark vor. Das überschüssige IgA wird aufgrund seiner veränderten physikochemischen Eigenschaften intraglomerulär abgelagert. Ursache für die Steigerung der IgA1-Synthese könnte z. B. die Induktion einer vermehrten IgA-Produktion durch exogene Antigene (Nahrung, Viren, Bakterien) sein, die aufgrund einer gestörten lokalen IgA-Immunantwort die Schleimhautbarriere passieren. Alternativ könnte eine primäre Dysregulation des Immunsystems vorliegen, die mit einer inadäquaten Umschaltung zwischen IgA- und IgG-Produktion einhergeht. Histologisch finden sich eine mesangiale Proliferation, Kapseladhäsionen und **epitheliale Halbmondbildungen.** Voraussetzung für die Diagnose ist der immunhistologische Nachweis von IgA-Ablagerungen im Mesangium der Glomeruli.

4. Therapie

Es gibt keine spezifische Therapie der IgA-Nephritis. Bei isolierter Mikro- oder Makrohämaturie ist keine Therapie nötig. Im Rahmen eines supportiven Ansatzes sollte der Patient sich körperlich schonen und nephrotoxische Substanzen meiden. Im Vordergrund steht nicht die Hämaturie, bereits ein Milliliter Blut färbt einen Liter Urin dunkelbraun. Entscheidend sind die begleitende Symptome: die Proteinurie und der arterielle Hypertonus. Letzterer muss adäquat behandelt werden. Therapeutisch werden **ACE-Hemmer** und **Angiotensin-Rezeptor-Blocker** eingesetzt. In Einzelfällen kommen auch Steroide und/oder Immunsuppressiva zum Einsatz. Kommt es zur Niereninsuffizienz, muss eine Nierenersatztherapie (Hämodialyse, Nierentransplantation) durchgeführt werden.

5. Prognose

Die Langzeitprognose ist eher günstig. Etwa 5–15 % der Patienten entwickeln innerhalb von 10 Jahren ein dialysepflichtiges **Nierenversagen.** Risikofaktoren für einen ungünstigen (progredienten) Verlauf sind Bluthochdruck, Proteinurie über 1 g/m²/d, histopathologisch eine interstitielle Fibrose und der kontinuierliche Nachweis einer Mikrohämaturie.

6. Kritik in der Notaufnahme

Sie begegnen einer klassischen Situation in der Notaufnahme. In einem solchen Fall lässt sich das **CALM-Modell** zur Deeskalation anwenden:

C (Contact): In Kontakt bleiben und Marias Mutter ruhig begegnen: „Das tut mir leid, dass Sie warten mussten. Wollen wir nicht erst einmal zurück in Ihr Behandlungszimmer gehen?“ Benutzen Sie keine Floskeln („Das ist doch nicht so schlimm!“), dies könnte die Emotionen noch mehr anfachen. Gestehen Sie mögliche Fehler ein, aber rechtfertigen Sie sich nicht.

A (Appoint): Hören Sie „aktiv“ zu, benennen Sie die gezeigten Emotionen, Sorgen oder Ängste: „Sie sind wütend/verärgert und haben sicher Sorge, wie es weitergeht.“

L (Look ahead): Verdeutlichen Sie das gemeinsame Ziel, z. B. „Für mich stellt sich die Frage, wie wir weitermachen. Ich kann Ihnen anbieten, dass ich mich nun um die Laborergebnisse kümmere und Ihnen dann das weitere Vorgehen erkläre.“

M (Make a Decision): Helfen die davor genannten Schritte nicht, geht es nun darum, eine Entscheidung herbeizuführen und ggf. auch Bedenkzeit einzuräumen, z. B.: „Ich merke, Reden hilft nun nicht mehr weiter. Denken Sie in Ruhe über mein Angebot nach und entscheiden Sie, ob Sie das wollen.“

In der Regel müssen nicht zwangsläufig alle Schritte des Modells genutzt werden. Man wechselt nur zur nächsten Stufe, wenn dies notwendig ist.

ZUSAMMENFASSUNG

Die Ursache „roten“ Urins ist nicht immer eine Hämaturie. Handelt es sich um eine renale Hämaturie, muss die **glomeruläre** von der **nichtglomerulären** Hämaturie unterschieden werden. Die IgA-Nephritis ist eine der häufigsten glomerulären Erkrankungen im Kindesalter, sie tritt oft nach banalen Infekten des Respirationstrakts oder des Gastrointestinaltrakts auf und kann zu einer **Niereninsuffizienz** führen. Auffällige Blutwerte mit Erhöhung des IgA-Spiegels im Serum finden sich nur bei der Hälfte der Patienten.

WAS WÄRE, WENN ...

- ... Sie bei Maria in der körperlichen Untersuchung noch ein palpables makulopapulöses Erythem an den unteren Extremitäten sowie schmerzhafte Gelenkschwellungen gefunden hätten?
  - Dann hätten Sie differenzialdiagnostisch an eine **Purpura-Schönlein-Henoch-Glomerulonephritis** denken müssen.
- ... Maria vorher nicht an einem Infekt der oberen Luftwege, sondern an Scharlach gelitten hätte?
  - Dann hätten Sie eine **Poststreptokokken-Glomerulonephritis** in Betracht ziehen müssen.
- ... in Marias Blutbild eine hämolytische Anämie und Thrombozytopenie aufgefallen wären?
  - Dann wäre ein **hämolytisch-urämisches-Syndrom (HUS)** als Ursache infrage gekommen. Dies stellt die häufigste Form des akuten Nierenversagens im Kindesalter dar.

23

Zervikale Lymphadenopathie und Exanthem (14 Jahre)

Julia Roeb

Anamnese

Der 14-jährige Patrick wird wegen einer stark juckenden Rötung am gesamten Körper ambulant bei Ihnen vorgestellt. Seit 4 Tagen besteht Fieber bis 39,5 °C. Er berichtet, sich in den letzten 2 Wochen müde und abgeschlagen gefühlt zu haben. In den letzten Tagen klagt er außerdem über Hals- und Bauchschmerzen. Wegen einer Angina tonsillaris erhält Patrick seit 2 Tagen Ampicillin.

Untersuchungsbefund

14 5/12 Jahre alter Patient in reduziertem AZ, Größe 165 cm, Gewicht 54 kg, Temperatur 39 °C. HF 92/Min., RR 105/65 mmHg. Zervikale und submandibuläre Lymphknotenschwellung beidseits, druckschmerzhaft, verschieblich. Rachen gerötet, Tonsillen gräulich belegt, zerklüftet. Trommelfelle beidseits spiegelnd. Abdomen weich, keine Abwehrspannung, Leberrand 3 cm unter dem Rippenbogen tastbar, Milz tastbar.

Laborbefunde

Hb 13,5 g/dl, Leukozyten 17.000/μl, Thrombozyten 240.000/μl; Differenzialblutbild: neutrophile Granulozyten 17%, Eosinophile 2%, Monozyten 2%, Lymphozyten 79%, GOT 100 IE/l, GPT 90 IE/l, γ-GT 39 IE/l.

1. **Welche Verdachtsdiagnose stellen Sie?**
2. **Können Sie Aussagen zur Epidemiologie machen?**
3. **Welche weiteren Untersuchungen sollten zur Diagnosesicherung durchgeführt werden?**
4. **Kennen Sie typische Komplikationen der Erkrankung?**
5. **Welche therapeutischen Möglichkeiten ergeben sich?**
6. **Was empfehlen Sie Patrick im Entlassungsgespräch?**

1. Verdachtsdiagnose und Differenzialdiagnosen

Die Leitsymptome sind hohes Fieber, Abgeschlagenheit, eine generalisierte zervikale Lymphadenopathie, eine Tonsillitis mit gräulichen Belägen (➤ Abb. 23.1) sowie eine Hepatosplenomegalie. Eine Therapie mit Ampicillin seit 2 Tagen führte bei Patrick nicht zu einer klinischen Besserung. Somit erscheint eine Angina tonsillaris durch Streptokokken der Gruppe A unwahrscheinlich. Aufgrund des Alters und der Leitsymptome besteht der Verdacht auf eine **infektiöse Mononukleose (Pfeiffer-Drüsenfieber).** Häufig bereitet die Unterscheidung einer Mononukleose von einer Streptokokken-Tonsillitis Schwierigkeiten.

Die akute Viruserkrankung wird durch das **Epstein-Barr-Virus (EBV)** verursacht. Das DNA-Virus gehört in die Gruppe der γ-Herpesviren und befällt lediglich die B-Lymphozyten. Typisch sind das hohe Fieber, das Auftreten einer generalisierten **zervikalen Lymphadenopathie** und einer **Angina lacunaris.** Hierbei handelt es sich um eine Tonsillitis mit gräulichen pseudomembranösen Belägen, welche die Tonsillengrenzen überschreiten (➤ Abb. 23.1). Häufige Begleitsymptome sind Abgeschlagenheit, eine Hepatosplenomegalie mit Transaminasenerhöhung im Rahmen einer viralen Begleithepatitis, Ikterus und ein polymorphes Exanthem. Eine Therapie mit einem Aminopenicillin kann bei Vorliegen einer EBV-Infektion zu einem generalisierten allergischen Arzneimittel-Exanthem führen (➤ Abb. 23.2). Diese allergische Reaktion tritt bei > 80 % der fälschlich behandelten Patienten auf.

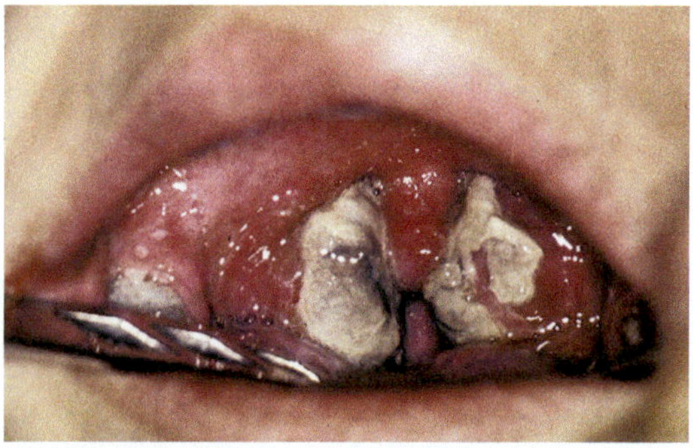

Abb. 23.1 Angina lacunaris mit flächigen gräulichen Belägen bei EBV-Infektion. [R135-004]

Selten können durch eine akute EBV-Infektion oder durch eine Reaktivierung der Infektion assoziierte lymphoproliferative Krankheitsbilder mit schweren Verläufen entstehen. Dies betrifft überwiegend immunsupprimierte Patienten. Weiterhin spielt die EBV-Infektion eine Rolle bei der Entstehung von malignen Erkrankungen. So werden z. B. nasopharyngeale Karzinome, das Burkitt-Lymphom und der Morbus Hodgkin mit einer EBV-Infektion in Verbindung gebracht. Die genaue Pathogenese ist hier noch unklar.

2. Epidemiologie

Die Durchseuchungsrate steigt mit dem Lebensalter. Im Erwachsenenalter liegt die Durchseuchung bei > 95 %. Es handelt sich um eine Tröpfcheninfektion. Sie wird meist über infektiösen Speichel weitergegeben. Daher wird die Erkrankung auch als **„Kissing Disease"** bezeichnet. Die Inkubationszeit beträgt 10–50 Tage. Bei Kleinkindern verläuft die Infektion häufig subklinisch. Ein Nestschutz besteht für ca. 6 Monate. Das Virus wird noch 3–6 Monate nach dem Auftreten der Symptome über den Nasenrachenraum ausgeschieden. Der Erkrankungsgipfel liegt im Pubertätsalter. Das Erregerreservoir ist nur der Mensch.

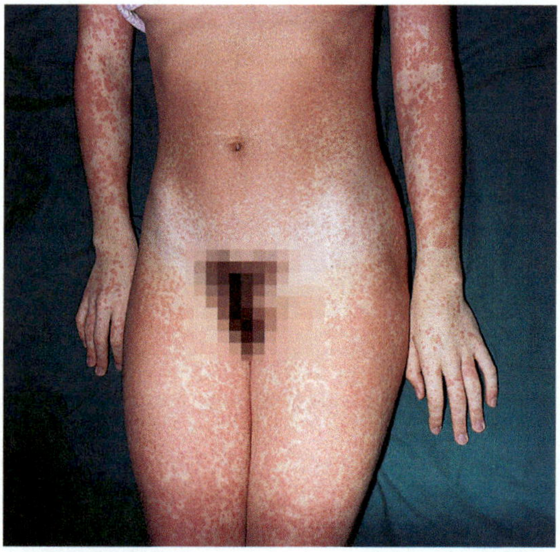

Abb. 23.2 Ampicillininduziertes Exanthem bei infektiöser Mononukleose. [R232]

3. Diagnostik

Das Blutbild ist meist wegweisend zur Bestätigung der Verdachtsdiagnose. Die Leukozytenzahl kann bei der infektiösen Mononukleose normal oder erhöht sein. Im Differenzialblutbild fällt eine **atypische Lymphozytose** (Lymphomonozytose) auf. Der Lymphozytenanteil des weißen Blutbildes beträgt > ⅔ und besteht zu 20–40 % aus atypischen **„Pfeiffer-Zellen“**, die reaktivierte T-Lymphozyten darstellen.

Eine weitere Möglichkeit ist der Nachweis von heterophilen IgM-Antikörpern, sog. Paul-Bunnell-Antikörpern, die bei ca. 90 % der Patienten im Rahmen der Infektion auftreten. Diese führen zu einer Agglutination von Schafserythrozyten **(Paul-Bunnell-Hämagglutinationstest).** Zu beachten ist, dass dieser Test nur bei ca. 50 % der Kinder vor dem 4. Lebensjahr eine infektiöse Mononukleose nachweist.

Zur Sicherung der Diagnose sowie zur Differenzierung zwischen einer akuten oder chronischen Infektion ist eine **Antikörper-Serologie** erforderlich (➤ Tab. 23.1): Zusätzlich ist der Nachweis von EBV-DNA mittels **PCR** möglich. Zweckmäßig ist dies v. a. bei immunsupprimierten Patienten und bei EBV-assoziierten lymphoproliferativen Syndromen.

MERKE

Die richtungsweisende Diagnostik bei Verdacht auf eine EBV-Infektion ist der **Blutausstrich.** Der Lymphozytenanteil des weißen Blutbildes beträgt > ⅔ und besteht zu 20–40 % aus atypischen **„Pfeiffer-Zellen“**. Eine **Antikörper-Serologie** wird zur Sicherung der Diagnose angeschlossen und kann zwischen akuter und chronischer Infektion unterscheiden.

4. Komplikationen

Die Komplikationsrate bei der infektiösen Mononukleose ist insgesamt eher gering.

- Milzruptur ~ 0,5 %; maximales Risiko in der 2. Krankheitswoche (**cave:** abdominelle Palpation)
- Obstruktion der Atemwege durch Tonsillenhyperplasie
- Meningoenzephalitis
- Guillain-Barré-Syndrom
- Myokarditis, Perikarditis
- Nephritis
- Hepatitis
- Interstitielle Pneumonie
- Anämie, Neutropenie, Thrombozytopenie
- Arzneimittelexanthem: bei > 80 % der irrtümlicherweise mit Ampicillin behandelten Patienten
- Malignome

5. Therapie und Verlauf

Die **symptomatische Therapie** mit Analgetika, Antipyretika und körperlicher Schonung (Prophylaxe der Milzruptur) steht bei der EBV-Infektion im Vordergrund. Eine wirksame antivirale Therapie steht nicht zur Verfügung. Bei schwieriger Abgrenzung gegenüber einer Streptokokken-Infektion sollte ein Rachenabstrich, beispielsweise mit einem Streptokokken-Schnelltest und anschließender Kultur, erfolgen. Antibiotikagaben (v. a. Ampicillin) sind streng kontraindiziert. Bei Kontaktpersonen mit Immundefekten kann eine intravenöse Immunglobulin-Gabe erwogen werden. Die Hauptsymptome bestehen für 2–4 Wochen, wobei sich die vollständige Genesung über Wochen bis Monate hinziehen kann. Die Prognose ist sehr gut, wenn keine Komplikationen auftreten.

Tab. 23.1 Spezifische EBV-Antikörperprofile

	Anti-VCA-IgG	Anti-VCA-IgM	Anti-EA	Anti-EBNA
Keine frühere Infektion	–	–	–	–
Akute Mononukleose	+	+	+/–	–
Länger zurückliegende EBV-Infektion	+	–	–	+
Chronisch-aktive Mononukleose	++	–/+	++	–/+
Lymphoproliferative Krankheitsbilder nach Organtransplantation	++	–/+	++	–/+

VCA = Viruskapsidantigen, EA = Early Antigen, EBNA = Epstein Barr Nuclear Antigen

MERKE

Wichtig ist der Ausschluss einer Streptokokken-Angina, da eine Antibiotikatherapie v. a. mit Ampicillin in mehr als 80 % der Fälle mit Mononukleose zu einem allergischen Arzneimittel-Exanthem führt.

6 Entlassungsgespräch

„Es wäre gut für dich, Patrick, wenn du in den nächsten Wochen noch **vermehrt Ruhe** einhalten würdest. Vor allem solltest du in den kommenden 4 Wochen auf **Kontaktsport,** wegen des erhöhten Risikos eines Milzrisses, verzichten. Auch für den Schul- und Vereinssport werden wir dich für diese Zeit sicherheitshalber befreien. Zum Entlassungszeitpunkt bist du für deine Mitmenschen über eine **Tröpfcheninfektion noch ansteckend.** Daher solltest du v. a. auf den Austausch von Körperflüssigkeiten verzichten. Ich weiß nicht, ob du schon Alkohol zu dir nimmst? Auf jeden Fall möchte ich sichergehen und dich daher darauf hinweisen, dass jeglicher Alkohol wegen der oft vorliegenden **Begleitentzündung der Leber** nicht gut wäre. Mach dir bitte keine Sorgen wegen der Erkrankung. Im Erwachsenenalter haben über 95 % Kontakt mit dem EB-Virus gehabt und merken davon nichts mehr."

ZUSAMMENFASSUNG

Die **infektiöse Mononukleose** (Pfeiffer-Drüsenfieber) ist eine virale Infektion durch das **Epstein-Barr-Virus** (EBV). Es gehört zur Gruppe der Herpesviren und befällt ausschließlich die B-Lymphozyten. Das Virus wird mittels Tröpfcheninfektion übertragen; daher auch der Name **„Kissing Disease".** Die höchste Inzidenz der akuten Infektion liegt in der Adoleszenz. Ab dem 30. Lebensjahr liegt die Durchseuchungsrate bei nahezu 100 %. Die Leitsymptome sind hohes **Fieber, Abgeschlagenheit, zervikale Lymphadenopathie, Angina lacunaris** mit Pseudomembranen und häufig **Hepatosplenomegalie.** Die Diagnose wird im **Blutausstrich** und mit der **Antikörper-Serologie** bestätigt. Die gefährlichste, akute Komplikation ist die Milzruptur, die in 0,5 % der Fälle auftritt. Die Therapie ist symptomatisch mit körperlicher Schonung, Analgetika und Antipyretika. Eine Therapie mit Antibiotika (v. a. Ampicillin) ist wegen eines allergischen Arzneimittel-Exanthems kontraindiziert. Die Prognose der Erkrankung ist gut.

WAS WÄRE, WENN ...

- ... Patrick 3 Wochen nach seiner Mononukleose-Infektion über eine Schwäche in beiden Beinen klagte? Er gibt ein Taubheitsgefühl in den Fingern sowie ein Kribbeln in beiden Händen und Armen an. Seine Mutter hat den Eindruck, er könne seine Augen nicht mehr schließen. Woran denken Sie?
  - Patrick leidet an einem Guillain-Barré-Syndrom (GBS).
  - Beim GBS liegt eine **Polyneuritis** vor. Es kommt zu einer **multifokalen Demyelinisierung** und/oder **axonalen Schädigung** im Bereich der Rückenmarkswurzeln und der peripheren Nerven. Die Inzidenz liegt bei 1–2/100.000 Einwohner/Jahr.
  - Die Erkrankung kann akut oder subakut auftreten. Es sind verschiedene Krankheitsverläufe beschrieben.
  - Die Ursache ist bisher nicht geklärt, aber es konnten Autoantikörper gegen Ganglioside nachgewiesen werden.
  - Cytomegalieviren, EB-Viren und Mycoplasma pneumoniae sowie Campylobacter jejuni gelten als nachgewiesene GBS auslösende Erreger.
  - Notwendige Kriterien zur Diagnosestellung, nach Ausschluss anderer Ursachen, sind eine fortschreitende Schwäche an mehr als einer Extremität über maximal 4 Wochen sowie der Verlust der distalen Muskeleigenreflexe und ggf. mehrerer Regionen.
  - Wegweisend in der Diagnostik ist neben der Elektrophysiologie der Liquor. Dieser ist im Sinne der „zytoalbuminären Dissoziation" verändert. Die Liquor-Eiweißwerte sind deutlich erhöht (bis 200 mg/l und mehr) bei einer meist normalen oder nur geringfügig erhöhten Zellzahl.
  - Zur medikamentösen Therapie werden Immunglobuline und eine Plasmapherese eingesetzt. Die Sterblichkeit liegt bei 5 %. Bei ca. ⅕ der Patienten bleiben Funktionsausfälle zurück.

24

Krampfartige Bauchschmerzen und blutig-schleimige Stühle (12 Monate)

Claudia Bollmann

Anamnese

In Ihrem Nachtdienst stellt eine Mutter ihren 12 Monate alten Sohn in der Ambulanz vor. Sie berichtet, dass Dominik vor 4 Tagen Durchfälle und Erbrechen entwickelt habe. Die Symptome sistierten zunächst. Seit dem frühen Morgen sei es nun wiederholt zu starken anfallsartigen Bauchschmerzattacken, teilweise mit Erbrechen, gekommen. Zwischendurch sei Dominik schlapp und erschöpft. Der letzte Stuhlgang am Abend war blutig-schleimig. Chronische Erkrankungen sind nicht bekannt.

Untersuchungsbefund

Bei der klinischen Untersuchung sehen Sie einen lethargischen Jungen mit halonierten Augen und vermindertem Hautturgor. Bei der Palpation des Abdomens lässt sich eine Resistenz im rechten Oberbauch mit leichter Druckschmerzhaftigkeit tasten. Das restliche Abdomen ist weich. Die Ampulle ist bei der rektalen Untersuchung leer. Ihr Untersuchungs-Fingerling ist blutig verschmiert.

1. **Welche Verdachtsdiagnose stellen Sie? Nennen Sie Differenzialdiagnosen.**
2. **Welche Untersuchungen möchten Sie durchführen?**
3. **Welche Spätsymptome des Krankheitsbildes kennen Sie?**
4. **Welche Therapiemöglichkeiten haben Sie?**
5. **Nach Ihrem Nachtdienst erfolgt die Übergabe an den zuständigen Stationsarzt. Welche Informationen sind wichtig?**
6. **Nennen Sie Prädispositionsfaktoren für die Erkrankung.**

1. Verdachts- und Differenzialdiagnosen

Es besteht der Verdacht auf eine **Invagination** (Intussuszeption), bei der sich der proximale Teil eines Darmabschnitts in den distalen Teil stülpt.

Charakteristische **Frühsymptome** sind **krampfartige Bauchschmerzen** mit **schmerzfreien Intervallen,** in denen die Kinder müde und apathisch sind. Meist kommt es zusätzlich zu Erbrechen. Die Attacken wiederholen sich im Abstand von 15 bis 30 Minuten. Später entwickeln die Patienten **blutig tingierte Stühle** mit **schleimiger Auflagerung.** Dieses bestätigt sich bei der rektalen Untersuchung.

Pathogenetisch führt die Einstülpung des Darmes durch Unterbrechung der arteriellen Blutversorgung zur Ischämie des betroffenen Darmabschnitts.

Als **Prodromalstadium** gehen den Frühsymptomen häufig virale Atemwegs- oder gastrointestinale Infekte voraus. Damit einhergehende Schwellungen von Peyer-Plaques begünstigen die Invagination. Überwiegend sind Invaginationen ileokolisch oder ileozökal lokalisiert (➤ Abb. 24.1), kolokolische Invaginationen oder Dünndarminvaginationen kommen ebenfalls vor. Der Häufigkeitsgipfel liegt zwischen dem **7. und 13. Lebensmonat.** Etwa 80 % der Invaginationen finden innerhalb des 1. Lebensjahres statt. Jungen sind 3-mal häufiger betroffen als Mädchen.

Differenzialdiagnosen sind inkarzerierte Leistenhernien, Hodentorsionen und die chronische Obstipation. Auch Gastroenteritiden und Harnwegsinfekte können ähnliche Symptome zeigen. Die akute Appendizitis ist im Säuglingsalter eine eher seltene Differenzialdiagnose.

2. Diagnostik

Zunächst erfolgt eine **Blutentnahme** und **Blutgasanalyse** mit Bestimmung von Elektrolyten, Entzündungsparametern, Leber- und Pankreasenzymen sowie Nierenretentionswerten. Ein Urinstatus ist bei jeder akuten Erkrankung im Säuglingsalter erforderlich.

Die sicherste bildgebende Untersuchungsmethode ist die **Sonografie des Abdomens.** Hiermit kann mit 95- bis 100-prozentiger Sicherheit die Diagnosestellung erfolgen. Typische Zeichen in der Sonografie sind das **Schießscheibenphänomen** (➤ Abb. 24.2) und das **„Pseudokidney Sign"** (➤ Abb. 24.3). Die Veränderungen finden sich meist im rechten Mittelbauch, wo sich der Invaginattumor in über 75 % der Fälle befindet.

Die Abdomen-Leeraufnahme führt lediglich in 45 % der Fälle zur Diagnose und ist, ebenso wie der Röntgen-Kontrasteinlauf, als Untersuchungsmethode bei Invaginationen überholt.

3. Spätsymptome und Komplikationen

Nach spätestens 3 Tagen kommt es zum klinischen Bild eines **Ileus** mit galligem Erbrechen, Stuhlverhalt und zunehmend distendiertem Abdomen. Gelegentlich

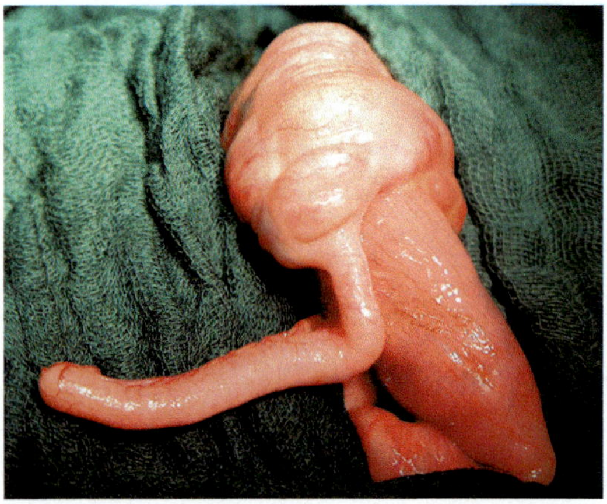

Abb. 24.1 Operationssitus bei ileozökaler Invagination. [T409]

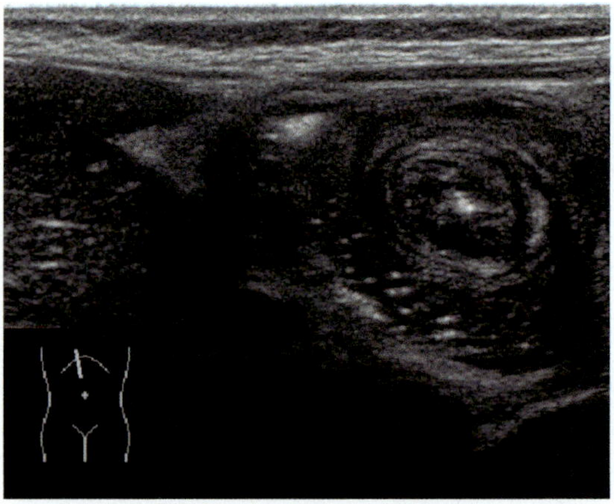

Abb. 24.2 Sonografie bei Invagination. Darstellung der charakteristischen Kokarde (Schießscheibenphänomen). [T409]

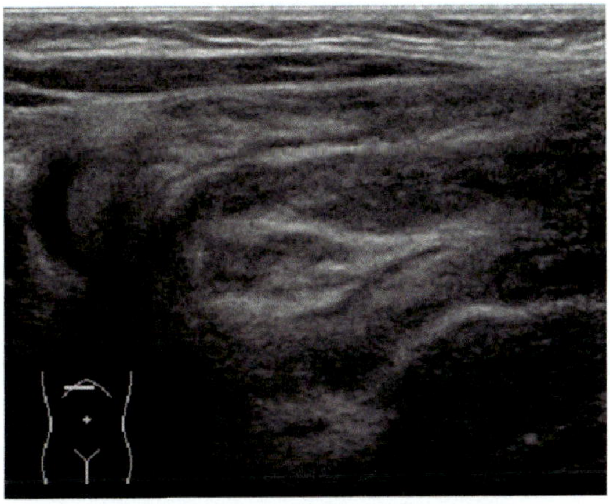

Abb. 24.3 „Pseudokidney Sign" bei Invagination. [T409]

sind Peristaltikwellen durch die Bauchdecke sichtbar. Durch die arterielle Unterversorgung des betroffenen Darmabschnitts manifestieren sich in der Spätphase zusätzlich **Darmnekrosen** bis hin zur Perforation mit **septisch-toxischem Krankheitsbild** und **Peritonitis.** Erste Anzeichen für den Zelluntergang sind die beschriebenen **blutig-schleimigen (himbeergelee-artigen) Stühle.**

MERKE

Die Invagination ist im Säuglings- und Kleinkindalter eine der häufigsten Ursachen für eine Passagestörung des Darms. Häufig können bei Erstvorstellung typische Symptome fehlen.

4. Therapie

Da die Patienten häufig Zeichen der Dehydratation aufweisen, sollte zügig mit einer **intravenösen Rehydratation** und Elektrolytsubstitution begonnen werden. Das Legen einer Magensonde ist in der Regel sinnvoll.

Je nach Symptomdauer ist eine konservative Therapie in 34–97 % erfolgreich. Die **sonografisch** kontrollierte **hydrostatische** Desinvagination mit physiologischer Kochsalzlösung ist bei rechtzeitiger Diagnosestellung die Therapie der Wahl. Ein **freier Flüssigkeitsübertritt** durch die Bauhin-Klappe in das terminale Ileum zeigt die vollständige Reposition an. Der Kontrastmitteleinlauf ist aufgrund der Strahlenbelastung nicht indiziert. Die Prozedur sollte in Operationsbereitschaft und Sedierung erfolgen. Darmperforationen kommen in diesem Rahmen selten vor (< 2 %). Bei fortgeschrittenem Krankheitsverlauf und damit verbundenen Komplikationen ist jedoch häufig eine **operative** Desinvagination laparoskopisch oder offen chirurgisch notwendig. Teilweise ist die **Resektion ischämischer Darmabschnitte** erforderlich.

5. Übergabe

Eine **strukturierte Übergabe** ist zur Vermeidung von Fehlern unerlässlich. Eine mögliche Gliederung kann dabei folgendermaßen aussehen:

- **Informationen zum Patienten:**
  12 Monate alter Junge, er wurde mit typischen Symptomen einer Invagination vorgestellt, keine Vorerkrankungen, keine Allergien.
- **Informationen zur Krankheitsschwere:**
  Aufnahme in deutlich reduziertem Allgemeinzustand mit Exsikkose und Elektrolytverschiebung.
- **Information über bisherige Maßnahmen:**
  Eine sonografisch gestützte hydrostatische Desinvagination war erfolgreich. Aktuell erfolgt eine Flüssigkeits- und Elektrolytsubstitution. Der Befund der Laborkontrolle steht noch aus.
- **Informationen zu notwendigen Maßnahmen:**
  Stationäre Überwachung für mindestens 24 h. Sichtung der Laborwerte und ggf. Anpassung der Therapie. Kostaufbau nach Klinik. Sonografische Kontrolle bei Beschwerden sofort, ansonsten vor Entlassung.
- **Informationen über mögliche Komplikationen:**
  In ca. 7 % der Fälle kommt es nach konservativer Therapie zu einem Frührezidiv in den ersten 24 h. Bei Entlassung sollten die Eltern ebenfalls über häufige Rezidive in den ersten 6 Monaten aufgeklärt werden. Um Missverständnisse zu vermeiden, ist eine **Zusammenfassung** durch den Empfänger sinnvoll.

ZUSAMMENFASSUNG

Die **Invagination** zählt zu den häufigsten Darmobstruktionen im Säuglings- und Kleinkindalter. Der Erkrankungsgipfel betrifft die ersten 13 Monate. Die überwiegende Zahl der Invaginationen ist idiopathisch. Gegebenenfalls müssen prädisponierende Faktoren aus-

geschlossen werden (s. u.). **Leitsymptome** sind krampfartige Bauchschmerzen mit beschwerdefreien Intervallen. Im fortgeschrittenen Stadium kommt es zu himbeergeleeartigen Stühlen und Ileussymptomatik.
Die **Diagnosestellung** erfolgt sonografisch. Typische Zeichen sind das Schießscheibenphänomen und das „Pseudokidney Sign". Die **Therapie** der Wahl ist die sonografisch kontrollierte hydrostatische Desinvagination, die in bis zu 97 % erfolgreich ist. Kann die Desinvagination konservativ nicht erfolgen oder liegen Zeichen einer fortgeschrittenen Darmischämie vor, ist die operative Desinvagination indiziert.
Die meisten **Rezidive** treten innerhalb der ersten 6 Monate auf.

WAS WÄRE, WENN ...

- ... der Patient 4 Jahre alt wäre und bereits eine Invagination in der Vorgeschichte bekannt wäre?
  - Neben der häufigen idiopathischen sollte auch immer an die **symptomatische Invagination** gedacht werden. Insbesondere bei rezidivierenden Invaginationen und einem Lebensalter > 2 Jahren ist eine weitere Abklärung notwendig.
  - Die häufigste Ursache einer symptomatischen Invagination ist mit über 50 % das **Meckel-Divertikel.** Bei einer operativen Desinvagination hat daher immer eine ausführliche Inspektion des Dünndarms und ggf. die Resektion des Divertikels zu erfolgen. Weitere begünstigende morphologische Faktoren sind isolierte oder systemische **Polypen** und **maligne Raumforderungen** wie Non-Hodgkin-Lymphome und Karzinoidtumoren. Auch **kongenitale Fehlbildungen** des Darms, wie z. B. Darmduplikaturen, können eine Invagination verursachen. **Immunologische Vaskulitiden,** z. B. die Purpura Schoenlein-Henoch, können Hämorrhagien der Darmwand bedingen, die den Invaginationsvorgang initiieren, ebenso die **Mukoviszidose.** Allen prädisponierenden Faktoren ist die Beeinträchtigung der Darmmotorik gemeinsam.

25

Kniegelenkschwellung (7 Jahre)

Friederike Seggewies und Stephanie Putzker

Anamnese

Julia, ein 7 Jahre altes Mädchen, wird wegen einer schmerzhaften Kniegelenkschwellung rechts bei Ihnen in der Kindernotaufnahme vorgestellt. Die Eltern berichten, dass diese Schwellung bereits seit 6 Wochen unverändert bestehe und dass Julia daher in orthopädischer Behandlung gewesen sei. Es wurde bereits eine Kniegelenkpunktion mit anschließender Einspritzung von Kortison durchgeführt, worunter sich die Symptomatik nur kurzzeitig besserte. Sonst gehe es Julia gut, sie leide an keinen weiteren Erkrankungen. Regelmäßig nehme sie keine Medikamente ein, bei Schmerzen erhalte sie Ibuprofensaft in gewichtsadaptierter Dosierung.

Körperlicher Untersuchungsbefund

7 Jahre altes, etwas unkooperatives Mädchen in gutem AZ und schlankem EZ. Größe 131,3 cm, Gewicht 22 kg. Deutliche Schwellung und Überwärmung des rechten Kniegelenks bei tastbarem Erguss, keine Rötung. Druckschmerz v.a. in der Kniekehle. Deutliche Beugehemmung, Fersen-Po-Berührung nicht möglich. Ebenso deutliche Schonhaltung beim Gehen. Restlicher Gelenkstatus unauffällig. Der sonstige pädiatrische Untersuchungsbefund ist ebenfalls unauffällig, insbesondere kein Exanthem, keine Lymphadenopathie, keine Hepatosplenomegalie, keine konjunktivale Rötung.

1. **Welche Differenzialdiagnosen ergeben sich?**
2. **Welche ergänzenden Untersuchungen erscheinen Ihnen notwendig?**
3. **Welche Therapie schlagen Sie vor? Wie können Sie das Therapieregime erweitern?**
4. **Beschreiben Sie das Bild der systemischen Form der Erkrankung.**
5. **Sollte das Kind geimpft werden?**
6. **Übergeben Sie den Fall dem diensthabenden Kinderrheumatologen. Welche Informationen sind wichtig?**

1. Differenzialdiagnosen

Ihre Patientin zeigt eine **Monoarthritis** des rechten Kniegelenks. Hierbei kommen folgende Differenzialdiagnosen in Betracht:

- Reaktive, postinfektiöse Arthritis
- Lyme-Arthritis
- Juvenile idiopathische Arthritis (JIA), oligoartikuläre Form (≤ 4 Gelenke)
- Juvenile idiopathische Arthritis (JIA), polyartikuläre Form (≥ 5 Gelenke)
- Systemische Arthritis (Morbus Still)
- Enthesitis-assoziierte Arthritis (EAA)
- Psoriasis-Arthritis
- Lupus erythematodes mit Gelenkbeteiligung
- Arthritis bei chronisch-entzündlicher Darmerkrankung
- Arthralgie und Gelenkschwellung bei der Erstmanifestation einer akuten lymphatischen Leukämie (ALL)

2. Weiterführende Untersuchungen

Eine ausführliche **Blutuntersuchung** sollte Blutsenkungsgeschwindigkeit, Blutbild mit Differenzialblutbild, CRP, ASL-Titer, Rheumafaktor, Komplementfaktoren, antinukleäre Antikörper (ANA), DNA-Antikörper (anti-DNA), HLA-B27, Leber- und Nierenwerte und eine Borrelienserologie beinhalten. Darüber hinaus sollte der **Urin** gestixt und auf Elektrolyt- und Eiweißausscheidung untersucht werden. Eine **augenärztliche Untersuchung** ist zum Ausschluss einer Augenbeteiligung (Iridozyklitis, Uveitis) notwendig (➤ Abb. 25.1). Ebenfalls ist eine **Sonografie** des Kniegelenks indiziert. Weiterführende bildgebende diagnostische Maßnahmen (z. B. eine MRT) können in Betracht gezogen werden. Bestehen Hinweise auf eine systemische Form der Erkrankung, so müssen ein EKG, eine Echokardiografie und ein Ultraschall des Abdomens ergänzend durchgeführt werden.

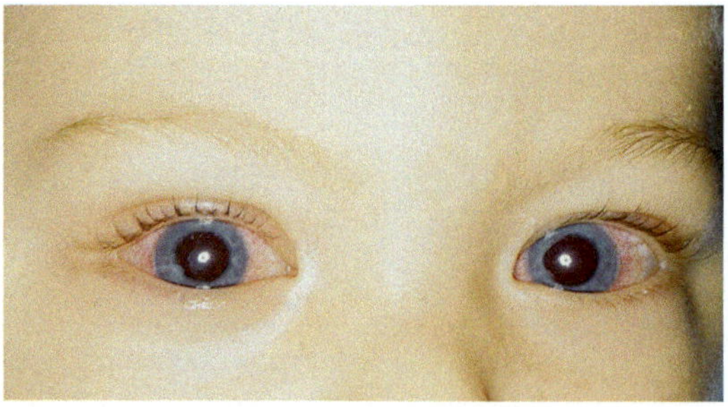

Abb. 25.1 Iridozyklitis bei einem Kleinkind mit JIA. [T409]

MERKE

Die chronische Iridozyklitis (Uveitis) ist eine häufige extraartikuläre Manifestation bei JIA, die bereits vor der Gelenkbeteiligung auftreten kann. Sie verursacht häufig keine Beschwerden, kann dennoch zu Synechien, Katarakt, Glaukom, Makulaveränderungen und Erblindung führen (20 % unbehandelter Patienten, 1 % fachgerecht behandelter Patienten). Regelmäßige Spaltlampenuntersuchungen sind daher bei Kindern mit JIA unbedingt erforderlich. Die Therapie besteht aus mehrmonatiger lokaler Steroidbehandlung.

3. Therapie

Erster Therapieschritt bei Verdacht auf eine juvenile idiopathische Arthritis (JIA) mit oligo- oder polyartikulärem Befall ist die Gabe eines **nichtsteroidalen Antirheumatikums (NSAR)** oder besser eines **nichtsteroidalen antiinflammatorischen Medikaments (NSAID)** dreimal täglich, z. B. Ibuprofen, Indometacin oder Naproxen.

Erst bei Unwirksamkeit oder aktiver Arthritis über die Dauer von 2 Monaten hinaus sollte die Therapie erweitert werden. **Glukokortikoide** sollten bevorzugt lokal eingesetzt werden. **Intraartikuläre Injektionen** mit Triamcinolon (Steroid) und ggf. gleichzeitige Punktion eines vorhandenen Ergusses können die Entzündung zum Stillstand bringen. Häufiger als alle 4 Monate sollte nicht intraartikulär injiziert werden.

Kommt die Entzündung nicht zum Stillstand oder entwickelt sich ein polyartikuläres Bild, muss über eine Eskalation der Therapie nachgedacht werden. Hier wird in erster Linie **Methotrexat** als sog. **Disease modifying antirheumatic Drug (DMARD)** eingeführt. Sollte diese Therapie auch nicht zum gewünschten Erfolg führen, können ein **TNF-α-Inhibitor** oder **Biologicals** zum Einsatz kommen.

MERKE

Die Therapie der juvenilen idiopathischen Arthritis wird immer durch regelmäßige Physiotherapie ergänzt.

4. Systemische Verlaufsform

Das **Still-Syndrom** stellt die systemische Verlaufsform der juvenilen idiopathischen Arthritis dar. Etwa jedes 10. Kind mit einer JIA entwickelt ein Still-Syndrom, in den meisten Fällen zwischen dem 1. und dem 4. Lebensjahr. Die Ursache ist noch ungeklärt. Leitsymptome des Still-Syndroms sind eine **Lymphadenopathie,** ein **Exanthem** und **hohes, intermittierendes Fieber,** das mindestens 2 Wochen anhält und vor allem morgens und abends auftritt. Zusätzlich können innere Organe betroffen sein (Myo- oder Perikarditis, Hepato- und/oder Splenomegalie). Der Allgemeinzustand der Patienten ist stark reduziert. Eine Arthritis kann gleichzeitig auftreten, kann sich aber auch erst nach Monaten oder Jahren entwickeln.

5. Impfempfehlung bei rheumatischen Erkrankungen

Grundsätzlich sollten Kinder und Jugendliche mit rheumatischen Erkrankungen entsprechend den aktuellen **Empfehlungen der ständigen Impfkommission** des Robert-Koch-Instituts (STIKO, Ständige Impfkommission) geimpft werden.

Totimpfstoffe können in jedem Fall eingesetzt werden. Therapiebedingt sind eingeschränkte Impfantworten nicht auszuschließen, deshalb sollten ggf. postvakzinale Impferfolgskontrollen erfolgen.

Lebendimpfstoffe können hingegen für Kinder und Jugendliche **unter immunsuppressiver Therapie** eine **Gefahr** darstellen. Kann mit dem Beginn der Therapie wenige Wochen gewartet werden, wird zunächst der **Impfstatus** insbesondere für Lebendimpfungen (also MMR und Varizellen) **komplettiert.** Auch die Durchführung einer Pneumokokkenimpfung vor Beginn einer immunsuppressiven Therapie wird empfohlen, ebenso die jährliche **Grippeimpfung.** Die in regelmäßigen Abständen erforderliche Pneumo- und Meningokokkenimpfung sollte in Betracht gezogen werden. Unter einer niedrig dosierten Methotrexattherapie (< 15 mg/m² KOF/Woche) kann eine Lebendimpfung erwogen werden. Keine Kontraindikation für Lebendimpfungen stellen topische, intraartikuläre oder systemische alternierende, kurze (< 2 Wochen) oder Low-dose-Glukokortikoid-Behandlungen (< 20 mg Prednisolonäquivalent/d bei Kindern > 10 kg) dar.

6. Übergabe an den diensthabenden Kinderrheumatologen

Bei der Übergabe an den diensthabenden Kinderrheumatologen ist das Ziel, in kürzester Zeit die wichtigsten Informationen zu vermitteln:

„Es handelt sich um eine 7 Jahre alte Patientin, die mit einer seit 6 Wochen bestehenden Kniegelenkschwellung rechts in der Kindernotaufnahme vorgestellt wurde. Der restliche Gelenkstatus sowie die körperliche Untersuchung sind unauffällig. Fieber bestand zu keiner Zeit. Die Patientin ist bereits in orthopädischer Behandlung, bei ausbleibender Besserung auf eine orale Therapie mit NSAID wurde die Therapie intraartikulär um ein Glukokortikoid ergänzt. Hierauf zeigte sich nur eine leichte Besserung der Symptomatik. Ich habe bereits eine Blutentnahme veranlasst und eine Sonografie des Gelenks angemeldet. Die Ergebnisse sind aktuell noch ausstehend."

ZUSAMMENFASSUNG

Bei persistierender therapierefraktärer oligo- bzw. polyartikulär auftretender Arthritis ist an die **juvenile idiopathische Arthritis** zu denken. Sie ist die häufigste Form der Arthritis im Kindes- und Jugendalter. Therapieschema ist eine **Eskalationstherapie** mit zunächst Gabe von NSAID in Kombination mit Glukokortikoiden, DMARD oder Biologicals. Vor Einleitung einer immunsuppressiven Therapie sollte der Impfstatus des Kindes geprüft und ggf. vervollständigt werden.

WAS WÄRE, WENN ...

- ... sich im Blutbild des Kindes eine Anämie mit einem Hb von 5,5 g/dl und eine Thrombozytopenie zeigen würden?
  - Es würde die Verdachtsdiagnose einer **akuten lymphatischen Leukämie** bestehen. Arthralgie, Rötung und Gelenkschwellung können bei Erstmanifestation begleitend auftreten. Zur Sicherung der Verdachtsdiagnose ist eine **Knochenmarkpunktion** notwendig.
- ... Sie in der klinischen Untersuchung einen geringeren Umfang des rechten zum linken Unterschenkel gemessen hätten?
  - Bei asymmetrischem Befall der Gelenke kann eine Muskelatrophie im Vergleich zur Gegenseite durch eine Umfangsmessung beurteilt werden. Eine

Seitendifferenz kann auf eine **Schonhaltung** im Alltag hinweisen und dient im Verlauf v. a. bei Besserung der Symptomatik durch eine Therapie als **Verlaufsparameter.**

- … Sie in der klinischen Untersuchung der Patientin bemerkt hätten, dass mehr als ein Gelenk betroffen ist (ebenso beide Hand- und Fußgelenke)?
  - In diesem Fall liegt eine **Polyarthritis** vor. Bei der Polyarthritis mit meist symmetrischem Befall der großen und kleinen Gelenke können Schwellungen leicht übersehen werden.

26

Therapieresistentes Fieber, Lymphadenopathie und Lacklippen (18 Monate)

Wiebke Aulbert und Alexandra Pohl

Anamnese

Alina, ein 18 Monate altes Mädchen, wird wegen seit 4 Tagen bestehenden Fiebers in der pädiatrischen Ambulanz vorgestellt. Die Mutter schildert, dass der Kinderarzt vor 2 Tagen bei positivem Urinstix den Verdacht auf eine Harnwegsinfektion geäußert und eine antibiotische Therapie mit Cefaclor p. o. begonnen habe. Trotz dieser Therapie fiebere Alina weiter und sei zunehmend müde und apathisch. Bei deutlich erhöhten Entzündungsparametern im Blut erfolgt die stationäre Aufnahme; die antibiotische Therapie wird auf Ceftazidim und Ampicillin i. v. umgestellt. Über Nacht fiebert das Mädchen bis auf 41 °C. Am nächsten Morgen erheben Sie erneut einen Status.

Untersuchungsbefund

18 Monate altes Mädchen in deutlich reduziertem AZ, Temperatur 39,9 °C. Minimales Nasenflügeln. Pulmo auskultatorisch unauffällig. Stammbetontes, teilweise konfluierendes Exanthem. Nichteitrige Konjunktivitis beidseits. Lippen hochrot und lackartig glänzend, Erdbeerzunge, Rachen leicht gerötet. Massive zervikale Lymphknotenvergrößerungen. Abdomen weich, kein Druckschmerz, keine Hepatosplenomegalie. Herztöne rein und rhythmisch, kein pathologisches Geräusch auskultierbar. Sonstiger internistischer und neurologischer Status altersentsprechend.

Laborbefunde

Leukozyten 17.700/µl; Differenzialblutbild: 6 % Stabkernige, 72 % Granulozyten, 20 % Lymphozyten, 2 % Monozyten; CRP 34 mg/dl, BSG 67/120. Urinstix: Protein +, Leukozyten ++.

1. Nennen Sie die häufigsten Ursachen bzw. Erreger bei Fieber im Kleinkindalter.

2. Wie lautet Ihre Verdachtsdiagnose?

3. Nennen Sie die Hauptsymptome für die Diagnosestellung. Welche Nebensymptome können zusätzlich vorliegen?

4. Welche Komplikationen der Erkrankung kennen Sie?

5. Welche weiteren Therapiemaßnahmen müssen Sie ergreifen?

6. Geben Sie eine prognostische Einschätzung ab.

1. Häufige Ursachen und Erreger bei Fieber im Kleinkindalter

Zu den häufigen Ursachen von Infektionen bei Kleinkindern zählen Infekte der oberen Luftwege, des Gastrointestinaltrakts sowie des Urogenitaltrakts. Bei **Infekten der oberen Luftwege** sind zumeist Viren die Ursache; hierzu zählen v. a. das Respiratory-Syncytial-Virus (RSV), Adeno-, Coxsackie-, Echo- und Parainfluenza-Viren. Das klinische Spektrum reicht hierbei von der einfachen Rhinitis bis zur Rhinopharyngitis, die sich mit Fieber und Halsschmerzen äußert. Bei einem Fortschreiten der Infektion kann es zur Bronchopneumonie kommen.

Akutes Erbrechen sowie Diarrhö bei Fieber sind am ehesten durch eine **Gastroenteritis** bedingt. Hierbei sind die Erreger ebenfalls meist Viren (Rota-, Adeno- und Noroviren), in seltenen Fällen sind auch bakterielle Erreger verantwortlich. Bei unklarem Fieber sollte immer eine Urinuntersuchung zum Ausschluss einer **Harnwegsinfektion** durchgeführt werden. Ursächlich sind meist gramnegative Erreger aus dem Magen-Darm-Trakt, hierzu zählen E. coli, seltener Klebsiellen, Enterokokken, Proteus und Staphylokokken.

2. Verdachtsdiagnose

Bei der hier vorliegenden Befundkonstellation (anhaltendes antibiotikaresistentes Fieber, Exanthem, Schleimhautveränderungen, Lymphknotenschwellungen) lautet die vordringliche Verdachtsdiagnose **Kawasaki-Syndrom** (Synonym: mukokutanes Lymphknotensyndrom). Hierbei handelt es sich um eine akute, selbstlimitierende Erkrankung unklarer Ätiologie aus dem vaskulitischen Formenkreis. Betroffen sind mittelgroße Arterien, in denen es zu einer entzündlichen Destruktion der Gefäßwände mit Neigung zur Aneurysmabildung in der subakuten und chronischen Phase der Erkrankung kommt. Ohne Behandlung beträgt die Erkrankungsdauer durchschnittlich 12 Tage.

3. Hauptsymptome und weitere klinische Beobachtungen

Die Diagnosekriterien des Kawasaki-Syndroms sind in ➤ Tab. 26.1 zusammengefasst.

Die **Diagnose** eines kompletten Kawasaki-Syndroms kann gestellt werden, wenn neben Fieber mindestens 4 Hauptsymptome vorliegen. Finden sich weniger als 4 Hauptsymptome zusammen mit Koronaraneurys-

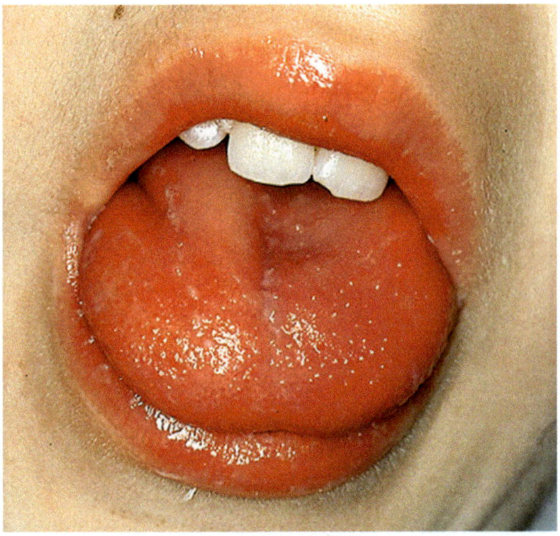

Abb. 26.1 Lacklippen und Erdbeerzunge. [T743]

Tab. 26.1 Haupt- und Nebensymptome des Kawasaki-Syndroms

Hauptsymptome	Weitere klinische Beobachtungen
▪ Fieber über mind. 5 Tage PLUS (mind. 4) ▪ Zervikale Lymphadenopathie (> 1,5 cm) ▪ Bilaterale, nichtexsudative Konjunktivitis ▪ Schleimhautveränderungen von Lippen und Mundhöhle (Lacklippen, Erdbeerzunge [➤ Abb. 26.1], pharyngeale Rötung) ▪ Palmar- und Plantarerythem, Schuppung von Fingern und Zehen in der 2.–3. Krankheitswoche ▪ Polymorphes scharlachähnliches Exanthem	▪ Karditis (Myokarditis, Perikarditis) ▪ Erbrechen und Diarrhö ▪ Schmerzhafte Gelenkschwellung ▪ Gallenblasenhydrops ▪ Proteinurie und Leukozyturie ▪ Leukozytose mit Linksverschiebung ▪ Thrombozytose in der 2.–3. Krankheitswoche ▪ BSG-Erhöhung ▪ CRP-Erhöhung

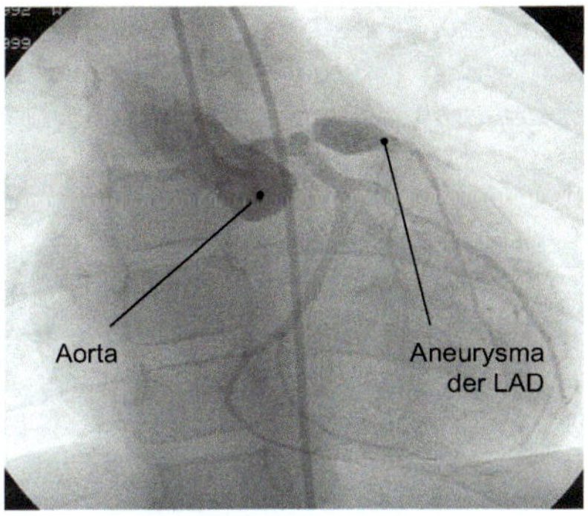

Abb. 26.2 Selektive Angiografie. Aneurysma der linken Koronararterie nach Kawasaki-Syndrom. [R232]

men, kann die Diagnose eines atypischen oder inkompletten Kawasaki-Syndroms gestellt werden. **Inkomplette Kawasaki-Syndrome** kommen insbesondere im Säuglingsalter vor. Als Nebensymptome werden weitere klinische und paraklinische Symptome beim Kawasaki-Syndrom bezeichnet.

4. Komplikationen

Kardiovaskuläre Komplikationen können in der Akutphase sowie in der subakuten Phase auftreten und sind die häufigste Ursache für Morbidität und Mortalität. Die Symptome sind hierbei vielfältig und erstrecken sich von Perikarditis, Myokarditis, Klappenstenosen oder -insuffizienzen bis hin zu **aneurysmatischen Veränderungen der Koronararterien** (➤ Abb. 26.2). Diese Koronaraneurysmen treten bei 15–25 % der nicht behandelten Kinder auf und können zum Verschluss der Koronararterien mit myokardialer Ischämie führen.

5. Therapie

Die Behandlung des Kawasaki-Syndroms in der akuten Phase richtet sich gegen die Entzündung der Koronararterien-Wände mit dem Ziel der Verhinderung der Aneurysmenbildung sowie von Thrombosen in diesen Gefäßen.

Die initiale Therapie beinhaltet die einmalige intravenöse Gabe hoch dosierter **Immunglobuline** (2 g/kg KG). Die genaue Wirkweise ist hierbei noch unklar, eine antiinflammatorische Wirkung wird jedoch angenommen. Studien haben gezeigt, dass es durch die Immunglobulintherapie zu einer deutlich niedrigeren Inzidenz von Koronaraneurysmen kommt. Wichtig ist, dass Immunglobuline zwar die Entstehung der Aneurysmen verhindern können, jedoch keinen Einfluss auf bereits gebildete Aussackungen der Koronarwände haben, sodass die rasche Diagnosestellung und der unmittelbare Therapiebeginn für eine optimale Prognose zwingend notwendig sind. Zusätzlich zur Immunglobulin-Therapie sollte **Azetylsalizylsäure** zunächst hoch dosiert (50–80 mg/kg KG), nach Entfieberung niedrig dosiert (5 mg/kg KG) für die Dauer von mindestens 6 Wochen gegeben werden. Bei Auffälligkeiten im Bereich der Koronarien erfolgt die Therapie lebenslang. Die gewünschten Effekte sind die antiinflammatorische Wirkung und die Hemmung der Thrombozytenaggregation.

Therapieversagen

Trotz der eingeleiteten, leitliniengerechten Therapie mit Immunglobulinen und ASS fiebert Alina weiter. Auf Bitte Ihres Oberarztes führen Sie eine Literaturrecherche durch und finden Studien, die bei therapierefraktären Patienten einen guten Erfolg mit intravenösen Steroidgaben erzielen konnten. Sie suchen eine Metaanalyse in der Cochrane-Datenbank, die Ihren Oberarzt überzeugt. Kurz nach dem Beginn der Steroidtherapie entfiebert Alina endlich …

10–15 % der Patienten, die mit Immunglobulinen und Azetylsalizylsäure behandelt werden, sind therapierefraktär, das heißt, das Fieber besteht weiter oder tritt erneut auf. In der Literatur werden immer mehr Patienten beschrieben, die in dieser Situation von hoch dosierten Steroiden profitieren. So kann die weiterbestehende Vaskulitis eingedämmt werden.

6. Typischer Krankheitsverlauf und prognostische Einschätzung

Das Kawasaki-Syndrom verläuft typischerweise in drei Phasen: **Akutphase, subakute Phase** und **Rekonvaleszenzphase.** Die erste Phase dauert 7–14 Tage und ist gekennzeichnet durch die oben genannten Symptome, meist in Zusammenhang mit einer erheblichen Verschlechterung des Allgemeinzustands. In der subakuten Phase (2.–3. Krankheitswoche) bilden sich Fieber, Exanthem und Lymphadenopathie zurück. Es

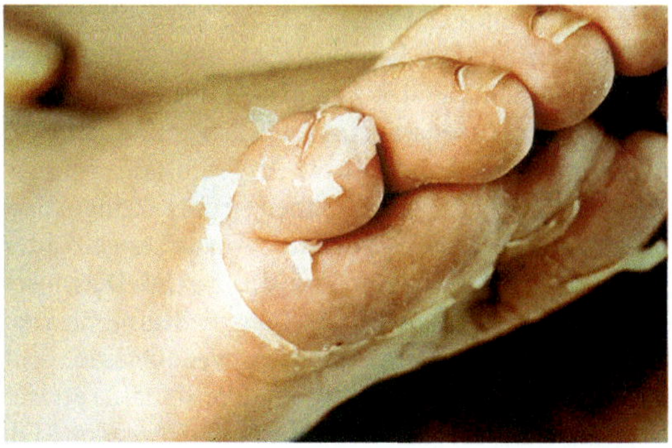

Abb. 26.3 Schuppung der Zehen 2–3 Wochen nach Kawasaki-Syndrom. [R190-003]

kann zu einer Schuppung von Finger- und Zehenspitzen kommen (➤ Abb. 26.3). In dieser Phase treten die Gefäßveränderungen auf. Die Rekonvaleszenzphase tritt nach Rückbildung der klinischen Zeichen auf (6–10 Wochen nach Krankheitsbeginn). Die Letalität des Kawasaki-Syndroms ist mit 0,1–0,3 % niedrig, wohingegen die **Langzeitmorbidität** vom Schweregrad der Koronararterienbeteiligung abhängig ist. So haben Kinder, die keine Beteiligung der Koronarien haben, eine gute Langzeitprognose. Patienten mit Aneurysmen > 8 mm hingegen haben ein großes Risiko, aufgrund eines Koronararterienverschlusses einen Myokardinfarkt zu erleiden. Bei Kindern, die Aneurysmen < 8 mm haben, zeigt sich oftmals echokardiografisch eine Rückbildung der Aussackungen, wobei diese Rückbildung aufgrund von Fibrosierung und Kalzifizierung nicht zu einer normalen Gefäßfunktion führt.

ZUSAMMENFASSUNG

Bei der Befundkonstellation von **anhaltendem Fieber** unklarer Ursache, **Exanthem** und **Lymphknotenschwellungen** müssen Sie an ein Kawasaki-Syndrom denken. Das Kawasaki-Syndrom ist eine akute Vaskulitis unklarer Ätiologie. Die am meisten gefürchtete Komplikation ist die Ausbildung von **Koronaraneurysmen,** die mit einer hohen Mortalität und Morbidität einhergehen. Therapie der Wahl ist die Gabe von Immunglobulinen i.v. und Azetylsalizylsäure. Im Falle eines Therapieversagens finden Steroide Verwendung. Bei rechtzeitig begonnener Behandlung ohne Nachweis von Koronaraneurysmen ist die Prognose gut. Bei bereits aufgetretenen Komplikationen ist die Langzeitmorbidität abhängig von der Größe der Aneurysmen hoch.

WAS WÄRE, WENN ...

- ... Alina nach eineinhalb Wochen der Erkrankung in der Echokardiografie eine Auffälligkeit im Bereich der Koronararterien gezeigt hätte?
  - Dann müsste das Mädchen lebenslang mit ASS behandelt werden, um die Gefahr eines Myokardinfarkts zu senken.

27

Kleinwuchs (11 Jahre)

Julia Roeb

Anamnese

Marc, ein 11 Jahre alter Junge, stellt sich vor, weil es ihn belastet, der Kleinste in seiner Klasse zu sein. Er ist sonst gesund und leistungsstark. Er ernährt sich ausgewogen, muss aber zum Essen oft aufgefordert werden. Eine Gewichtsabnahme, Vorerkrankungen, ein Schädel-Hirn-Trauma oder eine Dauermedikation werden verneint. Der Schwangerschaftsverlauf, Marcs Geburt und seine Entwicklung verliefen unkompliziert. Beide Eltern sind normal gewachsen. Der Pubertätsbeginn beim Vater erfolgte mit 14 Jahren, die erste Menstruationsblutung der Mutter trat im Alter von 12 Jahren auf.

Untersuchungsbefund

11 7/12 Jahre alter Patient in gutem AZ. Größe 130 cm (< 3. Perzentile), Gewicht 26 kg (< 3. Perzentile), Kopfumfang 52 cm (3. Perzentile). Proportionierter Körperbau, keine Dysmorphiezeichen. Reifestatus: PH1, G1, C1. Hodenvolumen 2 ml beidseits.

1. **Welche weiteren Befunde benötigen Sie?**

2. **An welche Differenzialdiagnosen denken Sie? Welche Diagnostik führen Sie durch?**

3. **Welche Untersuchungen veranlassen Sie bei Verdacht auf einen Wachstumshormonmangel?**

4. **Wie erklären Sie den Eltern die Diagnose?**

5. **Der Kinderarzt von Marc ist am Telefon. Er bittet Sie um Informationen zur ambulanten Betreuung seines Patienten, die Therapie und deren Nebenwirkungen. Wie könnte das Gespräch verlaufen? Welche wichtigen Punkte dürfen Sie im Gespräch nicht vergessen?**

Fall 27 Kleinwuchs (11 Jahre)

1. Erforderliche Befunde

Der **Größen- und Gewichtsverlauf** sollte über einen möglichst langen Zeitraum beurteilt werden (Auxiologie, ➤ Abb. 27.1). Hierbei hilft das gelbe Vorsorgeheft, in dem die Längen- und Gewichtsmaße seit Geburt eingetragen sind. Aus den **Elterngrößen** kann der **genetische Zielbereich** des Patienten berechnet werden: Vom Mittelwert aus beiden Elterngrößen werden bei Mädchen 6,5 cm abgezogen, bei Jungen 6,5 cm addiert. Bei Marc ergibt sich ein Wert von 175 cm. Der Zielbereich liegt bei ± 8,5 cm und somit bei 166,5 bis 183,5 cm. Marcs Körperlänge liegt unterhalb des genetischen Zielbereichs.

Beim Betrachten der Kurve fällt ein perzentilenflüchtiges, abknickendes Längenwachstum durch eine abfallende oder verminderte **Wachstumsgeschwindigkeit** auf (pathologisch < 25. Perzentile). Die Wachstumsgeschwindigkeit wird in cm pro Jahr angegeben und sollte über mindestens 6 Monate berechnet werden.

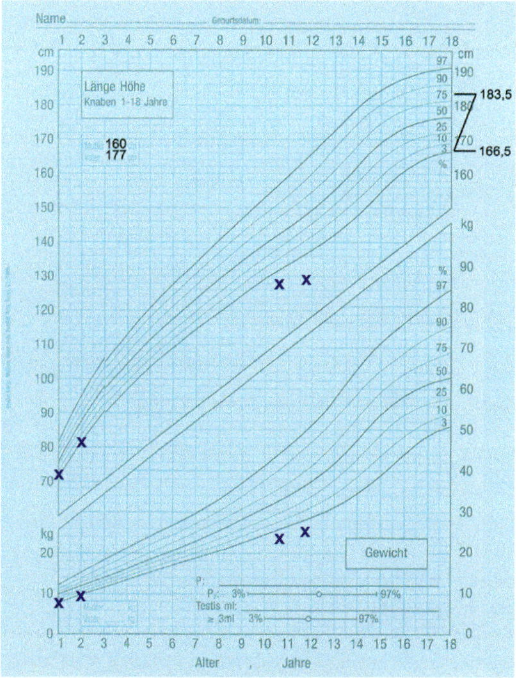

Abb. 27.1 Perzentilenkurve des Patienten. [V492]

Patienten mit familiärem Kleinwuchs können ebenfalls unterhalb der 3. Perzentile wachsen. Der Wachstumsverlauf erfolgt jedoch meist perzentilenparallel und zeigt bei konstanter Wachstumsgeschwindigkeit keinen abknickenden Größenverlauf. Die Größe dieser Patienten liegt innerhalb ihres genetischen Zielbereichs. Wichtig ist, den **Pubertätsverlauf** des Patienten und seiner Eltern zu erfragen. Ein später Pubertätsbeginn bei einem Elternteil und dem Patienten kann ein Hinweis für einen physiologisch verzögerten Wachstumsverlauf im Sinne einer konstitutionellen Entwicklungsverzögerung sein. Hierauf besteht bei Marc kein Hinweis.

2. Differenzialdiagnosen und Diagnostik

Zur Abklärung gehört auf der Basis der Differenzialdiagnose eine ausführliche **Labordiagnostik.**

- Schwere **Grunderkrankungen** wie chronische Nierenerkrankungen, gastrointestinale Krankheiten, Störungen des Knochenstoffwechsels, Lebererkrankungen oder Anämien führen zu Kleinwuchs. Es werden ein Blutbild, Differenzialblutbild und klinisch-chemische Parameter bestimmt (➤ Abb. 27.2).
- **Endokrinologische Abklärung** der Hormonachsen:
  - **Hypothyreose:** Meist stehen neben dem Kleinwuchs weitere Symptome wie Abgeschlagenheit, Obstipation, trockene Haut und eine Gewichtszunahme im Vordergrund. Es erfolgt die Bestimmung der Schilddrüsenparameter **TSH, fT_3 und fT_4.**
  - **Wachstumshormonmangel:** Wachstumshormon (GH/STH) wird überwiegend im Schlaf pulsatil aus dem Vorderlappen der Hypophyse ausgeschüttet. Es ist als Screeningparameter daher nicht geeignet. Die Wirkung von GH erfolgt über Somatomedine. Die wichtigsten Vertreter sind **IGF1** (Insulin-like Growth Factor) und dessen Bindungsprotein **IGF-BP3.** Diese unterliegen kaum tageszeitlichen Schwankungen, sind somit jederzeit bestimmbar und bei einem kompletten Wachstumshormonmangel erniedrigt.
  - Ein **Hyperkortisolismus** kann mit einem Kleinwuchs einhergehen (Morbus Cushing, Fall 30, iatrogen) und sollte deshalb ausgeschlossen werden.

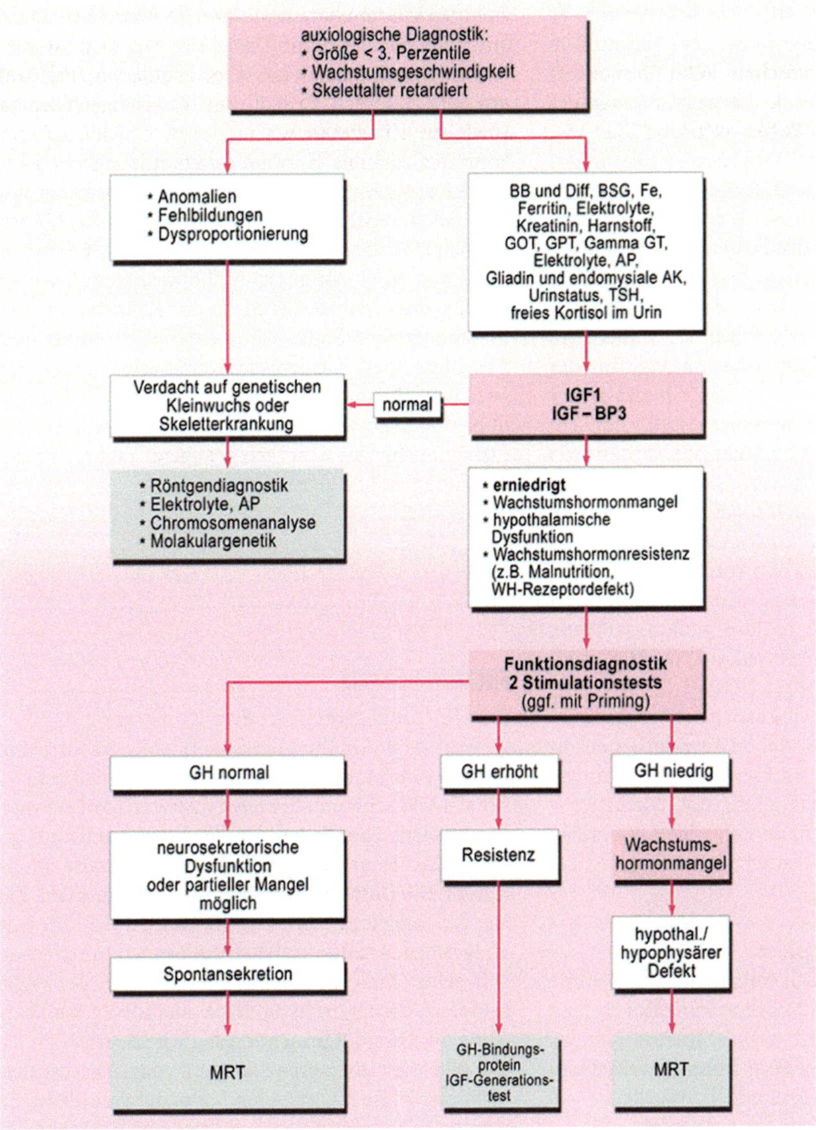

Abb. 27.2 Diagnostischer Algorithmus zur Kleinwuchsabklärung. IGF1: Insulin-like Growth Factor 1, IGF-BP3: Insulin-like Growth Factor Binding Protein, GH: Growth Hormone = Wachstumshormon. [R305]

- Eine der wichtigsten Differenzialdiagnosen bei der Kleinwuchsabklärung ist die **Zöliakie.** Eine Bestimmung der **Transglutaminase-IgA-Antikörper** oder bei IgA-Mangel der Endomysium-IgG-Antikörper ist daher notwendig.
- Das **Ullrich-Turner-Syndrom** ist die häufigste chromosomal bedingte Kleinwuchsursache. Bei allen Mädchen mit Kleinwuchs sollte daher eine **Chromosomenanalyse** erfolgen.

3. Abklärung eines Wachstumshormonmangels

Mit einer **Röntgenaufnahme der linken Hand** lässt sich das Knochenalter des Patienten bestimmen, das mit dem chronologischen Alter verglichen wird. Es kann eine **Reifungsverzögerung** des Skelettalters gegenüber dem chronologischen Alter festgestellt werden. Weiterhin kann aus der Bestimmung des Knochenalters eine **Endlängenprognose** für den Patienten errechnet werden.

Sprechen die auxiologischen, klinischen und radiologischen Befunde für einen Wachstumshormonmangel, erfolgt eine **GH-Stimulationstestung,** um die Wachstumshormonsekretion zu bestimmen. Im Kindesalter werden Clonidin- bzw. Arginin-Stimulationstests durchgeführt. Diese erfolgen stets nüchtern. Zeigt sich in einem Test nach Gabe von Arginin oder Clonidin ein GH-Anstieg > 8 ng/ml, ist ein klassischer Wachstumshormonmangel ausgeschlossen. Zur Diagnose eines Wachstumshormonmangels werden zwei Stimulationstests mit einem unzureichenden Wachstumshormon-Anstieg < 8 ng/ml gefordert. Patienten mit einer konstitutionellen Entwicklungsverzögerung oder einer gestörten nächtlichen Wachstumshormonausschüttung zeigen eine normale GH-Stimulation.

Bei präpubertären Kindern, die älter sind als 10 Jahre, erfolgt vor der Testung eine Stimulation durch Sexualhormone (Testosteron oder Östrogen), ein sog. Priming, um einen optimalen Anstieg des Wachstumshormons zu erreichen. ➤ Abb. 27.2 zeigt einen diagnostischen Algorithmus zur Kleinwuchsabklärung.

Vor dem Beginn einer Behandlung mit Wachstumshormon muss zum Ausschluss einer intrazerebralen Raumforderung eine MRT des Schädels erfolgen.

4. Überbringen der Diagnose

Für das anstehende Gespräch sollten Sie sich in **Ruhe** Zeit nehmen. Eine chronische Erkrankung des eigenen Kindes ist für die Eltern ein großer Lebenseinschnitt. Versuchen Sie sich in die Eltern **hineinzuversetzen,** und wählen Sie **einfache,** verständliche Worte.

Das Erst-Gespräch könnte wie folgt verlaufen:

„Sie sind zu uns gekommen, weil Marc weniger schnell wächst als seine Klassenkameraden. Wir haben umfangreiche Untersuchungen durchgeführt und konnten bei Ihrem Sohn als Ursache des Kleinwuchses einen Wachstumshormonmangel feststellen. Der Wachstumshormonmangel ist der häufigste Hormonmangel der Hirnanhangsdrüse. Dieser kann isoliert oder kombiniert mit weiteren Hormonausfällen auftreten. Es besteht im Körper eine unzureichende Ausschüttung des Hormons Somatotropin. Dieses Hormon ist notwendig für das Längenwachstum, aber ebenso entscheidend am Fett-, Zucker-, Muskel- und Knochenstoffwechsel sowie an Hirnfunktionen beteiligt. Glücklicherweise kann das fehlende Hormon durch eine tägliche Gabe von biosynthetisch hergestelltem Wachstumshormon gut ersetzt werden. Ziel ist es, den Mangel des körpereigenen Hormons auszugleichen. Wir erwarten, dass es hierdurch zu einem guten Aufholwachstum kommen wird, sodass Marc nicht mehr der Kleinste in seiner Klasse sein wird. Sollte sich in einer Nachtestung nach Abschluss des Längenwachstums ein weiter bestehender Hormonmangel zeigen, so wird die Therapie in niedriger Dosierung ein Leben lang fortgeführt."

Planen Sie für das Gespräch genügend **Zeit** für Fragen des Patienten und seiner Eltern ein.

MERKE

Um die Diagnose eines Wachstumshormonmangels stellen zu können, müssen zwei Stimulationstests durchgeführt werden.

5. Telefongespräch mit dem Kinderarzt

„Vielen Dank für Ihr Interesse. Wichtig ist für Sie zu wissen, dass Marc von nun an einmal täglich **rekombinantes Wachstumshormon** subkutan spritzen wird. Er und seine Familie wurden diesbezüglich bereits geschult. Die Therapie wird die Familie zu Hause durchführen. Die Dosierung liegt bei 25–35 µg/kg KG/d. Ziel ist, ein möglichst gutes Aufholwachstum vor dem endgültigen Schluss der Wachstumsfugen zu erreichen. Wir sehen Marc einmal im Vierteljahr in der endokrinologischen Sprechstunde bei uns zur Verlaufskontrolle. In diesem Rahmen werden wir die Dosis an das aktuelle Gewicht anpassen und das Wachstumshormon für die kommenden 3 Monate verordnen. Sie werden jedes Mal einen Arztbrief mit den aktuellen Änderungen von uns erhalten.

Wir wären Ihnen dankbar, wenn Sie uns bei Auffälligkeiten unter der Therapie kontaktieren. Therapienebenwirkungen, die beschrieben wurden, sind **Hautirritationen** und **lokale Überempfindlichkeitsreaktionen** im Bereich der Injektionsstelle. Als weitere Nebenwirkung kann eine **Insulinresistenz** auftreten. Deshalb erfolgt einmal jährlich im Rahmen einer großen Laborunter-

suchung bei uns auch eine HbA_{1c}-Bestimmung. Ein **Pseudotumor cerebri** durch gestörte Liquorproduktion und -resorption ist beschrieben. Bei starken Kopfschmerzen bitten wir deshalb um eine sofortige augenärztliche Untersuchung mit Fundoskopie. Die **Epiphysiolysis capitis femoris** ist eine seltene Nebenwirkung; die Pathophysiologie hierzu ist noch unklar. Bei Schmerzen oder Bewegungseinschränkungen erbitten wir eine sofortige kinderchirurgische Vorstellung.
Bei Fragen oder Problemen wenden Sie sich bitte jederzeit gerne an uns. Wir werden Sie durch unsere Arztbriefe über den Therapieverlauf informieren."

MERKE

Leitsymptome des Wachstumshormonmangels:

- Wachstum unterhalb des genetischen Zielbereichs
- Konstant erniedrigte Wachstumsgeschwindigkeit, die über mindestens 6 Monate berechnet wird
- Retardiertes Knochenalter

ZUSAMMENFASSUNG

Eine Vielzahl von Ursachen kann zu **Kleinwuchs** führen. Die Anamnese, der Untersuchungsbefund, der Wachstumsverlauf und die **Wachstumsgeschwindigkeit** geben oft schon wesentliche Hinweise auf die Ursache der Wachstumsstörung. Zur weiteren Abklärung erfolgen eine ausführliche **Labordiagnostik** sowie eine Röntgenaufnahme der linken Hand.
Bei Verdacht auf Wachstumshormonmangel erfolgt eine **Wachstumshormonstimulationstestung.** Bei Diagnosebestätigung erfolgt nach dem Ausschluss einer zerebralen Raumforderung die Therapie mittels subkutaner Gabe von Wachstumshormon.

WAS WÄRE, WENN ...

- ... bei Ihrem Patienten bereits intrauterin ein Kleinwuchs vorgelegen hätte?
  - Auch **SGA-Kinder** (SGA: Small for Gestational Age), deren Geburtsmaße mit Länge oder Gewicht < -2 Standardabweichungen vom Mittelwert (entspricht < 3. Perzentile) liegen und die bis zum 4. Lebensjahr kein Aufholwachstum zeigen, können Anspruch auf eine Wachstumshormontherapie haben.
  - Als wichtige Differenzialdiagnosen bei intrauterinem Kleinwuchs muss neben chronischen Grunderkrankungen immer auch an syndromale Erkrankungen oder die seltene primäre IGF1-Resistenz gedacht werden.

28

Trinkschwäche und Ikterus (7 Tage)

Julia Roeb und Stephanie Putzker

Anamnese

An einem Sonntagvormittag wird Nico, ein reifes männliches Neugeborenes, in gutem Allgemeinzustand nach 6 Tagen stationärem Aufenthalt von der Entbindungsstation nach Hause entlassen. Bei insulinpflichtigem Gestationsdiabetes der Mutter war es bei Nico postnatal zu Hypoglykämien gekommen, weshalb er länger als normal überwacht werden musste und zweimalig eine zusätzliche Kohlenhydratzufuhr benötigte. Die Mutter stillt, aufgrund noch nicht ausreichender Milchmenge wird volladaptierte Säuglingsnahrung zugefüttert. Am Tag darauf erhält die Familie einen Anruf aus der Frauenklinik, woraufhin Nico bei Ihnen in der Ambulanz vorgestellt wird. Aufgrund sprachlicher Probleme weiß die Familie nicht genau, weshalb sie sich bei Ihnen vorstellen muss, die Mutter berichtet aber im gleichen Atemzug, dass das Kind seit heute schlechter trinke und etwas gelber an den Augen sei. Gespuckt habe Nico nie, Stuhl setze er regelrecht ab, anfangs noch schwarzgrün, nun aber gelblich, zerhackt. Die Mutter weiß auch, dass der Arzt der Frauenklinik sagte, sie müsse nicht stationär wiederaufgenommen werden.

Untersuchungsbefund

Wacher, 7 Tage alter männlicher Säugling in gutem AZ. Gewicht 3.390 g (Geburtsgewicht 3.400 g), Temperatur 37,4 °C. Seitengleiche Spontanmotorik, leicht gelbliche Skleren. Guter Hautturgor, Fontanelle im Niveau, keine Lymphadenopathie, keine Struma, Cor und Pulmo auskultatorisch unauffällig. Keine Gaumenspalte.

1. **Was könnte der Anruf aus der Frauenklinik bedeuten?**
2. **Welche Erkrankungen könnten eine sofortige Wiedervorstellung notwendig machen?**
3. **Welche Untersuchungen veranlassen Sie?**
4. **Welche der genannten Erkrankungen können Sie noch vor Kenntnis der Laborresultate therapieren? Wie erklären Sie den Eltern die Therapiedurchführung?**
5. **Welches interdisziplinäre Team benötigen Sie im Verlauf? Welche weiteren, zum Teil apparativen Untersuchungen sollten erfolgen?**

1. Neugeborenen-Screening

Nachdem das Kind am 6. Lebenstag, an einem Sonntagvormittag, entlassen wurde, könnte es sich bei dem Telefonat aus der Geburtsklinik um das nun erhaltene Ergebnis des erweiterten **Neugeborenen-Screenings** mit Abnahme am 3. Lebenstag handeln.

2. Neonatale Erkrankungen, die eine sofortige Wiedervorstellung erforderlich machen

Eine sofortige ambulante Wiedervorstellung könnte bei positivem Screening-Befund für das Vorliegen einer **Hypothyreose** ausreichend sein. Bei allen anderen, deutlich selteneren und schwieriger behandelbaren Erkrankungen, die im Neugeborenen-Screening identifiziert werden können, sollte eine stationäre Aufnahme mit ausführlicher Schulung der Eltern und weiterer Diagnostik erfolgen. Diese Erkrankungen sind: Phenylketonurie (PKU), adrenogenitales Syndrom (AGS), Ahornsiruperkrankung, Biotinidasemangel, Galaktosämie, Glutarazidurie Typ 1, Isovalerianazidämie, Medium-Chain-Acyl-CoA-Dehydrogenase-Mangel (MCAD-Mangel), Long-Chain-Hydroxy-Acyl-CoA-Dehydrogenase-Mangel (LCHAD-Mangel), Very Long-Chain-Acyl-CoA-Dehydrogenase-Mangel (VLCAD-Mangel), Carnitinzyklusdefekte, zystische Fibrose (CF), schwerer kombinierter Immundefekt (SCID).

MERKE

Cave: Sekundäre und tertiäre Hypothyreosen werden beim Neugeborenen-Screening nicht erfasst (Bestimmung von TSH)!

3. Weitere Untersuchungen

Nach Rückfrage in der Frauenklinik erfahren Sie, dass im Neugeborenen-Screening ein **TSH**-Wert von 181 µU/ml festgestellt wurde, den Sie im Serum kontrollieren. Die gleichzeitig erhobene Anamnese in Bezug auf eine mütterliche Schilddrüsenerkrankung ist leer. Auch verneint die Mutter die Frage nach möglicherweise jodhaltigem **Kontrastmittel** oder eingenommenen Medikamenten vor der Entbindung. Sie lassen beim Kind die freien **Schilddrüsenhormone** fT_3 und fT_4 und trotz negativer Familienanamnese die Thyreoglobulin- und TPO-Antikörper (Thyreoperoxidase-Antikörper) sowie Thyreoglobulin bestimmen.

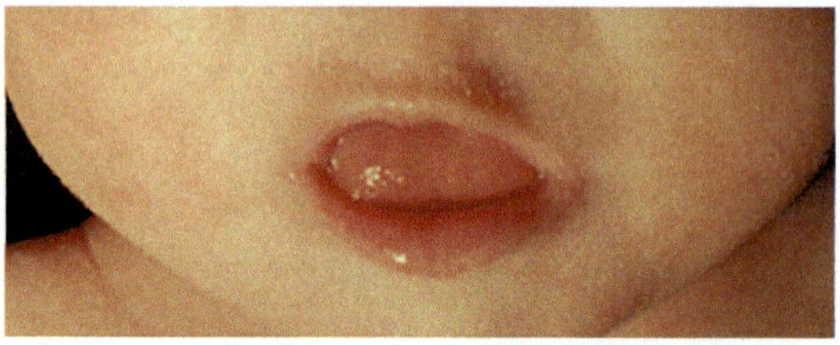

Abb. 28.1 Konnatale Hypothyreose. 8 Wochen alter Säugling mit Icterus prolongatus, Makroglossie und myxödematösen Schwellungen im Wangenbereich. [T409]

Aufgrund des Sklerenikterus mit Trinkschwäche kontrollieren Sie zudem den Bilirubinwert und die Leberenzyme beim Kind. Sie lassen einen Urinbeutel kleben, um Urin zur Bestimmung der **Jodausscheidung** zu versenden. Bei der **klinischen Untersuchung** achten Sie zudem auf typische Zeichen einer Hypothyreose, wie marmorierte Haut, Muskelhypotonie, ödematöse Haut, eingesunkene Nasenwurzel, weite offene Fontanellen, trockene Haut, Makroglossie (➤ Abb. 28.1), Hypothermie, Bradykardie und Nabelhernie. Sie veranlassen eine Sonografie der Schilddrüse. In den meisten Fällen (85 %) wird die Unterfunktion der Schilddrüse durch eine Störung in ihrer Organentwicklung während der Embryonalentwicklung (Agenesie oder Dysgenesie) verursacht. Dabei entsteht gar kein oder zu wenig funktionsfähiges Schilddrüsengewebe.

4. Therapie

Da es sich bei der Vorstellung um die sog. **Konfirmationsdiagnostik** einer konnatalen Hypothyreose mit einem TSH-Wert von > 50 µU/ml handelt, beginnen Sie noch vor Kenntnis der weiteren Laborergebnisse mit einer Therapie mit **Schilddrüsenhormon** (L-Thyroxin) in einer Dosierung von 15 µg/kg KG/d p. o.

Das Gespräch mit den Eltern könnte wie folgt ablaufen: „Bitte geben Sie Ihrem Kind jeden Morgen nüchtern, eine halbe Stunde vor der Mahlzeit, die festgelegte Dosis an L-Thyroxin mit Wasser. Es ist sehr wichtig, auf eine regelmäßige Einnahme zu achten, um das fehlende Hormon zu ersetzen. Das Schilddrüsenhormon ist neben vielen Stoffwechselprozessen entscheidend an der körperlichen und geistigen Entwicklung beteiligt."

Im Fall der hier betreuten Familie ist wegen der Sprachbarriere die Hinzuziehung eines Dolmetschers unverzichtbar.

MERKE

Bei Verdacht auf konnatale Hypothyreose sollte der Therapiebeginn so früh wie möglich, das heißt bereits vor der endgültigen Diagnosebestätigung erfolgen.

5. Interdisziplinäres Team und Verlaufskontrolle

Das Kind muss aufgrund der essenziellen Funktion der Schilddrüsenhormone auf die Gehirnentwicklung v. a. in den ersten 2 Lebensjahren engmaschig an einen Kinderarzt mit Erfahrung auf dem Gebiet der konnatalen Hypothyreose oder an ein pädiatrisches **endokrinologisches Zentrum** angebunden sein. In den ersten Wochen bis zur Normalisierung des TSH-Werts (< 10 µU/ml) muss die Anbindung sogar wöchentlich erfolgen. Danach können die Abstände schrittweise vergrößert werden. Die engmaschige Kontrollbedürftigkeit ist v. a. wegen der rasanten Körpergewichtszunahme im 1. Lebensjahr und der damit notwendigen Dosisanpassung erforderlich.

Eine **Hörtestung** sollte in halbjährlichen Abständen durchgeführt werden.

Im Alter von 1 Jahr sollte bei jedem Kind mit konnataler Hypothyreose eine **entwicklungsneurologische** Untersuchung erfolgen, am besten durch einen **Neuropädiater**.

Im Alter von 2–3 Jahren sollte erneut auf das Vorhandensein funktionierenden Schilddrüsengewebes untersucht werden. Hierzu wird eine **Schilddrüsensonografie** durchgeführt, ggf. kann daran anschließend ein Schilddrüsenhormon-**Auslassversuch** mit anschließender **Schilddrüsenszintigrafie** erfolgen. Diese Untersuchungen sollten von einem **pädiatrischen Endokrinologen** geplant und beurteilt werden.

ZUSAMMENFASSUNG

Dank des erweiterten Neugeborenen-Screenings ist das Vollbild der **konnatalen Hypothyreose,** der sog. Kretinismus, eine Rarität geworden. Dennoch ist sorgfältiges Handeln nach Kenntnis eines **erhöhten TSH-Werts** notwendig. Eine Konfirmationsdiagnostik sollte spätestens nach 1 Woche erfolgen, die **Therapie** mit 15 µg/kg KG L-Thyroxin sollte bei Bestätigung der Diagnose so rasch wie möglich erfolgen.

WAS WÄRE, WENN ...

- ... Sie bei Ihrem Patienten in der Schilddrüsensonografie loco typico kein Schilddrüsengewebe darstellen könnten?
  – Entscheidend ist die Laborbestimmung von **Thyreoglobulin.** Thyreoglobulin ist ein Protein der Schilddrüse und gilt als Marker für die Syntheseleistung. Dieses Glykoprotein wird in den Thyreozyten gebildet. Ist kein Thyreoglobulin nachweisbar, so sollte an eine Athyreose gedacht werden. Ist Thyreoglobulin bestimmbar, liegt sehr wahrscheinlich eine ektope Schilddrüse vor. Diese liegt meist unter- und oberhalb des Zungenbeins und über dem Schildknorpel. Sollte sich dieses sonografisch nicht darstellen lassen, kann eine Szintigrafie erfolgen.

29

Hohes Fieber, petechiale Einblutungen und Bewusstseinstrübung (4 Jahre)

Julia Roeb

Anamnese

Bei Lara, einem 4-jährigen Mädchen, bestehen seit dem Vortag hohes Fieber bis 40,1 °C und Schüttelfrost. Mit Paracetamol lässt sich das Fieber nur vorübergehend senken. Sie klagt über Schmerzen in Hand- und Fußgelenken, jede Bewegung schmerzt. Weiterhin hat Lara zweimal erbrochen. Sie wirkt jetzt zunehmend müde. Die Symptome haben ganz plötzlich begonnen. Lediglich eine Rhinitis ist den Eltern in den letzten Tagen aufgefallen. Lara ist bisher immer gesund gewesen.

Untersuchungsbefund

4 1/12 Jahre alte Patientin in deutlich reduziertem AZ. Größe 125 cm, Gewicht 24 kg, Temperatur 39,5 °C. HF 105/Min., RR 90/60 mmHg. Kleine, stecknadelkopfgroße, nicht wegdrückbare Einblutungen am Stamm und an beiden Unterschenkeln, keine Hämatome. Starke Lichtempfindlichkeit. Bulbo- und Okulomotorik unauffällig. Deutliche Nackensteifigkeit. Sonstige pädiatrische Untersuchung unauffällig.

1. **Wie lautet Ihre Verdachtsdiagnose? Können Sie die Erkrankung kurz definieren?**
2. **Welche Diagnostik veranlassen Sie?**
3. **Welche Differenzialdiagnosen fallen Ihnen ein?**
4. **Bitte skizzieren Sie die Behandlung der Erkrankung.**
5. **Sie rufen Ihren Kollegen aus der Ambulanz an, der die Patientin aufgenommen hat. Warum? Wie könnte das Gespräch ablaufen?**
6. **Wie schätzen Sie die Prognose der Erkrankung ein?**

1. Verdachtsdiagnose

Die Leitsymptome sind hohes Fieber, Erbrechen und Gelenkschmerzen. Bei der klinischen Untersuchung fallen ein deutlich reduzierter Allgemeinzustand, stecknadelkopfgroße Einblutungen an der Haut, ein Meningismus sowie eine ausgeprägte Lichtempfindlichkeit auf. Es sollte daher sofort an eine **Meningitis** gedacht werden. Bei Petechien im Rahmen einer Meningitis müssen immer **Meningokokken** in Betracht gezogen werden. Petechien treten als Zeichen einer disseminierten intravasalen Koagulopathie auf. Dieser liegt eine Infektion mit unbeweglichen, intrazellulär gelegenen gramnegativen Diplokokken (Neisseria meningitidis) zugrunde. Sie besiedeln vor allem den Nasenrachenraum. 5–10 % der Europäer sind asymptomatische Träger. Die Übertragung erfolgt durch Tröpfcheninfektion. Die Inkubationszeit beträgt meist weniger als 4, maximal 10 Tage. Am häufigsten erkranken Säuglinge im 1. Lebensjahr. In Deutschland wird die Erkrankung meist durch den Serotyp B (ca. 70 %) verursacht. Die schwerste Form der Meningokokkeninfektion ist das **Waterhouse-Friderichsen-Syndrom.** Neben Petechien (➤ Abb. 29.1) kommt es rasch zu flächenhaften Blutungen. Hämorrhagische Infarkte treten auf, die meist die Nebenniere (suprarenale Apoplexie) betreffen. Durch die beim Zellzerfall freigesetzten Endotoxine kommt es zu einer Verbrauchskoagulopathie. Oft zeigt sich ein fulminanter Verlauf, der bis zum Tod führen kann. Eine intensivmedizinische Überwachung der Patienten ist zwingend notwendig.

2. Diagnostik

Entscheidend ist das Legen eines intravenösen Zugangs. Hierbei kann die erforderliche Blutentnahme durchgeführt werden. Umgehend muss dann, nach Aufklärung der Eltern, eine **Liquordiagnostik** erfolgen (Fall 4 und Fall 10). Bei einer schweren, bakteriellen Infektion kann der Liquor eitrig sein. Es liegt eine massive Pleozytose vor. Das Liquoreiweiß ist meist erhöht, die Liquorglukose erniedrigt. Das Sediment ist granulozytär. Die Mikroskopie des Ausstrichs sollte erfolgen. Häufig ist ein Latex-Agglutinationstest zum Antigen-Nachweis hilfreich. Eine Liquor- und Blutkultur sollte stets angelegt werden.

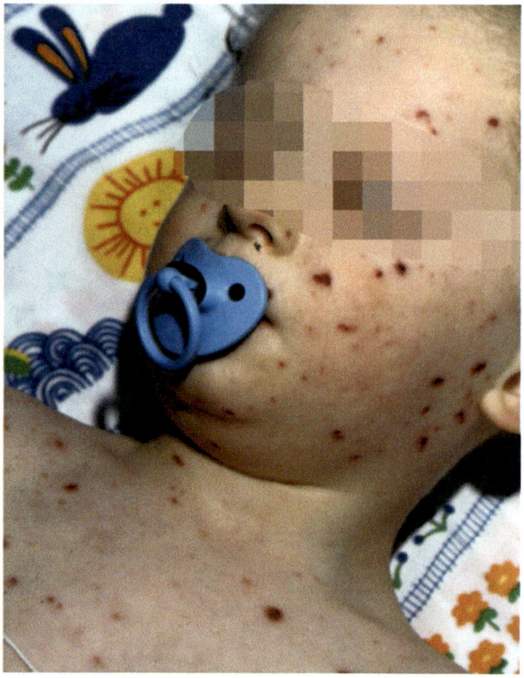

Abb. 29.1 Meningokokkensepsis. Petechiale Hautblutungen und Bewusstseinstrübung. [T409]

Bei der **Blutuntersuchung** finden sich meist die Zeichen einer bakteriellen Infektion: Leukozytose und Linksverschiebung, ggf. Thrombozytopenie und Anämie, CRP-Erhöhung, pathologische Gerinnungsparameter. Eine Glukose-Messung ist zur Berechnung des Quotienten aus Blut- und Liquorglukose notwendig. Weiterhin sollten eine Blutgasanalyse erfolgen und die Elektrolyte im Serum bestimmt werden (➤ Tab. 29.1).

3. Differenzialdiagnosen

- **Akute allergische Vaskulitis:** Diese geht mit petechialen Einblutungen, aber ohne Meningismus einher.
- **Purpura Schoenlein-Henoch:** Hier zeigen sich petechiale Einblutungen hauptsächlich an den Extremitäten und am Gesäß, typischerweise nicht stammbetont.
- **Leukämie oder toxisches Schocksyndrom:** Hierfür untypisch ist der Meningismus. Zum

Tab. 29.1 Liquorbefunde bei Meningitis

	Bakterielle Meningitis	Virale Meningitis
Aussehen	Trüb	Klar
Leukozyten	> 1.000/μl	< 1.000/μl
Zelltyp	Granulozyten	Lymphozyten
Glukose Liquor-/Serum-Glukose	< 30 mg/dl < 0,3	≥ 30 mg/dl > 0,3
Eiweiß	> 40 mg/dl > 100 mg/dl (reif geborene Säuglinge) > 150 mg/dl (Frühgeborene)	< 160 mg/dl
Laktat	Erhöht	Normal

Ausschluss einer Leukämie ist die Anfertigung eines Differenzialblutbildes hilfreich.

- **Intrazerebrale Raumforderung:** Sie kann mit Meningismus einhergehen. Meist sind jedoch weitere neurologische Auffälligkeiten zu erwarten. Petechiale Hautauffälligkeiten treten nicht auf.

4. Therapie

Entscheidend ist ein **rascher Therapiebeginn** nach erfolgter Diagnostik. Lara muss mindestens 24 Stunden nach Behandlungsbeginn isoliert werden. Bei einer Meningokokkensepsis steht die **Therapie des Kreislaufversagens** im Vordergrund. Eine **intravenöse antibiotische Therapie** mit einem Cephalosporin der 3. Generation (Cefotaxim oder Ceftriaxon) wird empfohlen. Häufig erfolgt bis zum Erregernachweis eine Behandlung mit einem Cephalosporin der 3. Generation und Ampicillin (somit wird beispielsweise auch die Listerienlücke geschlossen). Die Antibiotika werden dann meist in Meningitis-Dosis verabreicht: Cefotaxim 200 mg/kg KG/d, Ceftriaxon 100 mg/kg KG/d, dann weiter mit 75 mg/kg KG/d und Ampicillin 150 mg/kg KG/d. Nur bei einer Behandlung mit einem Cephalosporin der 3. Generation erfolgt eine sichere Eradikation der Keime des Nasopharynx. Die Behandlungsdauer der Meningitis beträgt bis zu 7 Tage.

Einige Zentren führen eine initiale Behandlung mit **Dexamethason** durch (2 × 0,4 mg/kg KG für 2 Tage), um postmeningitische Komplikationen zu verhindern.

Lara erhält außerdem eine Antipyrese bei Bedarf sowie eine ergänzende Infusionstherapie.

Bei einer disseminierten intravasalen Gerinnungsstörung wird unter Umständen die Gabe von Low-Dose-Heparin und Frischplasma notwendig. Therapiemöglichkeiten wie Gewebe-Plasminogenaktivator, Prostazyklin und AT-III können in Betracht gezogen werden.

Die STIKO empfiehlt zur Prophylaxe der Meningokokkenmeningitis und -sepsis die Durchführung einer **Meningokokkenimpfung** im Alter von 12 bis 24 Monaten gegen die Serogruppe C mit einem Polysaccharid-Konjugatimpfstoff. Circa jede 5. Erkrankung wird durch den Serotyp C verursacht.

Gegen den Serotyp B ist mittlerweile auch ein Impfstoff verfügbar.

Der Erkrankungsverdacht, die Erkrankung und der Tod sind innerhalb von 24 Stunden namentlich beim Gesundheitsamt zu melden.

5. Telefongespräch

Nach Diagnosestellung müssen alle Kontaktpersonen der Patientin zeitnah informiert werden. Denken Sie auch interprofessionell. Das Telefongespräch mit Ihrem Ambulanzkollegen könnte wie folgt ablaufen:

„Du erinnerst dich an die 4-jährige Lara, die du im Notdienst mit V. a. Meningitis aufgenommen hast? Bei ihr wurde eine Meningokokkeninfektion nachgewiesen. Daher sollten alle Personen, die mit Lara Kontakt hatten, umgehend informiert werden, um schnellstmöglich eine Chemoprophylaxe mit Rifampicin, Ceftriaxon oder Ciprofloxacin einzunehmen. Bitte übernimm du die Organisation für das Ambulanzpersonal und informiere bitte v. a. das Pflegepersonal, das am Aufnahmetag Dienst hatte. Vielen Dank."

Alle engen Kontaktpersonen müssen über Frühsymptome aufgeklärt werden. Sie erhalten eine **Chemoprophylaxe** mit Rifampicin (20 mg/kg KG/d in 2 Gaben) oder eine einmalige Gabe von Ceftriaxon intramuskulär oder intravenös oder bei > 18 Jahren einmalig Ciprofloxacin 500 mg oral.

Wichtig sind gute Hygienemaßnahmen wie Kittelpflege, Mundschutz etc. Eine Prophylaxe ist bis 10 Tage nach dem letzten Kontakt durchzuführen.

6. Prognose

Die Letalität der isolierten Meningokokkenmeningitis liegt bei 1–4 %, bei einer Meningokokkensepis bei 5–25 %, teilweise reichen die Angaben sogar bis 50 %.
Ein Waterhouse-Friderichsen-Syndrom tritt bei ca. 15 % der Patienten auf und führt in 90–95 % der Fälle zum Tod.
Spätschäden der Meningokokkenmeningitis können Seh- und Hörstörungen, Hirnnervenlähmungen, epileptische Anfälle, Konzentrationsstörungen, eine psychomotorische Entwicklungsverzögerung, ein Hydrozephalus, Hemiplegie, große Hautschäden, Nekrosen im Bereich der Extremitäten und Verhaltensstörungen sein.

MERKE

Bei Kindern mit deutlich reduziertem Allgemeinzustand, Somnolenz, Meningismus und petechialen Einblutungen muss immer an eine Meningokokkeninfektion gedacht werden!

ZUSAMMENFASSUNG

Die Meningokokkenmeningitis ist ein schweres Krankheitsbild. Schnell kann sich ein **foudroyanter Verlauf** bis hin zu einem Waterhouse-Friderichsen-Syndrom entwickeln. Die Leitsymptome sind ein deutlich reduzierter Allgemeinzustand mit Bewusstseinstrübung, Meningismus und petechiale Einblutungen der Haut. Eine **intensivmedizinische Betreuung** ist zwingend notwendig. Umgehend nach der Diagnostik muss noch vor Erhalt der Ergebnisse mit einer antibiotischen Therapie begonnen werden! Die Letalität bei Auftreten eines Waterhouse-Friderichsen-Syndroms liegt bei 90–95 %.

WAS WÄRE, WENN …

- … Lara sich in gutem Allgemeinzustand mit Petechien an beiden Unterschenkeln und Bauchschmerzen bei Ihnen vorstellte? Vor gut einer Woche litt sie an einem Infekt der oberen Atemwege, der eigentlich schon ausgeheilt ist.
  - Hier sollten Sie an eine **Purpura Schoenlein-Henoch** denken, eine Vaskulitis der kleinen Gefäße. Es handelt sich um eine Multisytemerkrankung, die neben der Haut oft den Gastrointestinaltrakt, die Niere und die Gelenke betrifft und selten auch den Hoden und das ZNS. Die genaue Pathogenese ist nicht bekannt. Meist erkranken Kinder zwischen dem 2. und dem 10. Lebensjahr. Häufig gehen der Purpura Schoenlein-Henoch Infekte voraus. Der Allgemeinzustand der Kinder ist meist gut. Beeinträchtigend sind die extrakutanen Symptome wie beispielsweise Gelenkschmerzen, Bauchschmerzen, Darminvaginationen, blutige Stühle, Pankreatitiden oder ein Gallenblasenhydrops. Eine schwere renale Beteiligung bis hin zur chronischen Niereninsuffizienz ist sehr selten. Die meisten Patienten zeigen bei renaler Beteiligung oft nur eine Hämaturie oder Proteinurie.
  - Die Diagnose wird klinisch gestellt. Bei einem Teil der Patienten findet sich eine Serum-IgA-Erhöhung. Die Therapie ist symptomatisch und erfolgt überwiegend ambulant. Eine Immobilisation ist nur bei schweren Verläufen notwendig. Bei Schmerzen ist Paracetamol indiziert. Bei abdomineller Symptomatik kommen Kortikosteroide zum Einsatz. Bei Nephritis sollte eine nephrologische Anbindung erfolgen. Meist verläuft die Purpura Schoenlein-Henoch selbstlimitierend. Rezidivierende Verläufe kommen vor.

30

Übergewicht und Stimmungstief (13 Jahre)

Laura Hecher und Stephanie Putzker

Anamnese

Ein 13-jähriges Mädchen wird wegen einer übermäßigen Gewichtszunahme und eines Wachstumsstillstands in Ihrer Ambulanz vorgestellt. Gleichzeitig berichtet die besorgte Mutter über eine depressive Verstimmung seit ca. 6 Wochen, das sonst fröhliche Kind ziehe sich immer mehr zurück, lese viel und habe nur noch wenig soziale Kontakte.

Untersuchungsbefund

13 Jahre altes, zurückhaltendes Mädchen in adipösem EZ mit schlanken Extremitäten. Größe 140 cm, Gewicht 64 kg, BMI 32,7 kg/m^2, RR 135/90 mmHg, HF 101/Min. Volles, rundes Gesicht; dezent angedeuteter Stiernacken, leichte Akne im Gesicht. Cor, Pulmo, Abdomen und neurologischer Status unauffällig.

1. **Welche weiteren Informationen benötigen Sie anamnestisch?**
2. **Wie lauten Ihre Differenzialdiagnosen?**
3. **Welche Laboruntersuchungen veranlassen Sie und welche Schlüsse ziehen Sie aus den Befunden?**
4. **Welche apparativen Untersuchungen lassen Sie durchführen?**
5. **Welche Therapiemöglichkeiten bestehen?**
6. **Nennen Sie Langzeitkomplikationen der Erkrankung.**

1. Anamnese

Zunächst interessieren Sie die **Wachstumskurve** und der **Gewichtsverlauf** über die letzten Jahre. Hierzu legen Sie anhand der Werte aus dem gelben Kindervorsorgeheft eine **Perzentilenkurve** für Größe und Gewicht des Mädchens an. Die Körpergröße liegt aktuell unterhalb der 3. Perzentile, das Gewicht zwischen der 90. und 97. Perzentile. Nun benötigen Sie zudem die elterlichen Größen und die elterlichen Gewichtsangaben. Kinder adipöser Eltern sind meist ebenfalls adipös. Sie stellen fest, dass das Körpergewicht innerhalb des letzten Jahres von der 10. Perzentile auf den heutigen Wert angestiegen ist und die Körpergröße im selben Zeitraum stillstand. Die Eltern der Patientin sind weder kleinwüchsig noch übergewichtig. Eine 15-jährige Schwester sei schlank und mittlerweile 164 cm groß. Die Ernährungsanamnese ergibt keine hyperkalorische Ernährung. Die psychosoziale Anamnese ist bis auf den beschriebenen Rückzug unauffällig. Auf gezielte Nachfrage berichtet die Patientin zudem über schon länger bestehende Kopfschmerzen. Medikamente würden nicht regelmäßig eingenommen. Verdauungsprobleme bestehen nicht.

2. Differenzialdiagnosen

In Bezug auf die **Adipositas** könnten u. a. folgende Ursachen vorliegen:

- Physiologische Gewichtszunahme bei Pubertätsbeginn
- Hyperalimentation
- Hormonelle/endokrinologische Störungen: Hypothyreose, Cushing-Syndrom, kongenitaler Hyperinsulinismus, hypothalamische Störung
- Immobilisation durch Systemerkrankung/Skeletterkrankung
- Genetisches Syndrom, das mit Adipositas assoziiert ist: Prader-Willi-Syndrom, Cohen-Syndrom, Bardet-Biedl-Syndrom
- Störungen des Essverhaltens
- Iatrogen: Medikamente

In Bezug auf die **sekundäre Kleinwüchsigkeit** kommen folgende Differenzialdiagnosen in Betracht:

- Alimentär: Mangelernährung, Fehlernährung, Malabsorption
- Konstitutionelle Entwicklungsverzögerung (Knochenalter und Körperlänge retardiert)
- Hormonelle/endokrinologische Störungen: Hypothyreose, Panhypopituitarismus, Wachstumshormonmangel, Cushing-Syndrom, androgenitales Syndrom, hypothalamische Störung
- Systemerkrankung: Neoplasie, Magen-Darm-Erkrankungen, Mukoviszidose
- Metabolische Erkrankungen: Glykogenosen, Speicherkrankheiten
- Iatrogen: Bestrahlung, Chemotherapie, Medikamente (z. B. Glukokortikoid- oder ACTH-Therapie)

Die beiden Hauptsymptome **Kreuzung der Längenperzentile nach unten** und **zeitgleiche Kreuzung der Gewichtsperzentile nach oben** lassen sich v. a. bei den endokrinologischen Störungen vereinen. Sowohl das **Cushing-Syndrom** als auch die **Hypothyreose** können mit **Stimmungsschwankungen, Depression oder Verhaltensauffälligkeiten** einhergehen.

MERKE

Fällt im Kindesalter eine **Kreuzung der Längenperzentile nach unten** sowie eine **zeitgleiche Kreuzung der Gewichtsperzentile nach oben** auf, sollten ein **Cushing-Syndrom** sowie eine **Hypothyreose** ausgeschlossen werden.

3. Ergänzende Laboruntersuchungen

Zunächst erfolgt eine **endokrinologische Basislaboruntersuchung** mit Bestimmung folgender Werte im Plasma:

- Freies Kortisol im 24-Stunden-Urin
- Mitternachtsspeichelkortison
- IGF1 (DD Wachstumshormonmangel)
- TSH und fT4 (DD Hypothyreose)

Zudem sollte eine **Basisdiagnostik** mit Blutbild, Elektrolyten, Blutzucker, CRP, Eisen, Ferritin, Cholesterin und Triglyceriden sowie Leber- und Nierenwerten erfolgen.

Erhärtet sich der Verdacht auf einen Hyperkortisolismus, kann ein **niedrig dosierter Dexamethason-Hemmtest** angeschlossen werden. Hier wird vom Patienten 15 µg/kg KG (max. 1 mg) Dexamethason um 23 Uhr eingenommen und am Folgetag um 8 Uhr morgens der Kortisolwert (zeitgleich ein ACTH-Wert im Plasma) bestimmt.

Ist der Morgenkortisolwert supprimiert bzw. liegt er unterhalb der Norm (< 1,8 µg/dl), so ist ein Cushing-Syndrom unwahrscheinlich. Bleibt die Suppression der Glukokortikoidsynthese aus, sollten weiterführende

Tab. 30.1 Untersuchungen zur Differenzierung der Genese eines Hyperkortisolismus

	ACTH-Spiegel	CRH-Test		Dexamethason-Hemmtest	
				Kurztest	Langtest
	Basal, morgens	Messung vor und nach der Gabe von CRH		(einmalig)	(über 2 Tage)
		ACTH	Kortisol	Kortisol	Kortisol
Normal	normal	↑	↑	↓	↓
Adrenal	↓	↔	↔	↔	↔
Zentral	↑	↑	↑	↔	↓
Ektop	↑	↔	↔	↔	↔

Untersuchungen zur Differenzierung des Entstehungsortes des Hyperkortisolismus veranlasst werden (➤ Tab. 30.1).

Beim hoch dosierten **Dexamethason-Langtest** erfolgt alle 6 h (über 48 h/2 d) eine Dexamethasongabe von 30 µk/kgKG (max. 2,0 mg) mit anschließender Kortisolbestimmung um 8 Uhr des Folgetags. Beim **primären / adrenalen** Hyperkortisolismus, der **ACTH-unabhängigen** Form, handelt es sich um eine autonome Kortisolüberproduktion der Nebenniere. Dies ist die häufigste Ursache eines Cushing-Syndroms vor dem Schulalter. Ursächlich sind meist kortisolsynthetisierende **adrenokortikale Tumoren oder bilaterale adrenokortikale Hyperplasien.** Der **sekundäre** Hyperkortikolismus, die **ACTH-abhängige** Form, lässt sich in den **zentralen,** den **Morbus Cushing,** und den **ektopen** Hyperkortikolismus einteilen. Beim Morbus Cushing, der häufigsten Ursache bei Kindern über 7 Jahren, handelt es sich in ca. 80 % der Fälle um **Mikroadenome des Hypophysenvorderlappens.** Einem ektopen Hyperkortisolismus liegt meist eine ACTH-Sekretion im Rahmen eines paraneoplastischen Syndroms zugrunde. Er tritt im Kindesalter kaum auf.

4. Apparative Untersuchungen

Zur Abklärung der Wachstumsstörung kann ein Röntgenbild der linken Hand angefertigt werden, um eine **Knochenalterbestimmung** durchzuführen. Eine **augenärztliche Untersuchung** mit Perimetrie sollte in Bezug auf die Kopfschmerzsymptomatik veranlasst werden. Eine **Sonografie des Abdomens,** v. a. der Nebennieren, kann versucht werden, ist aber meist nicht ausreichend zum sicheren Ausschluss eines Nebennierentumors. Bei hinreichendem Verdacht auf ein ACTH-unabhängiges Cushing-Syndrom sollte daher eine ergänzende Bildgebung der Nebenniere durch eine Kontrastmittel-MRT erfolgen.

Eine **MRT des Schädels** mit Kontrastmittel sollte bei Verdacht auf ein ACTH-abhängiges Cushing-Syndrom veranlasst werden. Ca. 95 % der ACTH-produzierenden Hypophysenadenome sind Mikroadenome, was die Detektion erschwert. Daher ist bei nicht eindeutigem MRT-Befund der CRH-Test als Differenzierung von hypophysärem Morbus Cushing und ektopem ACTH-Syndrom sinnvoll. Bei einem Kortisolanstieg von < 20 % nach der CRH-Stimulation sollte aufgrund des Verdachts auf ein ektopes ACTH-abhängiges Cushing-Syndrom eine Kontrastmittel-MRT von Hals, Thorax und Abdomen erfolgen.

5. Therapiemöglichkeiten

Bei Vorliegen eines **Hypophysenadenoms** hat sich im Kindesalter die transsphenoidale Resektion des Mikroadenoms mit einer Erfolgsrate von ca. 80 % etabliert. Bei persistierendem Morbus Cushing auch nach der Operation wird eine zusätzliche Radiotherapie der Hypophyse empfohlen.

Sollte ein **Nebennierentumor** bzw. eine -metastase der Ort der ACTH-Synthese sein, ist eine chirurgische Tumorresektion zu empfehlen. Je nach Größe, Resektionsstatus und histologischem Befund schließt sich eine entsprechende postoperative Therapie mittels Bestrahlung oder Chemotherapie an.

Postoperativ kommt es meist zu einer potenziell lebensbedrohlichen Nebenniereninsuffizienz (**Addison-Krise**). Perioperativ ist daher eine **Hydrokortisonsubstitution** in erhöhter Stressdosis notwendig (3-facher Tagesbedarf). Nach einigen Tagen kann diese auf einen Tagesbedarf von ca. 10–12 mg Hydrokortison/m^2/d reduziert werden. Wichtig ist eine entsprechende Aufklärung der Eltern und des Patienten bezüglich Stressmanagement (Erhöhung der Hormonsubstitution auf die Stressdosis im Falle von Fieber, Infekt, Operationen etc.) und Notfallmedikation.

Zudem sollten postoperativ über einige Tage Natrium- und Urinkontrollen (spezifisches Gewicht) erfolgen sowie eine Bilanz geführt werden, um einen möglichen **ADH-Mangel** frühzeitig zu erkennen und ggf. eine Desmopressin-Substitution einzuleiten.

Ca. 75 % der Patienten zeigen innerhalb von 18 Monaten eine Normalisierung der Nebennierenfunktion. Wichtig ist in jedem Fall eine **endokrinologische Anbindung** zur regelmäßigen Kontrolle der Nebennierenfunktion.

MERKE

Peri- und postoperativ ist unbedingt an eine potenziell lebensbedrohliche Addison-Krise zu denken und ein entsprechendes Monitoring mit Hormonsubstituion sowie die Patientenaufklärung sicherzustellen.

6. Langzeitkomplikationen beim Cushing-Syndrom

Die Überproduktion an Kortisol, einem prodiabetogenen Hormon, kann zu einer **diabetischen Stoffwechsellage** führen. Deshalb sollte die Bestimmung des Nüchternglukose- und HbA_{1c}-Wertes und ggf. ein oraler Glukosetoleranztest erfolgen. Eine weitere wichtige Langzeitkomplikation ist die Entwicklung eines **arteriellen Hypertonus.** Bis zur kausalen Therapie ist daher auf eine gute Blutdruckeinstellung zu achten.

Auch nach Behandlung des Cushing-Syndroms zeigt sich oftmals nur ein unzureichendes **Aufholwachstum,** sodass eine endokrinologische Anbindung zur Kontrolle der Wachstumshormone unerlässlich ist.

MERKE

Typisches Bild eines Cushing-Syndroms im Kindesalter: Wachstumsverzögerung bei übermäßiger Gewichtszunahme (➤ Abb. 30.1).

ZUSAMMENFASSUNG

Das klinische Bild eines Cushing-Syndroms ist durch **Stammfettsucht, Stiernacken und Vollmondgesicht** gekennzeichnet. Bei Kindern besteht häufig eine generalisierte Adipositas. Hinzu können **Osteoporose, Muskelschwund, Adynamie** und **Verhaltensauffälligkeiten** kommen (➤ Abb. 30.2). Im Perzentilenverlauf zeigt sich bei **übermäßiger Gewichtszunahme** typischerweise ein **Wachstumsstillstand.**

Der **exogene** Hyperkortikolismus, durch lang dauernde hoch dosierte Glukokortikoid- oder ACTH-Therapie, ist im Kindesalter die häufigste Ursache. Bei Kindern über 7 Jahren liegt häufig ein **zentraler Morbus Cushing,** in 80 % der Fälle aufgrund von Mikroadenomen des Hypophysenvorderlappens, vor. Bei Kindern vor dem Schulalter ist eine autonome Kortisolüberproduktion der Nebennieren häufiger.

Eine rasche Diagnostik zur Verhinderung von Langzeitkomplikationen wie der diabetischen Stoffwechsellage, Hypertonie und Wachstumsstillstand ist wichtig. Diese erfolgt anhand eines Algorithmus, der sowohl laborchemische als auch bildgebende Verfahren beinhaltet.

Meist ist eine **Resektion** der entsprechenden Tumoren die Therapie der Wahl. Dabei sind eine **peri- und postoperative Kontrolle der Hypophysenhormone** sowie die ambulante endokrinologische Anbindung unbedingt sicherzustellen.

WAS WÄRE, WENN …

- … die Patientin aufgrund einer vorangegangenen zerebralen Vaskulitis eine hoch dosierte Steroidtherapie erhalten würde?
  - Dann wäre die exogene Kortisonzufuhr die wahrscheinlichste Ursache des Cushing-Syndroms. In diesem Fall müsste die Notwendigkeit der Kortisontherapie überdacht werden. Im Falle einer Fortführung der Kortisontherapie muss v. a. eine gute medikamentöse Blutdruckeinstellung erfolgen. Eine diabetische Stoffwechsellage wird im Falle eines iatrogenen Cushing-Syndroms nur selten gesehen. Die klinischen Symptome der Stammfettsucht und des Vollmondgesichts sind in der Regel nach Beendigung der Kortisontherapie rückläufig. Zum Schutz vor Osteoporose sollte eine ergänzende Therapie mit Kalzium und Vitamin D erfolgen.
- … die Patientin postoperativ plötzlich 3 l Wasser trinken würde und dennoch eine Minusbilanz von 2.000 ml aufweisen würde?
  - Dann müsste man von einem ADH-Mangel aufgrund einer postoperativen Hypophysenhinterlappeninsuffizienz ausgehen und umgehend mit einer Desmopressin-Substitution beginnen. Diese sollte zunächst bedarfsgerecht unter Überwachung der Natriumkonzentration, des spezifischen Gewichts und der Bilanz erfolgen.

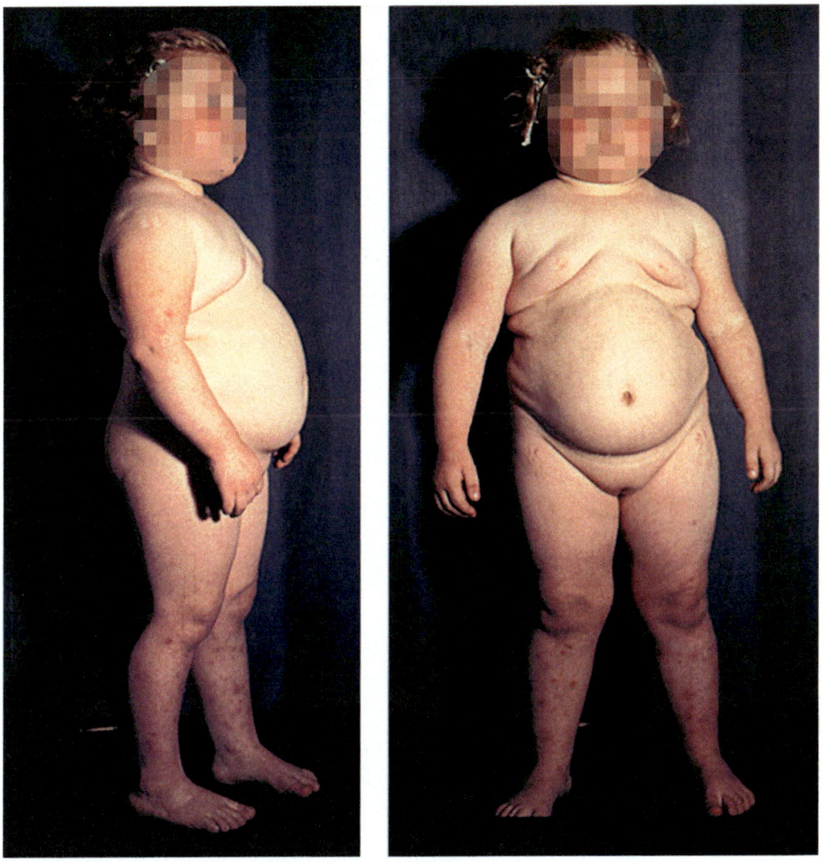

Abb. 30.1 Generalisierte Adipositas bei einem Kleinkind mit Cushing-Syndrom. [T409]

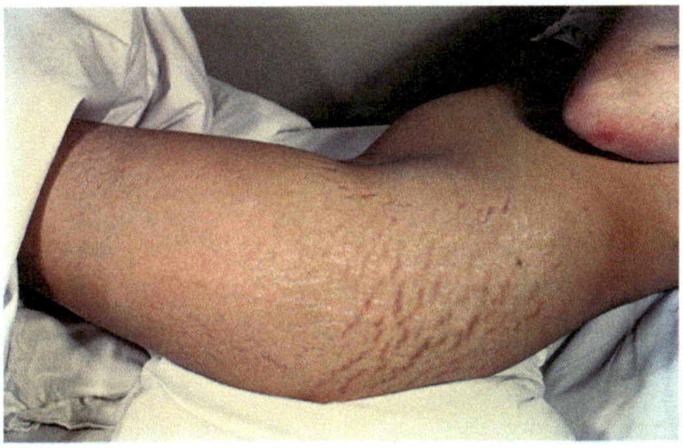

Abb. 30.2 Striae rubrae beim Cushing-Syndrom. [T409]

31

Frühgeborenes mit Bradykardie, Apnoen und distendiertem Abdomen (20 Tage)

Laura Hecher, Nariman Mokhaberi und Alexandra Pohl

Anamnese

Auf der neonatologischen Intensivstation liegt ein 20 Tage altes Frühgeborenes (26 + 5 SSW, Geburtsgewicht 850 g). Die Ernährung mit Formulamilch über Magensonde wurde bislang komplikationslos vertragen. Am 20. Lebenstag fielen Bradykardien mit Apnoen, eine Temperaturinstabilität sowie eine zunehmende Distension des Abdomens auf.

Untersuchungsbefund

20 Tage altes Frühgeborenes in reduziertem AZ. Graues Hautkolorit, Rekapillarisierungszeit 4 Sek. Abdomen deutlich distendiert, lokale Rötung im Bereich des rechten Hemiabdomens, Resistenz im rechten Unterbauch tastbar. Intubiert, Pulmo seitengleich beatmet. Herztöne rein und regelmäßig, 2/6 Systolikum.

Laborbefunde

Leukozyten 1,5 Mrd./l (6,0–17,5 Mrd./l), Thrombozyten 78 Mrd./l (150–500 Mrd./l), CRP 87 mg/l (< 5 mg/l), BGA: pH 7,2 (7,35–7,45), aktuelles Bikarbonat: 19 mmol/l (22–26 mmol/l), Natrium 124 mmol/l (135–145 mmol/l).

1. Benennen Sie mögliche Ursachen für die klinische Verschlechterung.

2. Erläutern Sie die Pathophysiologie der Erkrankung.

3. Beschreiben Sie die Leitsymptome und eine Möglichkeit der Stadieneinteilung nach Schweregrad.

4. Beschreiben Sie die therapeutischen Maßnahmen.

5. Welche Komplikationen können auftreten?

6. Welche Präventivmaßnahmen sind Ihnen bekannt?

1. Differenzialdiagnose

Die kardiopulmonale Instabilität und die damit verbundene rasche klinische Verschlechterung des Kindes deuten auf eine generalisierte Infektion (SIRS/Sepsis) hin. Ursächlich hierfür ist in diesem Fall das klinische Bild eines **akuten Abdomens.** Zu den wichtigsten differenzialdiagnostischen Erkrankungen bei Neugeborenen, die zu diesem Bild führen können, zählen der **Mekoniumileus** bei zystischer Fibrose, mechanische Darmerkrankungen wie der **Morbus Hirschsprung,** der **Volvulus** bei Malrotation, **gastrointestinale Blutungen** sowie lokalisierte **intestinale Perforationen** mit Ileus. Die häufigste Ursache eines akuten Abdomens bei Früh- und Neugeborenen ist jedoch die **nekrotisierende Enterokolitis** (NEK). Diese ist charakterisiert durch eine kontinuierlich oder disseminiert auftretende gastrointestinale Entzündung. In etwa 40 % der Fälle betrifft sie das terminale Ileum, die Appendix sowie das Colon ascendens. Betroffen sind hierbei fast immer Frühgeborene, aber auch Reifgeborene mit prädisponierenden Faktoren wie z. B. stattgehabter Reanimation, Z. n. Sepsis, perinataler Asphyxie und Herzfehlern können eine NEK entwickeln. Das Risiko, an einer NEK zu erkranken, sinkt mit steigendem Gestationsalter sowie höherem Geburtsgewicht (GG). Laut dem National Institute of Child Health and Human Development (NICHD) und dem Neonatal Research Network liegt die Inzidenz für Lebendgeborene bei etwa 7 % und sinkt von 11 % bei einem GG von 401–750 g bis auf 4 % bei einem GG von 1.251–1.500 g. Der Erkrankungsbeginn erfolgt bei enteral ernährten Frühgeborenen durchschnittlich zwischen dem 14. und 21. Lebenstag.

MERKE

Die nekrotisierende Enterokolitis ist die häufigste Ursache eines akuten Abdomens beim Neugeborenen!.

2. Pathophysiologie

Die Entstehung einer NEK ist bislang nur unvollständig geklärt und wahrscheinlich multifaktoriell bedingt. Zu den bislang bekannten auslösenden Faktoren zählen u. a. die **Besiedlung des Gastrointestinaltrakts mit pathogenen Keimen,** eine **durch Hypoxie bedingte Mikrozirkulationsstörung der Mukosa** mit sekundär **gestörter intestinaler Epithelbarriere** sowie die **enterale Ernährung** v. a. mit industriell hergestellter Säuglingsmilch **bei immunologischer Unreife.** Eine genetische Disposition wird diskutiert.

3. Bell-Klassifikation

Die Leitsymptome der NEK sind das **geblähte Abdomen** und **dilatierte Darmschlingen mit fehlender Peristaltik.** Spätsymptome sind die **abdominelle Abwehrspannung,** eine gespannte **glänzende Bauchdecke** und **gerötete Flanken.** Die Schweregradeinteilung der NEK erfolgt nach den Bell-Kriterien. Sie unterscheidet drei klinische Stadien der NEK (Bell I, II und III) (➤ Tab. 31.1). Die Diagnose erfolgt mittels

Tab. 31.1 Bell-Klassifikation bei nekrotisierender Enterokolitis

Bell Stadium I (Verdacht auf NEK)	▪ Unspezifische systemische Infektionszeichen (Trinkschwäche, Apnoen, Temperaturinstabilität, Apathie, Bradykardie) ▪ Leichte Distension des Abdomens, okkulte rektale Blutungen, Magenreste, Erbrechen
Bell Stadium II (Diagnose NEK)	Bell I plus: ▪ Milde, metabolische Azidose, mäßige Thrombozytopenie ▪ Deutliche Distension des Abdomens, palpable Resistenz mit ggf. umschriebenem Erythem der Bauchwand, fehlende Darmgeräusche, blutige Stühle ▪ Pneumatosis intestinalis, portalvenöses Gas, evtl. Aszites, Ileus mit dilatierten, stehenden Darmschlingen
Bell Stadium III (Fortgeschrittene NEK)	Symptome wie Bell II: ▪ Neutropenie, Sepsis mit Hypotonie, septischer Schock (metabolische und respiratorische Azidose, Bradykardie und DIC) ▪ Generalisierte Peritonitis, hochgradige abdominelle Distension und Verfärbung ▪ Sicher nachgewiesener Aszites, Pneumoperitoneum

klinischer Untersuchung, laborchemisch (Blutbild, Entzündungswerte, Blutgasanalyse, Gerinnung, Blutkultur) und mittels bildgebender Diagnostik (Abdomensonografie, Röntgen-Abdomen).

4. Therapeutische Maßnahmen

Beim alleinigen Verdacht auf Vorliegen einer NEK wird die **enterale Ernährung sofort beendet.** Durch eine **dicklumige Magensonde** wird der Gastrointestinaltrakt entlastet, das ablaufende Sekret ist als Zeichen einer Störung der Peristaltik häufig gallig. Ein **zentralvenöser Katheter** erleichtert die **parenterale Ernährung** sowie engmaschige Laborkontrollen und eine **suffiziente Schmerztherapie.** Symptomatisch sollte zusätzlich ein Ausgleich von Elektrolytverschiebungen, Hypo- und Hyperglykämien sowie eine **antibiotische Therapie** leitliniengerecht gemäß einer Neugeborenensepsis erfolgen. Auch hier gilt, wenn möglich, vor Beginn einer antibiotischen Therapie bakterielle Kulturen aus Blut, Stuhl und ggf. Aszites anzulegen. Die Dauer der antibiotischen Therapie sollte hierbei symptomorientiert, bis 48 Stunden nach Sistieren der Symptomatik und bis zur Normalisierung der Entzündungswerte erfolgen.

Kardiorespiratorisch instabile Patienten sollten frühzeitig **endotracheal intubiert und maschinell beatmet werden,** um die Darmblähung zu reduzieren und den Kreislauf zu stabilisieren. Eine nasopharyngeale, nichtinvasive Beatmung ist im Falle des NEK-Verdachts kontraindiziert!

Eine **absolute Operationsindikation** besteht beim Nachweis freier intraabdomineller Luft, das heißt bei Verdacht auf Darmperforation. Aufgrund der heutigen intensivmedizinischen Behandlungsmöglichkeiten ist der Nachweis von Gasbläschen in der Pfortader trotz schlechter Prognose keine absolute Operationsindikation mehr.

Die Festlegung des **optimalen Operationszeitpunktes,** falls keine absolute Indikation besteht, sollte interdisziplinär durch Neonatologen und Kinderchirurgen erfolgen.

Relative Indikationen zur Laparotomie sind dilatierte Darmschlingen, das Vorliegen von portalvenösem Gas, eine palpable abdominelle Resistenz, ein Erythem der Bauchwand sowie ein Fortschreiten der Erkrankung trotz maximaler konservativer Therapie.

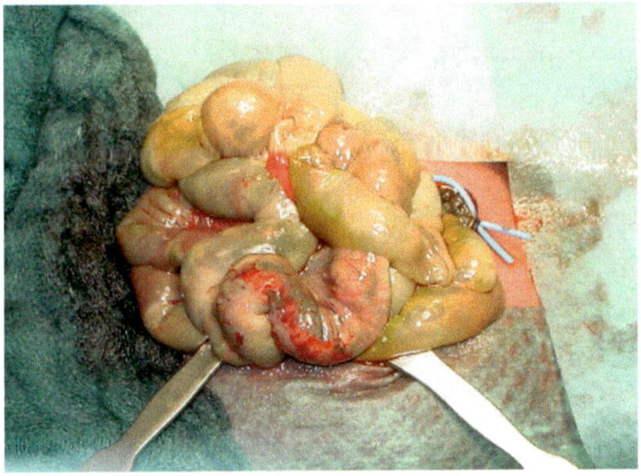

Abb. 31.1 Nekrotisierende Enterokolitis. Intraoperativer Befund eines nekrotischen Darmabschnitts. [R232]

Die **Laparotomie** ist in den meisten Fällen die Methode der Wahl. Durch eine Laparotomie können gangränöse und nekrotische Darmabschnitte identifiziert und reseziert werden; zudem erlaubt die Laparotomie die Spülung sowie Entlastung des Abdomens (➤ Abb. 31.1). Je nach intraoperativem Befund und dem Ausmaß des erkrankten Darms schließt sich möglicherweise eine **Resektion** von Darmabschnitten mit einer **primären Anastomose** an. Die Anlage eines vorgeschalteten **Enterostomas** erlaubt hierbei eine „saubere" Ausheilung der Anastomose, jedoch ist somit im Verlauf ein weiterer Eingriff zur Rückverlagerung des Enterostomas für den Patienten notwendig.

Bei ausgedehnten Befunden ermöglicht die **„Clip-and-drop-back"**-Technik einen Verschluss der jeweiligen Darmenden mit Clips nach Resektion – nach 48–72 Stunden erfolgt eine geplante Second-Look-Laparotomie, bei der ggf. notwendige Nachresektionen erfolgen können und die Darmenden anastomosiert werden.

Bei nicht eindeutig nekrotischem Darm kann im Primäreingriff lediglich eine Spülung des Abdomens erfolgen; auch hier wird nach wenigen Tagen eine geplante Relaparotomie durchgeführt, um den Darm und die intraabdominellen Verhältnisse neu evaluieren zu können.

Bei Frühgeborenen in sehr schlechtem Allgemeinzustand eignet sich die primäre Peritonealdrainage als temporäre, entlastende Maßnahme, bis eine Laparotomie und Resektion erfolgen kann.

Der ideale Zeitpunkt zur Wiederaufnahme der enteralen Ernährung wird derzeit noch untersucht und richtet sich überwiegend nach den klinischen und laborchemischen Symptomen.

MERKE
Bei Verdacht auf eine NEK sollten die sofortige enterale Nahrungskarenz und die Anlage einer großlumigen Magensonde erfolgen.

MERKE
Neugeborene mit einer NEK und kardiorespiratorischer Instabilität sollten frühzeitig endotracheal intubiert und maschinell beatmet werden. Eine nasopharyngeale, nichtinvasive Beatmung ist hier kontraindiziert!

5. Komplikationen

Die **Mortalität** der NEK beträgt etwa 15–30 %. 25 % aller wegen einer NEK operierten Kinder müssen langfristig parenteral ernährt werden und 10 % aller Neugeborenen mit einer NEK haben **langfristige Ernährungs- und Gedeihprobleme,** meist infolge eines **Kurzdarmsyndroms** (wenn weniger als 20–30 % des Dünndarms verbleiben oder der Dickdarm reseziert wurde). Das Kurzdarmsyndrom ist in hohem Maße mit **Leberversagen** und **Sepsis** assoziiert. Ein postoperativ verzögerter Nahrungsaufbau erhöht das Risiko einer **Cholestase. Psychomotorische Entwicklungsverzögerungen** treten oft als Zeichen der schweren stattgehabten Erkrankung auf. Allgemeine chirurgische Komplikationen der Laparotomie sind Darm- oder Anastomosenstenosen und der Bridenileus.

6. Präventive Maßnahmen

Studien haben gezeigt, dass eine pränatale **Betamethason-Gabe** bei der Mutter zur Lungenreifung das Risiko des Auftretens einer NEK signifikant senken kann. Diese Maßnahme ist jedoch umstritten, da die Betamethason-Gabe andererseits mit einem erhöhten Risiko für das Auftreten einer lokalisierten intestinalen Perforation einhergeht. Der **frühe, standardisierte Nahrungsaufbau mit Muttermilch** wird ebenfalls als präventiv wirksam angesehen. **Probiotische Kombipräparate** v. a. im Zusammenspiel mit der Gabe von Muttermilch scheinen nach aktueller Datenlage mit einer signifikanten Reduktion der NEK-Inzidenz assoziiert zu sein. Eine enterale Antibiotikaprophylaxe senkt zwar das absolute Risiko sowie die mit einer NEK assoziierte Mortalität, wird aber wegen der möglichen Selektion resistenter Bakterien nicht routinemäßig angewendet.

ZUSAMMENFASSUNG
Die nekrotisierende Enterokolitis des Neugeborenen zählt zu den häufigsten neonatalen Erkrankungen. Risikofaktoren sind **niedriges Gestationsalter** und ein Geburtsgewicht unter 1.500 g. Erste Anzeichen einer NEK sind unspezifische Infektionszeichen wie Apnoen, arterielle Hypotension, Hypoglykämien sowie eine abdominelle Distension mit Erbrechen und Nahrungsintoleranz. Trotz maximaler Therapie beträgt die Mortalität der Erkrankung 15–30 %. Symptomatisch sollten bei Verdacht auf eine NEK sofort die enterale Nahrung gestoppt und eine großlumige Magensonde sowie ein sicherer Zugangsweg (a.e. ZVK) gelegt werden. Die **operative Versorgung** ist immer bei Anzeichen einer freien Perforation, meist bei einer gedeckten Perforation sowie ausbleibender klinischer Besserung anzustreben. Präventiv sind bislang nur die möglichst komplette Lungenreife und die Vermeidung von Formulanahrung von unreifen Neugeborenen in den ersten Lebenswochen evidenzbasiert gesichert.

32

Trinkschwäche und Apathie (3 Tage)

Friederike Seggewies und Alexandra Pohl

Anamnese

Ben kommt als 2. Kind einer 32-jährigen Zweitgravida, Zweitpara am errechneten Geburtstermin zur Welt. Geburtsgewicht 3.540 g, APGAR 9/10/10. Am 3. Lebenstag wirkt Ben schlapp, er hat ein gräuliches Hautkolorit und will nicht trinken. Bei Verdacht auf eine Early-Onset-Sepsis wird nach laborchemischer und klinischer Diagnostik unmittelbar mit einer antibiotischen Therapie begonnen.

Untersuchungsbefund

3 Tage altes Neugeborenes in reduziertem AZ. Gewicht 3.400 g. Hautkolorit gräulich marmoriert, verlängerte Rekapillarisierungszeit (4 Sek.). Cor: Herztöne rein und regelmäßig, 2/6 Systolikum p. m. 2. ICR links, Pulse gut gefüllt tastbar. Pulmo: seitengleich belüftet, keine Rasselgeräusche, Tachypnoe (60/Min.), subkostale und juguläre Einziehungen. Abdomen: weich, nicht druckdolent. Grob neurologisch unauffällig, Fontanelle im Niveau, kein Meningismus.

Laborbefunde

Leukozyten 25.000/µl (Normwert: 4.500–14.500/µl), CRP 3,5 mg/dl (< 0,5 mg/dl), IL-6 105 pg/ml (< 10 pg/ml), Glukose 35 mg/dl (> 45 mg/dl).

1. **Erläutern Sie die Terminologie der Early- und Late-Onset-Sepsis.**

2. **Definieren Sie die Begriffe „SIRS", Sepsis und septischer Schock.**

3. **Erläutern Sie die Pathophysiologie einer Sepsis mit disseminierter intravasaler Gerinnung.**

4. **Nennen Sie mindestens 5 laborchemische und klinische Zeichen einer Infektion beim Neugeborenen.**

5. **Beschreiben Sie die Therapieprinzipien.**

6. **Wie viele Informationen können Sie in einem Arzt-Eltern-Gespräch idealerweise vermitteln, ohne die Eltern zu überfordern? Worauf sollten Sie achten?**

1. Early- und Late-Onset-Sepsis

Die **neonatale Sepsis** ist definiert als systemische bakterielle Infektion mit **Bakteriämie.** Bei 25 % der Patienten kommt es hierbei zu einer Beteiligung der Meningen. Eine neonatale Sepsis tritt bei 2 % aller Lebendgeborenen auf. Prinzipiell unterscheidet man zwischen einer Early- und einer Late-Onset-Sepsis.

Die **Early-Onset-Sepsis** ist definiert als Sepsis innerhalb der ersten 3 Lebenstage. Sie wird am häufigsten durch β-hämolysierende Streptokokken der Gruppe B oder E. coli verursacht. In mehr als 90 % der Fälle zeigt sie einen foudroyanten Verlauf, der bei ausbleibender Therapie rasch zum Tode führt. Die **Late-Onset-Sepsis** betrifft Neugeborene nach Ablauf der ersten 3 Lebenstage (< 10 % der Patienten). Das Keimspektrum bei der Late-Onset-Sepsis ist breiter: β-hämolysierende Streptokokken der Gruppe B, E. coli, Staphylococcus aureus, Listerien und Haemophilus influenzae.

Mögliche Infektionswege einer neonatalen Sepsis sind entweder die hämatogene oder transplazentare Streuung (Risikofaktoren maternale Leukozytose, vorzeitiger Blasensprung, Amnioninfektionssyndrom), die Aspiration infizierten Fruchtwassers, die kutane oder intestinale Besiedlung des Neugeborenen sowie die vertikale bakterielle Übertragung während der Geburt (Mutter auf Kind).

Hiervon abzugrenzen ist die **nosokomiale Sepsis,** von der man bei einer bakteriellen Infektion von intensivmedizinisch behandelten Früh- oder Neugeborenen spricht, die durch invasive Maßnahmen im Rahmen des Krankenhausaufenthaltes erfolgt ist. Die Erreger der nosokomialen Sepsis sind Staphylococcus epidermidis, Klebsiellen, Pseudomonas aeruginosa, Serratia marcescens und Candida albicans.

Die Letalität einer neonatalen Sepsis ist mit 25 % trotz antibiotischer Therapie hoch.

2. Definition „SIRS“, Sepsis, septischer Schock

Der Begriff „SIRS“ steht für **systemisches inflammatorisches Response-Syndrom.** Bei Zutreffen von mindestens zwei der folgenden Kriterien liegt ein SIRS vor: Körpertemperatur > 38 °C oder < 36 °C, Tachykardie oder Bradykardie, Tachypnoe und Leukozytose oder Leukopenie. Von einer **Sepsis** spricht man bei **SIRS plus positivem bakteriologischem Keimnachweis.** Die schwerste Manifestation einer Sepsis ist der **septische Schock,** bei dem es durch Einschwemmen von bakteriellen Toxinen rasch zum **Multiorganversagen** kommen kann.

3. Pathophysiologie der Sepsis

Durch das **Eindringen von Erregern** und konsekutive **Endotoxinfreisetzung** kommt es zur Aktivierung von immunkompetenten Zellen sowie zur primären Ausschüttung von Inflammationsmediatoren wie Tumornekrosefaktor alpha (TNF-α) und Interleukin-1 (IL-1), die sekundär zur Ausschüttung weiterer Mediatoren führen. Die Aktivierung von Leukozyten durch Endothelzellen führt zur Freisetzung von zytotoxischen Substanzen. Hierdurch werden sowohl Bakterien wie auch Endothelzellen geschädigt. In der Folge treten **Mikrozirkulationsstörungen** und ein **Kapillarleck** auf. Es folgen massive Flüssigkeitsverschiebungen in das Interstitium, wodurch ein ausgeprägter **intravasaler Flüssigkeitsmangel** entsteht. Außerdem wird durch die freigesetzten Immunmediatoren die **endotheliale NO-Synthase** stimuliert, hierdurch kommt es zu einer ausgeprägten Vasodilatation. Dies hat einen verminderten venösen Rückstrom zum Herzen und somit eine erniedrigte kardiale Vorlast zur Folge, wodurch es zu einer ausgeprägten **arteriellen Hypotension** kommt.

Gleichzeitig führt die Stimulation der Endothelzellen sowie immunkompetenter Zellen zur Produktion von **Tissue Factor,** der primär **gerinnungsaktivierend** wirkt. Dieser Effekt wird durch die direkte Aktivierung der Plättchen durch bakterielle Endotoxine verstärkt und es kommt zur generalisierten Gerinnungsaktivierung. Eine **sekundäre Verbrauchskoagulopathie,** die eine Substitution von Gerinnungsfaktoren und Fibrinolytika erforderlich macht, ist die Folge.

4. Klinische Zeichen einer Infektion beim Neugeborenen

Die klinische Symptomatik einer Early- und einer Late-Onset-Sepsis unterscheidet sich nicht (➤ Tab. 32.1). Das Erkennen einer Infektion beim Neugeborenen kann mitunter sehr schwierig sein und bedarf der genauen Beobachtung des Säuglings durch geschultes Fachpersonal.

Tab. 32.1 Klinische Infektionszeichen bei neonataler Sepsis

Organ	Symptome
Kardial	Tachykardie, Bradykardie, kühle Extremitäten, Arrhythmien
Pulmonal	Apnoe, Tachypnoe, Dyspnoe, Stöhnen
ZNS	Apathie, Temperaturinstabilität, Berührungsempfindlichkeit, Hyperexzibilität, gespannte Fontanelle
Muskeln	Muskuläre Hyper- oder Hypotonie
Haut	Blässe, Marmorierung, verlängerte kapilläre Füllungszeit, Ödeme, Petechien
Gastrointestinaltrakt	Trinkschwäche, verzögerte Magen-Darm-Passage, aufgetriebenes Abdomen

Sepsisverdächtige Laborbefunde:

- Leukozytose, Leukozytopenie oder Granulozytopenie
- Linksverschiebung im Differenzialblutbild
- Thrombozytopenie, Anämie
- CRP-Erhöhung
- IL-6-Erhöhung
- Hyponatriämie oder -kalzämie
- Hypo- oder Hyperglykämie
- Hyperbilirubinämie (überwiegend durch Anstieg des direkten Bilirubins)
- Metabolische Azidose
- Gerinnungsstörung

5. Therapieprinzipien

Beim ersten klinischen Verdacht auf eine neonatale Sepsis sollte umgehend mit einer intravenösen **antibiotischen Therapie** begonnen werden. Vor Beginn der Therapie sollte jedoch unbedingt die Entnahme von Proben für die bakteriologische Untersuchung (Blutkulturen, Liquorpunktion, Urin) erfolgen, da nach antibiotischer Behandlung in der Regel ein Keimnachweis nicht mehr gelingt. Wichtig ist, die Bewertung der bakteriologischen Befunde im Zusammenhang mit der klinischen Symptomatik zu sehen, da der alleinige Nachweis von z. B. B-Streptokokken (z. B. im Hautabstrich) ohne klinische Zeichen einer Infektion nicht der antibiotischen Therapie bedarf.

Bei der Wahl der Antibiotika hat sich eine initiale Dreifachtherapie, z. B. mit einem **Cephalosporin, Ampicillin** und einem **Aminoglykosid** bewährt. Bei Anzeichen einer meningealen Beteiligung sollte die Therapie in doppelter Dosierung („Meningitis-Dosis") erfolgen. Nach Erhalt der bakteriologischen Ergebnisse können dann die keimspezifische Umstellung und ggf. eine Dosisreduktion der Antibiotika erfolgen. Die Dauer der antibiotischen Therapie beträgt **7–10 Tage bei positivem Keimnachweis** in der Blutkultur und **2–3 Wochen** (abhängig vom klinischen Verlauf) **bei meningealer Beteiligung.**

Zur Unterstützung der Immunantwort können in Einzelfällen Immunglobuline infundiert werden. Die klinische Wertigkeit ist jedoch noch nicht abschließend geklärt.

Unabhängig von der antibiotischen Therapie richtet sich die supportive Therapie nach dem klinischen Verlauf. So ist häufig eine Katecholamintherapie zur Unterstützung des Kreislaufs erforderlich. Flüssigkeitsverschiebungen in das Interstitium müssen mit kristalliner und kolloidaler Flüssigkeit substitutiert werden. Zum Ausgleich einer metabolischen Azidose und zur Verbesserung der Nierenfunktion kommen Natriumbikarbonat und Schleifendiuretika zum Einsatz.

MERKE

Eine rasche Progredienz der Neugeborenensepsis zum septischen Schock innerhalb von Stunden ist möglich und bei nicht adäquater Therapie häufig!

6. Elterngespräch

Statistisch gesehen vermittelt ein Arzt in einem Elterngespräch von 10 Minuten ca. 30 Informationen. Die Situation der Sorge um ihr neugeborenes Kind ist für die Eltern so belastend, dass jedoch nur 5–10 Informationen aufgenommen werden können. Verwenden Sie Tools wie eine **bildliche Sprache,** verbinden Sie die Informationen zu einer **Geschichte,** achten Sie durch **Empathie und Verständnis** darauf, wann die Eltern eine Pause benötigen. Wenden Sie das Prinzip des **„Hören – Verstehen – Wiederholen lassen"** an und bitten Sie die Eltern gezielt, Gesagtes zu wiederholen. Bieten Sie Raum für Fragen, indem Sie den Eltern Verständnis dafür entgegenbringen. Sie könnten am Ende zum Beispiel sagen: „Da habe ich Ihnen jetzt aber viel erzählt, Sie haben sicher viele Fragen. Welche Sorge steht für Sie aktuell im Vordergrund?"

ZUSAMMENFASSUNG

Die neonatale Sepsis ist definiert als systemische Infektion mit Bakteriämie. Bei 25 % der Patienten kommt es hierbei zu einer Beteiligung der Meningen. Abhängig vom Zeitpunkt des Auftretens spricht man von einer **Early-Onset-Sepsis** oder einer **Late-Onset-Sepsis.** Ein Amnioninfektionssyndrom, der vorzeitige Blasensprung, mütterliches Fieber und eine Leukozytose sowie die perinatale Asphyxie und die Mekoniumaspiration gelten als **Risikofaktoren.** Beim ersten klinischen Verdacht muss sofort mit einer **antibiotischen Therapie** begonnen werden, die bei Hinweis auf meningeale Beteiligung in doppelter Dosierung erfolgt. Die Letalität einer neonatalen Sepsis ist trotz antibiotischer Therapie mit 25 % hoch.

WAS WÄRE, WENN ...

- ... in der klinischen Untersuchung die Irritabilität des kleinen Patienten im Vordergrund gestanden hätte?
  - Die **wichtigste Differenzialdiagnose** einer Neugeborenensepsis ist die **Meningitis.** Ein Meningismus ist im Neugeborenenalter in der Frühphase nicht zwingend nachweisbar. Hier treten Symptome wie Irritabilität und Erbrechen in den Vordergrund. In der Spätphase können Symptome wie eine vorgewölbte Fontanelle, schrilles Schreien, Lethargie und Krampfanfälle wegweisend sein. Zur Sicherung der Diagnose sollte bei Verdacht auf eine Meningitis eine **Lumbalpunktion** durchgeführt sowie rasch eine antibiotische Therapie und eine Therapie mit Aciclovir eingeleitet werden.
- ... Ihr Patient während der klinischen Untersuchung eine Sättigung von 84 % SpO_2 am Monitor gezeigt hätte und Ihnen zudem feuchte Rasselgeräusche beidseits basal aufgefallen wären?
  - Sättigungsabfälle mit Zyanose, Tachypnoe mit interkostalen/sternalen Einziehungen und Nasenflügeln können ein Hinweis auf eine **Neugeborenenpneumonie** sein. Je nach klinischem Zustand des Patienten sollte eine **Röntgenaufnahme** des Thorax erwogen werden.
- ... der bei einer Blasenpunktion gewonnene Urin im Urinstix eine Leukozyturie (++) sowie ein positives Nitrit angezeigt hätte?
  - Da die Symptome einer Neugeboreneninfektion sehr unspezifisch sein können, ist eine klinische Untersuchung des Kindes mit Laborchemie und Urinuntersuchung obligat. Ein auffälliger Urinbefund spricht für eine **Zystitis,** schließt die Neugeboreneninfektion jedoch nicht aus. Eine **Urinkultur** sollte angelegt, die Nieren auf eine mögliche Ursache **sonografisch** untersucht und eine antibiotische Therapie begonnen werden.

33

Schwallartiges Erbrechen, Dystrophie und Dehydratation (6 Wochen)

Claudia Bollmann

Anamnese

Ihnen wird Julian, ein 6 Wochen alter Säugling, vorgestellt, der seit 2 Wochen, vorwiegend nach den Mahlzeiten, schwallartig erbricht. Seit einigen Tagen nehme er nun an Gewicht ab und sei zunehmend schlapp. Das Geburtsgewicht betrug 3.480 g.

Untersuchungsbefund

Dystropher Säugling, Gewicht 3.520 g, stehende Hautfalten. Bei der Palpation des Abdomens tasten Sie im rechten Oberbauch eine Resistenz.

Laboruntersuchung

Natrium 130 mmol/l, Chlorid 83 mmol/l, Kalium 3,0 mmol/l, pH 7,55, BE +8 mmol/l, pCO_2 53 mmHg, HCO_3^- 30 mmol/l.

1. Wie lautet Ihre Verdachtsdiagnose? Beschreiben Sie den typischen Verlauf.

2. Welche Differenzialdiagnosen müssen Sie ausschließen?

3. Beschreiben Sie Ätiologie und Pathogenese der Erkrankung.

4. Welche Diagnostik leiten Sie ein?

5. Sie sollen nach gesicherter Diagnose die Eltern über die anstehende Operation aufklären. Welche Informationen dürfen nicht fehlen?

1. Verdachtsdiagnose

Bei Julian ist das Vorliegen einer **hypertrophen Pylorusstenose** sehr wahrscheinlich. Typische Symptome sind **schwallartiges, nicht galliges Erbrechen** nach der Nahrungsaufnahme mit Bauchschmerzen und teilweise sichtbarer Magenperistaltik (➤ Abb. 33.1). Meistens beginnen die Beschwerden zwischen der **3. und 8. Lebenswoche** und sind progredient. Durch die fehlende Nahrungs- und Flüssigkeitsaufnahme kommt es im Verlauf zu **Dehydratation** und **Gewichtsabnahme.** Häufig erfolgt die Erstvorstellung wegen „Gedeihstörung“. Dystrophie und stehende Hautfalten sind klinische Zeichen der **Exsikkose.** Manchmal ist rechts epigastrisch eine Resistenz in Form einer Olive zu tasten, das Korrelat zum hypertrophierten Pylorus.

Ein weiteres Leitsymptom ist die metabolische **hypochlorämische Alkalose** mit **Hypokaliämie,** die durch den Verlust von Säureäquivalenten in Form von Magensaft bei rezidivierendem Erbrechen bedingt ist. Die entstehende Alkalose führt durch eine Steigerung der Aktivität der Na^+/K^+-Pumpe zu einer Umverteilung von Kalium von intravasal in die Körperzellen und bedingt hierdurch die extrazelluläre Hypokaliämie.

MERKE

Leitsymptome der hypertrophen Pylorusstenose sind nicht galliges schwallartiges Erbrechen, Dystrophie, Exsikkose und eine metabolische hypochlorämische Alkalose mit Hypokaliämie.

2. Differenzialdiagnosen

- **Adrenogenitales Syndrom mit Salzverlust:** Eine wichtige Differenzialdiagnose der hypertrophen Pylorusstenose ist der autosomal-rezessiv vererbte Defekt des Enzyms 21-Hydroxylase. Durch die verminderte Synthese von Aldosteron und Kortison kommt es ab der 2. Lebenswoche zu einem Flüssigkeits- und Salzverlust mit Exsikkose. Anders als bei der hypertrophen Pylorusstenose besteht laborchemisch eine **hyperkaliämische Azidose.** Bei Mädchen besteht eine milde bis schwere **Virilisierung** (Fall 2).
- **Stenosen und Atresien des oberen Gastrointestinaltrakts:** Bei der seltenen Pylorusatresie kommt es unmittelbar nach der Geburt zu Erbrechen klarer Flüssigkeit. Duodenal- und Jejunalstenosen und -atresien manifestieren sich in den ersten Lebensstunden bis -tagen durch meist galliges Erbrechen bei distendiertem Abdomen.

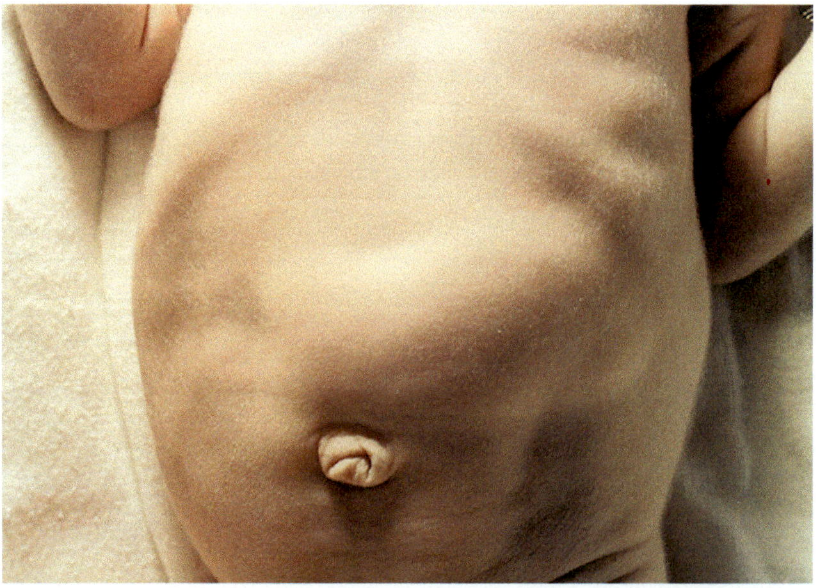

Abb. 33.1 Sichtbare Magenperistaltik bei hypertropher Pylorusstenose. [T409]

- **Weitere Differenzialdiagnosen** sind Gastroenteritiden mit Erbrechen und Exsikkose, kindliche Hiatushernien mit gastroösophagealem Reflux und Stoffwechselerkrankungen mit organischer Azidurie.

3. Ätiologie und Pathogenese

Die **Inzidenz** der hypertrophen Pylorusstenose beträgt 1/800 Lebendgeburten. Das Erkrankungsrisiko ist bei **untergewichtigen Kindern** und **frühgeborenen Säuglingen** doppelt so hoch wie bei normalgewichtigen Kindern und Reifgeborenen. Mögliche Faktoren sind Flaschennahrung und die Gabe von Erythropoetin. Afrika, Asien und Lateinamerika sind weniger betroffen als Europa und USA. Jungen leiden an der Erkrankung 4-mal häufiger als Mädchen. Die Ursachen für die höhere Inzidenz der **weißen Bevölkerung** und des **männlichen Geschlechts** sind bisher ungeklärt. Insgesamt wird von einer multifaktoriellen Genese ausgegangen. Die familiäre Häufung und Ergebnisse von Mehrlingsstudien lassen eine **genetische Prädisposition** vermuten. So erkranken männliche Nachkommen von Müttern mit positiver Anamnese zum überwiegenden Teil ebenfalls an einer Pylorusstenose.
Pathogenetisch kommt es in den ersten 2 Lebensmonaten durch **Hypertrophie** insbesondere der **Ringmuskulatur des Pylorus** zu einer Obstruktion des Magenausgangs. Als Ursache werden neurogene und myogene Ursachen diskutiert. So lassen sich pathohistologisch teilweise Veränderungen im Plexus myentericus (Auerbach-Plexus) nachweisen, häufiger sind jedoch Veränderungen in der Struktur der glatten Muskulatur. Ein Fehlen terminaler nervaler Strukturen kann ursächlich für eine mangelnde Relaxation und damit verbundener lokaler Ausschüttung von Wachstumsfaktoren sein.

4. Diagnostik

Mit einer Sensitivität von 99 % und einer Spezifität von 100 % gilt die **Sonografie** als Methode der Wahl zur Diagnostik bei hypertropher Pylorusstenose. Im linken Oberbauch lässt sich der Magen in der Regel deutlich flüssigkeitsgefüllt und mit **vermehrter Peristaltik** bei fehlendem oder vermindertem Transport von Mageninhalt über den Pylorus darstellen.
Ein **verlängerter Pyloruskanal** (> 14 mm) und eine hypertrophe Muskularis mit einer **Pyloruswanddicke** > 3 mm sind sichere Kriterien für die Diagnosestellung (➤ Abb. 33.2).
Nur in seltenen Fällen kann sonografisch keine sichere Diagnose erfolgen. Hier kann eine radiologische **Kontrastmitteldarstellung** des oberen Gastrointestinaltrakts die verzögerte oder fehlende Passage darstellen.
Neben der bildgebenden Diagnostik sind die **laborchemische Untersuchung** von Blut und Urin mit Be-

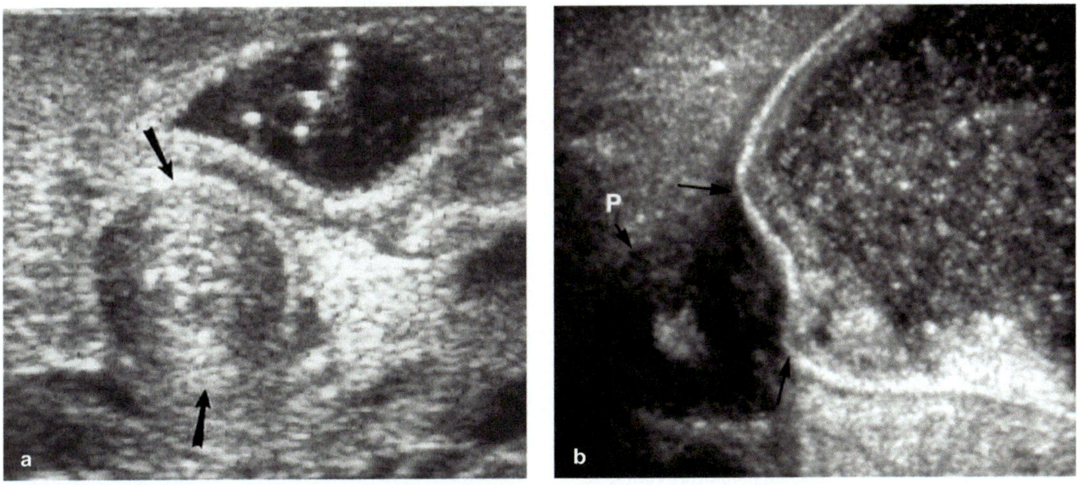

Abb. 33.2 Sonografie bei hypertropher Pylorusstenose. **a** Querschnitt durch den Pylorusmuskel. Verdickung auf 6 und 12 Uhr (Pfeile). **b** Nach hinten gerichteter Kanal mit Einbuchtung des Magenzentrums (Pfeile). In dieser Darstellung ist der verdickte Pylorus nur teilweise sichtbar (P). [E364]

stimmung der Elektrolyte im Serum sowie die Durchführung einer **Blutgasanalyse** unumgänglich.

5. OP-Aufklärung

Sobald der **Flüssigkeits- und Elektrolytverlust** vollständig durch parenterale Zufuhr ausgeglichen wurde, folgt die **Pyloromyotomie** als Therapie der Wahl. Die Aufklärung über die Operation muss in einem **persönlichen, schriftlich dokumentierten Aufklärungsgespräch** erfolgen. Die Eltern müssen über die Art des Eingriffs und die Risiken sowie mögliche Alternativen aufgeklärt werden. Folgende Informationen sollten den Eltern verständlich vermittelt werden:

- **Art des Eingriffs:** „Als Pyloromyotomie bezeichnet man die komplette Längsspaltung der verdickten Muskulatur des Magenausgangs. Der Eingriff erfolgt meistens laparoskopisch oder über einen kleinen Schnitt über dem Nabel (supraumbilikal). Die Pyloromyotomie ist ein kleiner komplikationsarmer Eingriff mit ausgezeichneten Ergebnissen."
- **Allgemeine OP-Risiken:** „Wie bei jeder Operation kann es gelegentlich zu Blutungen, Nachblutungen, **postoperativen (Wund-)Infektionen** oder Verletzungen umgebender Strukturen kommen. Es werden kleine Narben bleiben."
- **Spezielle OP-Risiken:** „Die versehentliche **Eröffnung der Schleimhaut** am Übergang zum Zwölffingerdarm ist mit < 5 % die häufigste intraoperative Komplikation. Um eine Verletzung nicht zu übersehen, kann intraoperativ über die Magensonde Luft in den Magen geblasen werden. Außerdem kommt es in 2–5 % der Fälle zu einer nicht gewollten **inkompletten Spaltung des Muskelrings.** Wenn es nach der Operation weiterhin zu anhaltendem Erbrechen kommt, kann das die Ursache sein. Dann ist ein erneuter Eingriff notwendig."
- **Postoperativer Verlauf:** „Bereits 2–4 Stunden nach der Operation kann der **orale Kostaufbau** begonnen und bei ausbleibendem Erbrechen innerhalb von 48 Stunden abgeschlossen werden. Danach kann der Patient entlassen werden. **Spätrezidive,** die nicht durch eine unzureichende Spaltung der Pylorusmuskulatur bedingt sind, sind beschrieben. Meist liegt jedoch erneuten Symptomen mehrere Wochen nach der Operation eine andere Ursache zugrunde."
- **Alternative Therapien:** „Es gibt Studien, in denen ein gewisser Erfolg mit oralen oder systemisch verabreichten **Atropinen** nachgewiesen wurde, klinisch bestehen jedoch kaum Erfahrungen. Diese Therapien können bei Patienten, die aufgrund anderer Erkrankungen nicht operiert werden können, versucht werden, sind aber weniger erfolgreich als die Operation."

MERKE

Die operative Pyloromyotomie ist das Standardverfahren bei hypertropher Pylorusstenose. Vor dem elektiven Eingriff ist auf einen vollständigen Flüssigkeits- und Elektrolytausgleich zu achten.

ZUSAMMENFASSUNG

Die hypertrophe Pylorusstenose ist eine in den ersten Lebenswochen entstehende Hypertrophie der zirkulären Pylorusmuskulatur. Sie geht mit schwallartigem **Erbrechen** unmittelbar nach den Mahlzeiten, **Gedeihstörung** und einer hypochlorämischen **Alkalose** einher. Wichtige Differenzialdiagnosen sind das adrenogenitale Syndrom mit Salzverlust und obstruktive kongenitale Fehlbildungen des oberen Gastrointestinaltrakts. Prädisponierende Faktoren sind das männliche Geschlecht, Untergewicht, Frühgeburtlichkeit und weiße Hautfarbe. Die Diagnose wird sonografisch gesichert. Die Standardtherapie nach erfolgtem Ausgleich des Flüssigkeits- und Elektrolytdefizits ist die **Pyloromyotomie.** Die Prognose ist ausgezeichnet.

WAS WÄRE, WENN …

- … Ihnen bei der körperlichen Untersuchung eine vorgewölbte Fontanelle auffallen würde?
  - Bei einer gespannten Fontanelle müssen Sie sofort an einen erhöhten Hirndruck denken. Es müssen weitere klinisch-neurologische und bildgebende Untersuchungen erfolgen. Die Ursachen sind vielfältig. Unter anderem kann ein erhöhter Hirndruck anatomisch, akzidentiell oder infektiös bedingt sein.
- … die Eltern Ihnen von zusätzlichen Diarrhöen berichteten und Ihnen neben Lethargie und Exsikkose im Labor eine metabolische Azidose auffallen würde?
  - Gastroenteritiden bei Säuglingen können durch massiven Flüssigkeits- und Elektrolytverlust zu einer lebensbedrohlichen Stoffwechselentgleisung (Säuglingstoxikose) führen. Ein zügiger parenteraler Ausgleich der fehlenden Äquivalente ist unmittelbar einzuleiten.

34

Geschwollene Augen (8 Jahre)

Katja Doerry und Manuela Steinsdörfer

Anamnese

Der 8-jährige Georg wird wegen geschwollener Augenlider vorgestellt. Die Mutter berichtet, dass dies nun bereits zum 2. Mal aufgetreten sei, besonders stark sei es morgens. Bislang seien die Symptome als allergische Reaktion gewertet worden.

Bis auf einen Infekt der oberen Luftwege in der letzten Woche sei Georg gesund. Heute sei er jedoch müde, müsse nur selten zur Toilette, obwohl er viel trinke, und sein Bauch sei dicker als sonst.

Georgs Mutter berichtet zudem, dass Georg seit einer Impfung vor einigen Jahren panische Angst vor dem Kinderarzt habe und sich auch heute sicher nicht einfach untersuchen lassen werde.

Untersuchungsbefunde

8 Jahre alter Junge in reduziertem AZ. Deutliche Lid-, Unterschenkel- und Skrotalödeme beidseits. Pulmo seitengleich belüftet, keine Rasselgeräusche. Abdomen ausladend, kein Druckschmerz, Darmgeräusche regelrecht, Verdacht auf Aszites.

Laborbefunde

Gesamteiweiß 5,0 g/dl (Normwert: 6–8 g/dl), Albumin 2 g/dl (3,8–6 g/dl), Gesamtcholesterin 450 mg/dl (< 170 mg/dl), AT-III 70 % (70–130 %), Kalzium 1,98 mmol/l (2,09–2,61 mmol/l), IgG 332 mg/dl (730–1410 mg/dl). Blutbild, Natrium, Kalium, freies Kalzium, CRP, Nierenretentionsparameter, Quick, PTT, Triglyzeride, C3 im Normbereich. Urin: Leukozyten, Nitrit, Blut negativ, Eiweiß 3.974 mg/g Kreatinin (< 30 mg/g).

1. **Wie nähern Sie sich als Kinderarzt dem verängstigten Georg und wie bringen Sie ihn dazu, sich untersuchen zu lassen?**
2. **Wie lautet Ihre Verdachtsdiagnose? Welche weiteren Untersuchungen ordnen Sie an?**
3. **Welche Pathophysiologie liegt der Erkrankung zugrunde?**
4. **Machen Sie Angaben zur Ätiologie und erläutern Sie kurz die häufigsten Ursachen.**
5. **Welche Therapie leiten Sie ein?**
6. **Wie schätzen Sie die Prognose ein?**

1. Untersuchung eines verängstigten Kindes

Wichtig ist in erster Linie, **Ruhe** zu bewahren, sich Zeit zu nehmen und eine gute Untersuchungsumgebung (angenehme **Temperatur** und kindgerecht) zu gewährleisten.

Oftmals hilft es schon, wenn das Kind während der Untersuchung auf Mamas oder Papas **Schoß** sitzen kann. Bereiten Sie das Kind auf die Untersuchung vor und warnen Sie es auch vor kurzen Schmerzen, z. B. beim Blutabnehmen. Lügen Sie das Kind an, verspielen Sie schnell das **Vertrauen.**

Oft hilft auch die Aussicht auf einen Blick in die „**Belohnungskiste**" mit kleinen Geschenken im Anschluss an eine schmerzhafte Prozedur.

Verweigert ein Kind trotz aller Bemühungen die Untersuchung, müssen die Eltern ihm liebevoll, aber konsequent verdeutlichen, dass es keine Alternative gibt. Um das Kind vor Verletzungen zu schützen, ist dann ein kurzes **Festhalten** der Kinder notwendig, um z. B. den Rachenraum oder das Trommelfell zu begutachten.

Bleiben Sie in jedem Fall gelassen, damit auch die Eltern entspannt auf ihr Kind einwirken und Sie gemeinsam die kurze, aber notwendige Untersuchung gewährleisten können.

2. Verdachtsdiagnose und weitere Diagnostik

Anamnestisch ergeben sich Hinweise auf eine **Oligurie** sowie eine Gewichtszunahme mit Bildung von Aszites. Bei der körperlichen Untersuchung fällt eine **Ödembildung** auf, im Urin eine ausgeprägte **Proteinurie.** In der Blutuntersuchung werden eine Hypoproteinämie, **Hypalbuminämie, Hyperlipidämie,** eine Hypogammaglobulinämie sowie eine Verminderung von proteingebundenem Kalzium und AT-III festgestellt.

Da hier von einem **nephrotischen Syndrom** auszugehen ist, sollten folgende Untersuchungen durchgeführt werden:

- **Körperliche Untersuchung:** Ödeme (➤ Abb. 34.1), Aszites oder Skrotalödem (➤ Abb. 34.2), Pleuraergüsse
- **Urinuntersuchung:** Proteinurie mit Proteinausscheidung > 1 g/m^2 KOF/d, selten Mikro- oder Makrohämaturie.
- **Blutuntersuchung:** Hypalbuminämie, Hypokalzämie (Erniedrigung des proteingebundenen Anteils), Hyperlipidämie (Cholesterin und Triglyzeride im Serum erhöht). Kreatinin, C3 und Elektrolyte sind in der Regel im Normbereich.
- **Proteinelektrophorese:** Albumin und Gammaglobuline erniedrigt, relative Erhöhung der α_2-Globuline.
- **Nierenbiopsie:** Eine Biopsie ist erst bei einem steroidresistenten nephrotischen Syndrom zur Klärung der Ätiologie notwendig.

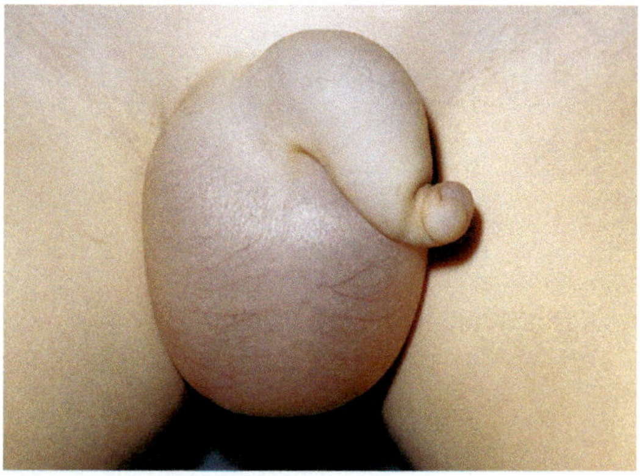

Abb. 34.2 Nephrotisches Syndrom. Skrotalödem. [T409]

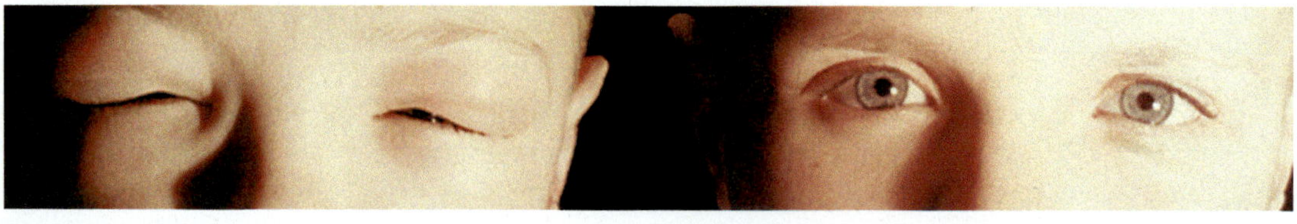

Abb. 34.1 Nephrotisches Syndrom. Lidödeme vor Therapie (links). Normalisierung nach Therapie (rechts). [T409]

MERKE
Das nephrotische Syndrom ist gekennzeichnet durch die vier Symptome Ödeme, Proteinurie, Hypalbuminämie und Hyperlipidämie.

3. Pathophysiologie

Das nephrotische Syndrom wird durch eine **Erhöhung der glomerulären Permeabilität** verursacht. Die dabei zugrunde liegenden pathophysiologischen Vorgänge sind komplex und noch nicht gänzlich verstanden. Neben **Strukturdefiziten von Proteinen** der glomerulären Filtrationsbarriere (Podozyten) sind auch erworbene **immunologische** Erkrankungen als Ursache möglich. Frühere Theorien über einen Ladungsverlust des Filters hält man heute für obsolet.

Liegt eine erhöhte glomeruläre Permeabilität vor, kann es zu einem massiven **Eiweißverlust** über die Niere kommen. Dies wird zunächst durch eine gesteigerte Proteinsynthese der Leber kompensiert. Übersteigt der Verlust jedoch die Synthesekapazität – ca. bei einem Proteinverlust von 3–3,5 g/Tag – resultiert eine **Hypoproteinämie (intravasale Hypalbuminämie)** mit konsekutiv erniedrigtem onkotischen Druck. In der Folge kommt es zu einem Flüssigkeitsübertritt ins Interstitium mit **Ödemen,** Aszites und Perikard- oder Pleuraergüssen.

4. Ätiologie

Über 90 % der Fälle sind **idiopathisch.** Die häufigsten Formen sind hierbei:

- **Minimal-Change-Glomerulonephritis (MCGN):** Diese stellt bei Kindern mit 80 % der Fälle die häufigste Ursache dar. Die Ätiologie ist unklar, diese Form spricht jedoch meist schnell auf Glukokortikoide an. Jungen sind doppelt so häufig betroffen wie Mädchen, der Häufigkeitsgipfel liegt zwischen 2 und 6 Jahren.
- Die **fokal-segmentale Glomerulosklerose** ist bei Kindern der zweithäufigste Grund für ein nephrotisches Syndrom und kann idiopathisch, angeboren oder erworben (Medikamente, Infektionen) auftreten. Als ursächlich für ca. ⅓ der Fälle wird ein genetisches Strukturdefizit von Proteinen der glomerulären Filtrationsbarriere (Podozyten) diskutiert. Während die idiopathischen Fälle oft gut auf Immunsuppressiva ansprechen, besteht insbesondere bei den hereditären Formen eine hohe Rate an Steroidresistenz. Hier droht die progrediente Niereninsuffizienz mit Dialysepflichtigkeit.
- Die **mesangial-proliferative Glomerulonephritis** kommt im Vergleich deutlich seltener vor. Sie ist jedoch die häufigste Form des infantilen nephrotischen Syndroms und tritt damit zwischen dem 3. und 12. Lebensmonat auf. Ursächlich sind meist Mutationen im Wilms-Tumorsuppressorgen (WT1). Eine Steroidresistenz spielt auch hier eine große Rolle, sodass oft nur die Dialyse oder eine Transplantation als Therapieoptionen bleiben.

Nur ca. 10 % der nephrotischen Syndrome sind **symptomatisch** und treten im Rahmen von **immunologischen** Systemerkrankungen (SLE), **metabolischen** Erkrankungen (Diabetes mellitus), **Infektionen** (CMV, EBV) oder Allergien auf. Darüber hinaus können auch Impfungen und bestimmte Medikamente ein nephrotisches Syndrom auslösen.

5. Therapie

Die **symptomatische Therapie** beinhaltet eine Flüssigkeitsrestriktion, natriumarme Kost, Diuretika in niedriger Dosierung bei ausgeprägten peripheren Ödemen und Aszites (Gefahr von Thromboembolien oder einer akuten Niereninsuffizienz) und ggf. die Albuminsubstitution.

Die **kausale Therapie** ist die standardisierte **Prednisontherapie:**

Initialtherapie (Erstmanifestation): 60 mg/m^2 KOF/d in 3 ED über 6 Wochen, anschließend Reduktion der Dosis auf 40 mg/m^2 KOF jeden 2. Tag als ED („alternierende Therapie") für weitere 6 Wochen.

Rezidivtherapie (bei erneuter Proteinurie nach Initialtherapie): 60 mg/m^2 KOF/d in 3 ED, bis der Urin an 3 aufeinanderfolgenden Tagen eiweißfrei ist. Im Anschluss erfolgt eine Reduktion der Dosis auf 40 mg/m^2 KOF/d jeden 2. Tag morgens als ED für 4 Wochen.

In schweren Fällen mit Steroidabhängigkeit und damit verbundenen Nebenwirkungen oder anhaltend rezidivierenden Manifestationen kann auch die Therapie mit anderen Immunsuppressiva (Cyclophosphamid, Ciclosporin) notwendig sein.

6. Prognose

Über **90** % der Patienten mit einer MCGN weisen ein **steroidsensibles nephrotisches Syndrom** auf. Hierbei führt die Initialtherapie zu einem Sistieren der Proteinurie. Bleibt diese jedoch bestehen, handelt es sich um ein **steroidresistentes nephrotisches Syndrom,** bei dem zur Klärung der Ätiologie eine Nierenbiopsie durchgeführt werden muss.

Bei Ansprechen auf Steroide ist ein Drittel der Patienten nach einer Episode dauerhaft symptomfrei, ⅔ erleiden Rezidive. Von diesen sind mehr als die Hälfte „frequent relapser" und zeigen mehr als 2 Rezidive/6 Monate oder Steroidabhängigkeit und leiden noch während der alternierenden Therapie oder innerhalb von 2 Wochen nach deren Ende an einem Rezidiv.

Gegen Ende der 2. Lebensdekade kommt es meist zur Spontanremission. Persistierende Nierenfunktionsstörungen treten bei der MCGN in der Regel nicht auf, bei den anderen Formen ist dies jedoch möglich und führt nicht selten zur Dialysepflichtigkeit oder Notwendigkeit einer Transplantation.

MERKE

Aufgrund der Gefahr von Thromboembolien sollte bei nephrotischem Syndrom der Diuretikaeinsatz sehr restriktiv erfolgen und der Patient nach Möglichkeit mobilisiert werden. Bei Vorliegen zusätzlicher Risikofaktoren ist eine Heparinisierung erforderlich!

ZUSAMMENFASSUNG

Beim nephrotischen Syndrom handelt es sich um eine Erkrankung, die mit einer Störung der glomerulären Filtrationsbarriere der Niere einhergeht und zu einer vermehrten Proteinausscheidung führt. Hierdurch kommt es neben einer vermehrten Ausscheidung von Albumin auch zum Verlust von Immunglobulinen und AT-III. **Ätiologisch** ist in 90 % der Fälle von einem idiopathischen Geschehen auszugehen. Lediglich 10 % der Erkrankungen treten im Rahmen einer Grunderkrankung auf. Die **Leitsymptome** des nephrotischen Syndroms sind **Proteinurie, Hypalbuminämie, Ödeme und Hyperlipidämie.** Aufgrund des Proteinverlusts können Aszites und Pleuraergüsse, eine gesteigerte Infektanfälligkeit des Patienten sowie eine erhöhte Thromboseneigung auftreten. Zu den wichtigsten **diagnostischen Maßnahmen** zählen die körperliche Untersuchung, die Bestimmung der Proteinurie sowie die Messung der Albuminkonzentration im Blut. Therapeutisch wird neben der kausalen Therapie eine symptomatische Therapie mit Flüssigkeitsrestriktion, natriumarmer Kost und ggf. Diuretika durchgeführt. Da ca. 90 % der Patienten ein steroidsensibles nephrotisches Syndrom aufweisen, kommt eine kausale und standardisierte **Therapie mit Prednison** zum Einsatz. Bei Ansprechen auf Steroide ist ⅓ der Patienten nach einer Episode dauerhaft symptomfrei, während ⅔ Rezidive erleiden. Gegen Ende der 2. Lebensdekade kommt es meist zur **Spontanremission.** Persistierende Nierenfunktionsstörungen treten nur selten auf.

WAS WÄRE, WENN ...

- ... sich die Eltern von Georg darüber wunderten, dass er in letzter Zeit oft an Infekten gelitten hat?
  - Dann läge eventuell die Komplikation der **vermehrten Infektanfälligkeit** vor. Diese ist dadurch begründet, dass nicht nur Albumin, sondern auch andere Proteine wie Immunglobuline über die Niere verloren gehen. Besonders gefürchtet ist die erhöhte Empfindlichkeit v. a. gegenüber bekapselten bakteriellen Erregern, insbesondere Pneumokokken, die zu einer Pneumokokkenperitonitis führen kann.
- ... Georgs Eltern Sie nach der Ursache für die angestiegenen Cholesterinwerte ihres Sohnes fragten?
  - Dann wäre Ihre Erklärung, dass die **Hyperlipoproteinämie** entweder Folge einer Stimulation der Lipoproteinsynthese in der Leber durch die Hypoproteinämie ist oder eine verminderte Aktivität der Lipoproteinlipase im Plasma, z. B. durch Verlust über den Urin, vorliegt.
- ... bei Georg auch erniedrigte Schilddrüsenhormone sowie ein Vitamin-D-Mangel im Blut festgestellt worden wären?
  - Dann wäre die Erklärung, dass es bei einem länger bestehenden nephrotischen Syndrom zu renalen Verlusten von Vitamin-D-/thyroxinbindendem Globulin kommt und somit ein **Vitamin-D-Mangel** bzw. eine **Hypothyreose** entstehen.
- ... Georg plötzlich über Schmerzen in der linken Wade klagen würde?
  - Dann läge eventuell die Komplikation einer Thrombose vor. Der Verlust von AT-III kann in Verbindung mit einem verminderten intravasalen Flüssigkeitsvolumen, der damit einhergehenden Hypozirkulation und einer begleitenden Thrombozytose zu einer **Thromboseneigung** führen.

35

Ikterus und Trinkschwäche (4 Tage)

Christine Prell

Anamnese

Zur U2 wird Ihnen ein 4 Tage altes Neugeborenes vorgestellt, das an zunehmender Gelbsucht und Trinkschwäche leidet. Das Mädchen ist das 2. Kind nicht konsanguiner Eltern. Schwangerschaftsverlauf und Geburt in der 39. SSW waren komplikationslos: Geburtsgewicht 3.170 g, Körperlänge 48 cm, Kopfumfang 35 cm, APGAR 9/10/10, Nabelschnur-pH 7,26, unauffällige respiratorische Adaptation. Blutgruppe der Mutter: 0, Rhesusfaktor positiv.

Untersuchung

Bei der Untersuchung fallen ein Sklerenikterus und ein gelbliches Hautkolorit auf. Das Mädchen wirkt schläfrig und muskulär hypoton. Die Leber tasten Sie 2 cm unterhalb des rechten Rippenbogens. Die Fontanelle erscheint leicht eingesunken. Der sonstige pädiatrische und neurologische Untersuchungsbefund ist unauffällig. Gewicht 2.980 g, Temperatur 37,3 °C.

1. **Welche Verdachtsdiagnose stellen Sie?**
2. **Erläutern Sie die Pathogenese des Krankheitsbildes.**
3. **Welche prädisponierenden Risikofaktoren kennen Sie?**
4. **Welche Therapie leiten Sie ein?**
5. **Welche Komplikationen können auftreten?**
6. **Nennen Sie mögliche Differenzialdiagnosen.**

1. Icterus neonatorum

Hierbei handelt es sich um einen Anstieg der Bilirubinkonzentration im Serum, der 60 % aller Neugeborenen betrifft. Bis zu einer Bilirubinkonzentration von 15 mg/dl (260 µmol/l) handelt es sich beim reifen Neugeborenen um einen **physiologischen Ikterus.** Bei Überschreiten eines Grenzwerts von 25 mg/dl (430 µmol/l) besteht das Risiko einer Bilirubinenzephalopathie mit Zerstörung von Nervenzellen in Kerngebieten der Basalganglien und von Hirnstammkernen.

2. Pathogenese

Bilirubin ist das Abbauprodukt von Hämoglobin. Es wird an Albumin gebunden zur Leber transportiert, dort aufgenommen und durch die UDP-Glukuronyltransferase zu direktem Bilirubin konjugiert, das über die Galle ausgeschieden wird. Ursache des Icterus neonatorum sind eine **verminderte UDP-Glukuronyltransferase-Aktivität** und eine **erhöhte intestinale Bilirubinwiederaufnahme.** Vermehrt anfallendes unkonjugiertes, lipidlösliches Bilirubin kann in lipidhaltige Nervenzellen eindringen und diese durch Hemmung der oxidativen Phosphorylierung zerstören.

3. Risikofaktoren

Folgende Faktoren können das Auftreten eines Neugeborenenikterus begünstigen:

Frühgeburtlichkeit, Hämolyse, ausgedehnte Hämatome, positiver Coombs-Test, zu geringe Nahrungszufuhr bei nicht ausreichender Laktationsleistung. Die Abwesenheit dieser Risikofaktoren schließt aber den Anstieg des Bilirubins auf extrem hohe Werte nicht aus. Bei kranken Neugeborenen und Frühgeborenen können bestimmte Faktoren das Risiko einer Hirnschädigung durch eine Hyperbilirubinämie noch erhöhen: Hypalbuminämie, Medikamente mit hoher Proteinbindung, Asphyxie, Azidose, Schock, Hypo- oder Hyperthermie, Hypoglykämie und Sepsis.

4. Therapie

Phototherapie: Unter der Einwirkung von Blaulicht einer Wellenlänge von 430–490 nm wird das Bilirubin in ein strukturelles Isomer (Lumirubin) überführt, das ohne Glukuronidierung mit der Galle und renal ausgeschieden werden kann.

Die **Schwellenwerte für die Empfehlung zu einer Phototherapie** basieren auf retrospektiven Datenanalysen und ihrer Bewertung durch verschiedene Experten. Sie können sich daher von Land zu Land um 1–2 mg/dl unterscheiden.

Aus Gründen der einfacheren Anwendung wird folgender **Algorithmus** empfohlen:

- Bei unkomplizierten Fällen (Gestationsalter ≥ 38 + 0 Wochen, kein Hämolysehinweis) beträgt ab einem Lebensalter von 72 h die Phototherapiegrenze 20 mg/dl.
- Bei Neugeborenen mit einem Gestationsalter < 38 Wochen gilt: Phototherapiegrenze (mg/dl) = aktuelles Gestationsalter (in Wochen) – 20.
- Um der Dynamik des Anstiegs Rechnung zu tragen, wird vor einem Alter von 72 h eine weitere Absenkung der Phototherapiegrenze um 2 mg/dl pro Tag empfohlen.
- Für den Beginn einer Phototherapie mit geringer Effektivität (z. B. mit fiberoptischen Geräten auf Wochenbettstationen oder im ambulanten Bereich) werden Grenzwerte empfohlen, die 2 mg/dl unter denen einer regulären Ganzkörperphototherapie liegen.
- Die untere Therapiegrenze beträgt 5 mg/dl.

Mit diesem Algorithmus wird der **höheren Bilirubinempfindlichkeit von Frühgeborenen** Rechnung getragen, auch wenn es bisher keine verlässlichen Daten zur Toxizität von Bilirubin bei Frühgeborenen gibt.

Praktische Durchführung der Phototherapie (➤ Abb. 35.1):

- Möglichst große Oberfläche bestrahlen: entkleidetes Kind, kleine oder keine Windel.
- Abstand Lampe – Kind 15–20 cm.
- Augen abdecken.
- Zunächst intermittierende Behandlung in 4- bis 6-stündigen Intervallen.
- Bei steigenden Werten oder drohender Blutaustauschtransfusion kontinuierliche Bestrahlung.
- Intensivierung der Therapie durch Verwendung fiberoptischer Leuchtmatten sowie seitlich angebrachter reflektierender Metallfolien oder weißer Tücher.

Bei einer Hyperbilirubinämie, die 5 mg/dl über der oben genannten Phototherapiegrenze liegt (beim reifen Neugeborenen ohne Risikofaktoren also

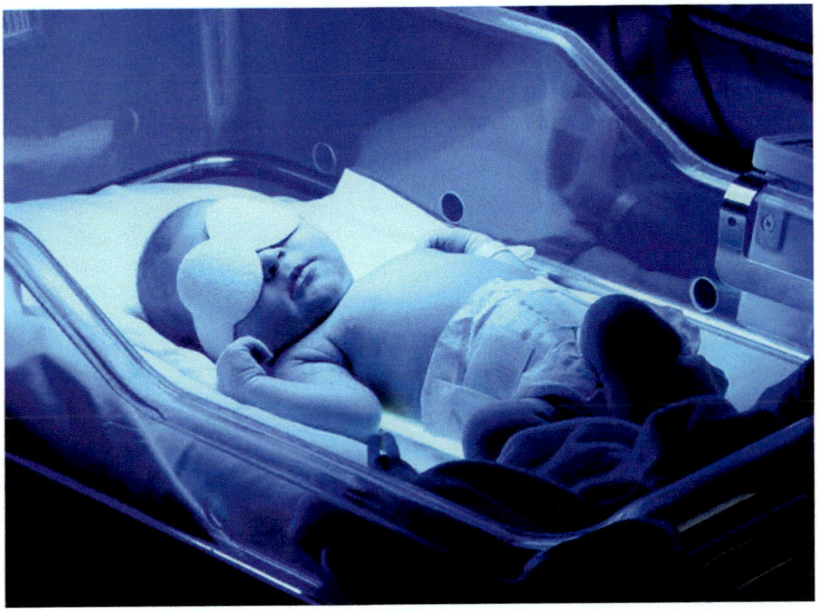

Abb. 35.1 Phototherapie bei Neugeborenenikterus. [T409]

> 25 mg/dl), sollte das Kind umgehend eine **intensivierte Phototherapie** erhalten und in eine Kinderklinik mit der Möglichkeit zur Austauschtransfusion durch erfahrenes Personal eingewiesen bzw. verlegt werden. Bei konsequenter Therapie ist bei Bilirubinwerten zwischen 25 und 30 mg/dl nicht mit einem Kernikterus zu rechnen. In den meisten Fällen kommt es unter der eingeleiteten Phototherapie zu einem prompten Abfall des Bilirubins.

Blutaustauschtransfusion (BAT): Bei unzureichendem Ansprechen auf die Phototherapie (kein Abfall des Bilirubins innerhalb von 4–6 h) empfiehlt es sich, eine Austauschtransfusion in die Wege zu leiten. Eine Austauschtransfusion ist in der Regel auch indiziert bei Neugeborenen mit Zeichen einer fortschreitenden akuten Bilirubinenzephalopathie oder Bilirubinwerten, die mehr als 10 mg/dl über den oben genannten Phototherapiegrenzwerten liegen, bei reifen Neugeborenen ohne Risikofaktoren also > 30 mg/dl. Bei der BAT wird kindliches Blut gegen Erwachsenenblut über einen Nabelvenenkatheter in Schritten von 2–3 ml/kg KG ausgetauscht (Austausch des doppelten Blutvolumens des Kindes ≙ 2 × 80 ml/kg KG). Die Austauschtransfusion ist mit einer erhöhten Mortalität und Morbidität verbunden, insbesondere bei kranken Neugeborenen und Frühgeborenen. Sie wird deshalb bei Frühgeborenen unter 1.500 g kaum angewandt.

5. Komplikationen

Akute Bilirubinenzephalopathie: Frühe Zeichen sind Lethargie, Schläfrigkeit, muskuläre Hypotonie, Bewegungsarmut und Trinkschwäche. Später kommt es zu Irritabilität, schrillem Schreien und Opisthotonus. In der Endphase treten epileptische Anfälle auf, es kommt zu Koma und Tod. Eine akute Bilirubinenzephalopathie wird heute fast nicht mehr beobachtet.

Chronische Bilirubinenzephalopathie, Kernikterus: Charakteristische Symptome sind eine extrapyramidale Bewegungsstörung mit Choreoathetose, Blickwendung nach oben, Hörverlust, Intelligenzminderung und verzögerte psychomotorische Entwicklung.

6. Differenzialdiagnose Neugeborenenikterus

➤ Tab. 35.1.

MERKE

Jeder sichtbare Ikterus nach dem 14. Lebenstag bedarf einer ausführlichen Abklärung!

Tab. 35.1 Differenzialdiagnose des Neugeborenenikterus

Indirekte Hyperbilirubinämie (unkonjugiertes Bilirubin erhöht)	Direkte Hyperbilirubinämie (konjugiertes Bilirubin erhöht)
Verminderte Bilirubinkonjugation	**Intrahepatische Cholestase**
▪ Physiologischer Ikterus ▪ Hypothyreose ▪ Medikamente, Hormone (Enzymhemmung) ▪ Crigler-Najjar-Syndrom ▪ Gilbert-Meulengracht-Syndrom	▪ Neonatale Cholestase ▪ Infektionen: Toxoplasmose, Röteln, CMV, Hepatitis (TORCH) ▪ α_1-Antitrypsin-Mangel ▪ Intrahepatische Gallengangshypoplasie ▪ Galaktosämie, Tyrosinämie Typ 1 ▪ Neonatale Hämochromatose ▪ Parenterale Ernährung
Gesteigerte Hämolyse	**Extrahepatische Gallesekretionsstörung**
▪ Blutgruppeninkompatibilität (Rh, AB0) ▪ Genetisch bedingte hämolytische Anämien ▪ Infektionen	▪ Extrahepatische Gallengangsatresie ▪ Choledochuszyste ▪ Zystische Fibrose
Vermehrter Anfall abzubauender Erythrozyten	
▪ Polyglobulie ▪ Hämatome	
Vermehrte enterale Bilirubinrückresorption	
▪ Intestinale Obstruktionen ▪ Gallengangsatresie ▪ Niedrige Kalorienzufuhr ▪ Muttermilchikterus	

ZUSAMMENFASSUNG

Neugeborene mit einem Risiko für eine **schwere Hyperbilirubinämie** müssen zuverlässig identifiziert und rasch adäquat behandelt werden. Geschieht dies nicht, drohen eine **akute Bilirubinenzephalopathie** und ein **Kernikterus.** Die wichtigste präventive Maßnahme ist die engmaschige Überwachung des Neugeborenen. Bei früher Entlassung aus der Geburtsklinik muss daher zweifelsfrei mit den Eltern geklärt werden, durch wen und zu welchem Zeitpunkt erforderliche Kontrolluntersuchungen durchgeführt werden.

WAS WÄRE, WENN ...

- ... bei einem Neugeborenen in der Blutentnahme neben einer Hyperbilirubinämie > 20 mg/dl auch Zeichen einer Hämolyse erkennbar wären?
  - Bei ausgeprägter Hyperbilirubinämie mit Hämolyse sollte auch nach selteneren Ursachen gesucht werden. Fulminante Verlaufsformen einer Bilirubinenzephalopathie sind insbesondere bei **Glucose-6-Phosphat-Dehydrogenase-Mangel (G6PD)** beschrieben worden. Hier kann es innerhalb weniger Stunden zu einem sepsisartigen Krankheitsbild mit letalem Verlauf kommen.
  - Weitere seltenere Ursachen für eine Hämolyse mit einhergehender Hyperbilirubinämie sind Sphärozytose, Elliptozytose und Pyruvatkinase-Mangel.

36

Lymphknotenschwellung, Abgeschlagenheit und Gewichtsverlust (16 Jahre)

Wiebke Aulbert und Alexandra Pohl

Anamnese

Kevin, 16 Jahre alt, stellt sich wegen einer seit 3 Wochen bestehenden, zunehmenden Schwellung am Schlüsselbein links sowie beidseits am Hals beim Kinderarzt vor. Er berichtet über eine allgemeine Müdigkeit in der letzten Zeit. Auf Nachfrage gibt er einen Gewichtsverlust von 3 kg an, allerdings habe er auch viel Sport getrieben. Der Kollege überweist Kevin zur weiteren Diagnostik in Ihre Klinik.

Untersuchungsbefund und weiterer Verlauf

16 Jahre alter Patient in gutem AZ und schlankem EZ. Schmerzlose, nicht verschiebliche supraklavikuläre Schwellung links, zervikale Lymphknotenpakete beidseits. Ruhige Spontanatmung im Stehen, in Rückenlage wird der Patient allerdings etwas unruhig und möchte sich lieber wieder aufsetzen. Pulmo seitengleich belüftet. Herztöne rein, rhythmisch, keine pathologischen Herzgeräusche. Abdomen weich, Milz 1 cm unter dem linken Rippenbogen tastbar, Leber nicht tastbar.
Sie lassen den Patienten auf die Station bringen. Da Ihr Telefon schon wieder klingelt, wird aus der Übergabe an die Pflege auf der weiterbetreuenden kinderonkologischen Station leider nichts.
Nach ca. 2 h erfahren Sie von einem Notruf aus der Kinderonkologie. Der neue Patient habe sich zum Ausruhen ins Bett gelegt, plötzlich sei Atemnot aufgetreten und der Junge sei bewusstlos geworden. Die Kollegen der Intensivstation übernahmen.

Laborbefunde

Blutbild unauffällig, LDH 955 IE/l, Entzündungsparameter normwertig. EBV- und CMV-PCR und Serologie negativ, HIV-, Bartonella henselae- und Toxoplasmose-Serologie ebenfalls negativ.

1. **Wie lautet Ihre Verdachtsdiagnose und wie ist das weitere diagnostische Vorgehen?**
2. **Kurz nach der Aufnahme des Patienten auf Station haben Sie Studentenunterricht – wie beschreiben Sie den angehenden Kollegen das Krankheitsbild Ihres neuen Patienten?**
3. **Benennen Sie die häufigsten 3 Typen der im Kindesalter vorkommenden NHL.**
4. **Welche Informationen wären für die Pflege auf der Station hilfreich gewesen und was sind die möglichen lebensbedrohlichen Symptome, die durch die Erkrankung entstehen können?**
5. **Erläutern Sie die Stadieneinteilung.**
6. **Beschreiben Sie die Therapie.**

1. Verdachtsdiagnose und diagnostisches Vorgehen

Bei einer neu aufgetretenen Lymphknotenvergrößerung in Zusammenhang mit der geschilderten B-Symptomatik besteht der Verdacht auf eine maligne Neoplasie des lymphatischen Systems im Sinne eines **Non-Hodgkin-Lymphoms** (NHL) oder **Hodgkin-Lymphoms** (HL).

Nach Ausschluss einer infektiösen Lymphadenopathie (u.a. CMV, EBV, HIV, Röteln, Toxoplasmose, Bartonella henselae, nichttuberkulöse Mykobakterien) besteht das primäre Ziel nun in der Diagnosesicherung der malignen Erkrankung, die durch eine **Lymphknotenbiopsie** erfolgt. Durch die histologische Untersuchung des Lymphknotens mit Zytomorphologie und Immunphänotypisierung kann die Entität präzise festgelegt werden. Im hier vorliegenden Fall handelt es sich um ein Non-Hodgkin-Lymphom. Beim Vorliegen von Ergüssen (Aszites, Pleuraerguss) oder eines signifikanten Knochenmarkbefalls (> 20 % Lymphomzellen) kann die Diagnose in Einzelfällen auch durch die zytologische Untersuchung des Punktats gestellt werden.

Nach Diagnose des NHL erfolgt das prätherapeutische **Staging**, das die ausführliche Anamnese (einschließlich Familienanamnese) und die körperliche Untersuchung, Labordiagnostik sowie bildgebende Verfahren beinhaltet. Bei der körperlichen Untersuchung wird besonders auf die Lymphknotenstationen, eine Leber- und Milzvergrößerung, den neurologischen Status inkl. der Hirnnervenuntersuchung sowie auf das Pubertätsstadium nach Tanner und die Erfassung der Hodengröße geachtet. Im Rahmen der Labordiagnostik können eine erhöhte LDH sowie eine hohe Harnsäurekonzentration im Serum als Zeichen für Zellzerfall auffallen. Zusätzlich müssen eine **Knochenmark- und Liquorpunktion** erfolgen, um einen Knochenmark- oder ZNS-Befall auszuschließen oder zu bestätigen.

Eine **Sonografie** von Hals, Abdomen, Axilla, Thorax (Pleuraerguss) sowie der Hoden ist die Basis für weitere Diagnostik. Der **Röntgen-Thorax** in 2 Ebenen gibt Aufschluss über mediastinale und/oder pleurale Raumforderungen. Eine **MRT des Schädels** zeigt einen möglichen intrazerebralen Befall. Abhängig von der Lokalisation der auffälligen Befunde (Thorax, Abdomen) folgen dann gezielte weitere Untersuchungen mittels **CT** oder **MRT.**

2. Non-Hodgkin-Lymphome

Bei 7 % der malignen Erkrankungen des Kindes- und Jugendalters handelt es sich um NHL, Jungen sind mehr als doppelt so oft betroffen wie Mädchen. Die Klasse der Non-Hodgkin-Lymphome besteht aus einer Gruppe unterschiedlicher bösartiger, solider Neoplasien, die sich von B- und T-Zell-Vorläuferzellen sowie reifen B- oder T-Zellen ableiten. Die klinische Symptomatik kann hierbei deutlich variieren und hängt stark vom Typ des NHL ab. Bei den meisten Kindern und Jugendlichen ist die **schmerzlose zervikale Lymphknotenschwellung** das häufigste Symptom. Weitere häufige Lokalisationen der Lymphoproliferation sind Darm, Retroperitonealraum und Mediastinum. Prinzipiell ist der Befall ubiquitär möglich, das heißt, ZNS, abdominelle Organe, Lunge, Hoden, Ovarien und Knochenmark können betroffen sein. Bis zu 40 % der Patienten zeigen sog. **B-Symptome** als Zeichen einer systemischen Erkrankung (Fieber unklaren Ursprungs, Gewichtsverlust > 10 % innerhalb von 6 Monaten, Nachtschweiß). Ohne Therapie verläuft die Erkrankung tödlich. Ein gehäuftes Auftreten wurde bei spezifischen Immundefekten (z. B. Wiskott-Aldrich-Syndrom, Ataxia teleangiectatica) sowie nach Organtransplantation beobachtet. In einem Großteil der Fälle sind die Genloci der Immunglobulinketten in typspezifische chromosomale Translokationen involviert.

3. Häufigste Typen der im Kindes- und Jugendalter vorkommenden NHL

Bei den NHL unterscheidet man Vorläufer-B- und T-Zell-Lymphome (lymphoblastische Lymphome), reife B-Zell-NHL (Burkitt-Lymphom, B-Zell-Leukämie, diffuse großzellige B-Zell-Lymphome) sowie reife T-Zell-NHL. Jede dieser Subgruppen hat weitere Untergruppen.

Das sog. **kleinzellige Lymphom** (**„Burkitt"-Lymphom**) ist mit etwa 40 % der Fälle am häufigsten. Charakteristisch ist bei dieser Untergruppe der Lymphome eine Dysregulation des myc-Gens, das eine Steuerungsfunktion bei der Zellteilung wahrnimmt und eine Vielzahl anderer Gene beeinflusst. Es werden zwei verschiedene Formen unterschieden; die **endemische Form** tritt sehr häufig bei Kindern in Afrika auf, während in Europa fast nur die **sporadische Form** vorkommt. Eine assoziierte EBV-Infektion kommt bei der endemischen Form in > 90 % der Fälle, bei der sporadischen Form nur in 20 % der Fälle vor. Bei > 25 % Blasten im Knochenmark spricht man von B-ALL. Eine zugrunde liegende Ursache auf genetischer Ebene ist die Translokation und Juxtaposition des c-myc-Onkogens zu einem Immunglobulingen. Mit ca. 15 % der Fälle zählen die **lymphoblastischen T-Zell-Lymphome zur zweithäufigsten Subentität.** Die Zellen ähneln überwiegend T-Zellen aus dem Thymus und zu einem geringeren Anteil B-Vorläufer-Zellen. Verschiedene Translokationen führen zur Dysregulation der Expression eines Protoonkogens infolge Juxtaposition zu einem T-Zell-Rezeptor-Gen. Bei weniger als 10 % der NHL im Kindesalter handelt es sich um **großzellig-anaplastische Lymphome** (Synonym Ki-1-Lymphom). Morphologisch finden sich pleomorphe anaplastische Zellen, die CD30 (Ki-1-Antigen) exprimieren. Immunologisch werden T- und Null-Typ unterschieden. Ätiologisch wurden unterschiedliche Translokationen identifiziert, die zu Fusionsgenen führen.

4. Übergabe an die Pflege und Komplikationen bei NHL

Übergabe an die Pflege

Für die weiterbetreuenden Kollegen der Pflege wäre es sehr wichtig gewesen, die Verdachtsdiagnose zu kennen, mit der Sie den Patienten auf die Station geschickt haben. Auch die Tatsache, dass der Patient sich unwohl in Rückenlage fühlt, hätten Sie weitergeben und zügig ein Röntgenbild (Verdacht auf Mediastinallymphom mit raumfordernder Wirkung) veranlassen müssen.

Komplikationen bei NHL

Abhängig von Lokalisation und Größe der lymphatischen Raumforderung können eine Vielzahl von Komplikationen auftreten, die als onkologische Notfälle gelten und einer sofortigen Behandlung bedürfen (➤ Tab. 36.1).

Tab. 36.1 Komplikationen in Abhängigkeit von der Lokalisation des NHL

Lokalisation	Komplikation
ZNS	Hirnnervenparesen, Rückenmarkskompression mit Querschnittssymptomatik, lymphatische Meningitis, Hirndrucksymptomatik, Amaurose bei Lymphomen der Keilbeinhöhle
Herz	Perikardtamponade, obere Einflussstauung
Respirationstrakt	Akute Dyspnoe bei mediastinaler Kompression, Lungenödem
Gastrointestinaltrakt	Ileus, gastrointestinale Blutung, Leberversagen bei Kompression im Leberhilus, Invagination
Urogenitaltrakt	Akutes Nierenversagen durch Tumorlysesyndrom, Hydronephrose bei urethraler Kompression
Gefäßsystem/Blut	Thrombosen und Embolien, autoimmun bedingt hämolytische Anämie, Thrombozytopenie, Hyperleukozytose mit Gefahr der Leukostase, Hyperurikämie und Tumorlysesyndrom

MERKE

Die interdisziplinäre Kommunikation im Krankenhaus darf trotz eines stressigen Alltags nicht vergessen werden. Für die optimale Versorgung kranker Patienten ist eine gute Kommunikation zwischen Ärzten und Krankenschwestern/-pflegern, aber auch Psychologen, Sozialarbeitern und Therapeuten eine absolute Notwendigkeit.

5. Stadieneinteilung

Die derzeit am weitesten verbreitete Stadieneinteilung für NHL ist die Klassifikation nach St. Jude (➤ Tab. 36.2).

6. Therapie

Die etablierte Therapieform der NHL ist die Chemotherapie. Das Chemotherapie-Regime wird hierbei durch die Einteilung in **lymphoblastische** und **nichtlymphoblastische** Krankheitsgruppen bestimmt. Bei lymphoblastischen Lymphomen werden längere

Tab. 36.2 Modifizierte NHL-Klassifikation nach St. Jude

Stadium	Ausdehnung
I	Einzelner extranodaler Tumor oder nodales Gebiet, nicht Mediastinum oder Abdomen
II	Einzelner extranodaler Tumor mit regionalem LK-Befall
	Zwei oder mehr nodale Regionen auf der gleichen Zwerchfellseite
	Zwei einzelne extranodale Tumoren mit oder ohne regionalen LK-Befall auf der gleichen Zwerchfellseite
	Primärer gastrointestinaler, in der Regel ileozökaler Tumor mit oder ohne ausschließlich mesenterialen Befall
III	Zwei einzelne extranodale Tumoren mit oder ohne regionalen LK-Befall auf beiden Zwerchfellseiten
	Zwei oder mehr nodale Regionen auf beiden Zwerchfellseiten
	Primär intrathorakale Tumoren (Mediastinum, Pleura, Thymus)
	Ausgedehnte intraabdominelle Tumoren
	Alle paraspinalen oder epiduralen Tumoren
IV	Jeder initiale Befall von Knochenmark und/oder ZNS
	Zusätzlich: multifokaler Knochenbefall (auch ohne Knochenmarkbefall)

Zyklen mit kontinuierlicher Zytostatikaexposition in Anlehnung an die ALL-Therapiestrategien angewendet. Die verbleibenden Subentitäten werden mit kurzen, intensiven Chemotherapiekursen in hoher Dosierung behandelt. Zur Prophylaxe eines ZNS-Befalls erfolgt u.a. eine intrathekale Chemotherapie. Bei Patienten mit manifestem ZNS-Befall muss zusätzlich eine Schädelbestrahlung erfolgen. Aufgrund der hierbei deutlich erhöhten Therapietoxizität ist die lokale Strahlentherapie in den meisten Fällen jedoch kein Bestandteil des Therapieprotokolls. Abhängig von der Subentität des NHL werden derzeit Überlebensraten von über 80 % erzielt. Patienten, die unter der primären Therapie ein Fortschreiten der Erkrankung zeigen, haben jedoch nahezu keine Überlebenschancen.
Als wichtigste Nebenwirkungen der Therapie sind die ausgeprägte Mukosatoxizität (v.a. Mund- und Darmschleimhaut) sowie die Knochenmarksuppression mit hohem Infektionsrisiko durch Neutropenie zu nennen.

ZUSAMMENFASSUNG

Das NHL ist eine maligne Erkrankung des lymphatischen Systems, die sich entweder aus Vorläufer-Zellen von B- und T-Zellen oder reifen B- oder T-Zellen ableitet. Bei 7 % der malignen Erkrankungen des Kindes- und Jugendalters handelt es sich um NHL, Jungen sind mehr als doppelt so oft betroffen wie Mädchen. Bei den meisten Kindern und Jugendlichen ist die **schmerzlose zervikale Lymphknotenschwellung** das häufigste Symptom, bis zu 40 % der Patienten zeigen eine B-Symptomatik. Nach Diagnosesicherung mittels **Biopsie** erfolgt die **chemotherapeutische Behandlung,** die abhängig von der Subentität des NHL gewählt wird. Die Prognose ist mit etwa **80 %** rezidivfreiem Überleben gut.

WAS WÄRE, WENN ...

- … der Junge eine Erhöhung des Serumkreatinins bei erhöhter Harnsäure, LDH und erhöhtem Phosphat im Blut präsentieren würde?
  - Dann müssten Sie an ein Tumorlysesyndrom denken und auf eine adäquate Flüssigkeitszufuhr zum Spülen der Nieren achten und ggf. auch Allopurinol zur Reduktion der Harnsäure ansetzen.
- … der Junge sich zusätzlich zu den Lymphknotenschwellungen mit einer Fazialisparese präsentiert hätte?
  - Dann würde ein primärer ZNS-Befall vorliegen, der neben intrathekaler Chemotherapie auch eine Schädelbestrahlung notwendig macht.

37

Schmerzen, Rötung und Überwärmung des Unterschenkels (10 Jahre)

Katja Doerry und Alexandra Pohl

Anamnese

Der 10-jährige Markus klagt in letzter Zeit häufiger über Schmerzen im rechten Unterschenkel. Beim Fußballspielen muss er deshalb sogar manchmal eine Pause einlegen. Nachdem seine Mutter eine Überwärmung und Rötung unterhalb des Kniegelenks feststellt, geht sie mit ihm zum Orthopäden. Dieser fertigt eine Röntgenaufnahme des Unterschenkels in zwei Ebenen an, sieht einen auffälligen Befund (➤ Abb. 37.1) und überweist den jungen Patienten in die Kinderklinik.

Untersuchungsbefund

10 Jahre alter Junge in gutem AZ und EZ. Am rechten Unterschenkel tastbare Schwellung und Überwärmung, hier Schmerzen bei Innen- und Außenrotation im Kniegelenk. Sonstiger Skelettstatus ohne pathologischen Befund. Weitere pädiatrische und neurologische Untersuchung unauffällig.

Laborbefunde

Leukozyten 8.200/µl (Normwert: 4.500–14.500/µl), CRP 0,4 mg/dl (< 0,5 mg/dl), BSG 12/20, Alkalische Phosphatase 588 U/l (< 300 U/l), LDH 420 IE/l (100–300 IE/l).

1. **Beschreiben Sie das Ihnen vorliegende Röntgenbild und begründen Sie Ihre Verdachtsdiagnose.**
2. **Äußern Sie sich zu Epidemiologie und Ätiologie des Osteosarkoms.**
3. **Wie sehen die weiteren diagnostischen Schritte aus?**
4. **Erläutern Sie die TNM-Klassifikation.**
5. **Beschreiben Sie die Therapie.**
6. **Wie schätzen Sie die Prognose des Jungen ein?**

1. Röntgenbild-Befundung und Verdachtsdiagnose

➤ Abb. 37.1: Zu sehen ist eine a. p. Röntgenaufnahme eines rechten Unterschenkels. Im Bereich der proximalen Tibia liegt eine Sklerosierung und Zerstörung des Markraumes vor. Zusätzlich ist es zu einer Neubildung von Knochen gekommen, die extraossär radiär angeordnet ist (Spiculae).

Aufgrund von Markus' Symptomen (Schmerzen, Schwellung und Bewegungseinschränkung), einer erhöhten LDH und alkalischen Phosphatase sowie der Röntgenaufnahme der Tibia ist ein **Osteosarkom** die mutmaßliche Diagnose. Charakteristischerweise sind hierbei **Osteolysen** neben **Knochenneubildungen** und **Periostabhebungen** zu sehen. Krankheitstypisch sind auch die **Spiculae,** dabei handelt es sich um senkrecht zum Knochen wachsendes Tumorosteoid. Das Osteosarkom ist ein seltener, häufig hochmaligner Tumor, der durch eine Knochenneu- oder Osteoidbildung gekennzeichnet ist. In den meisten Fällen ist der Primärtumor in der Metaphyse eines Röhrenknochens lokalisiert, in etwa 50 % der Fälle befindet sich die Läsion dabei kniegelenksnah.

2. Epidemiologie und Ätiologie

Das Osteosarkom ist der häufigste maligne Knochentumor bei Kindern und jungen Erwachsenen, der Häufigkeitsgipfel liegt zwischen dem 10. und 25. Lebensjahr. Jungen sind etwas häufiger betroffen als Mädchen (1,1 : 1). Durch die langsam zunehmenden Schmerzen und die oft unspezifischen Symptome beträgt die Dauer bis zur Diagnosestellung nicht selten 2–3 Monate. Bei einem Teil der Patienten wird die Diagnose erst durch das Auftreten einer **pathologischen Fraktur** gestellt. Eine vorangegangene Strahlen- oder Chemotherapie mit alkylierenden Substanzen erhöht das Risiko, an einem Osteosarkom zu erkranken, meist bleibt die Genese aber unklar.

Auf chromosomaler Ebene weisen hochmaligne Osteosarkome sehr variable Karyotypen mit ausgeprägten numerischen und strukturellen Veränderungen auf, fast immer sind sie aneuploid. Eine Minderheit der Fälle ist assoziiert mit erblichen Prädispositions-Syndromen wie dem Retinoblastom oder dem Li-Fraumeni-Syndrom. Hierbei wird eine **Inaktivierung**

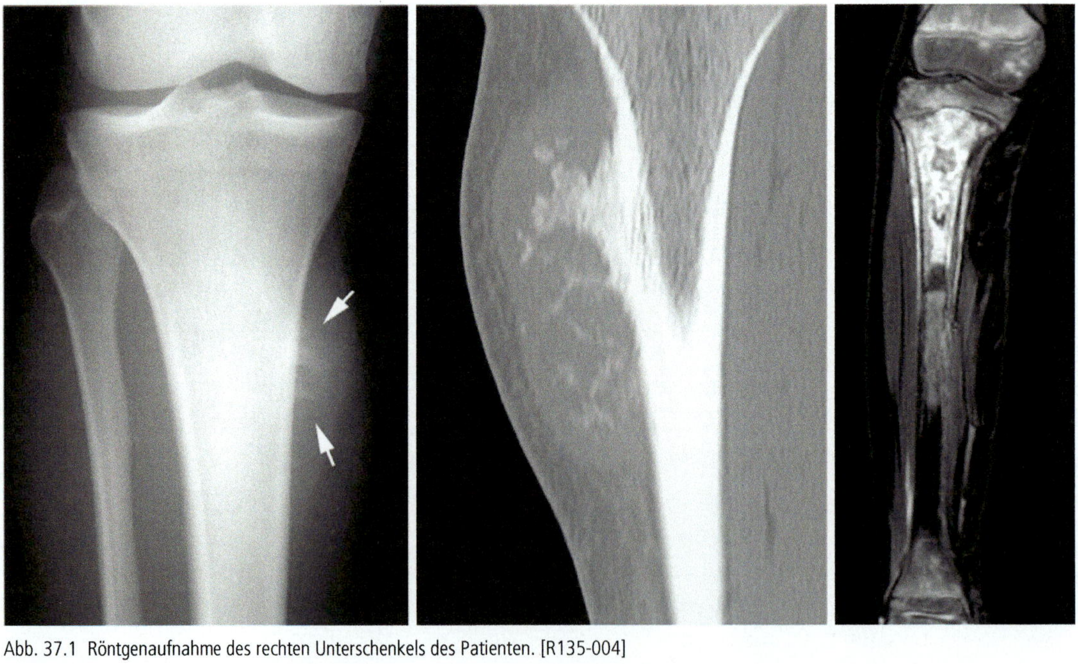

Abb. 37.1 Röntgenaufnahme des rechten Unterschenkels des Patienten. [R135-004]

der Tumorsuppressorgene RB1 und p53 als Ursache diskutiert.

Nach der WHO-Klassifikation gehören 80–90 % der Osteosarkome zu den konventionellen, hochmalignen Osteosarkomen, welche sich in chondroblastische, fibroblastische und osteoblastische Osteosarkome gliedern. Bei den verbleibenden 10–20 % handelt es sich um hochmaligne teleangiektatische oder Oberflächenosteosarkome sowie niedrigmaligne parossale Osteosarkome. Metastasen finden sich hauptsächlich in der Lunge, können aber auch im Skelett lokalisiert sein.

MERKE

Als **Skip Lesions** (Skipmetastasen) bezeichnet man Metastasen im Markraum des betroffenen Knochens, die keine Verbindung zum Primärtumor haben.

3. Diagnostik

Neben der konventionellen radiologischen Diagnostik hilft eine **MRT** der Primärtumorregion sowie der angrenzenden Gelenke, um die Größenausdehnung, eventuelle Skip Lesions, grenzüberschreitendes Wachstum und die anatomische Beziehung zu Gefäßen und Nerven zu beurteilen. Ein Röntgenbild sowie ein CT des Thorax dienen im Rahmen der **Staging**-Maßnahmen der Metastasensuche. Zur Suche nach Skelettmetastasen wird eine **Skelettszintigrafie** bzw. eine **Positronenemissionstomografie (PET)** durchgeführt. Bei der **Laboruntersuchung** können eine erhöhte Aktivität der alkalischen Phosphatase sowie der Laktatdehydrogenase LDH auffallen, dies gilt als prognostisch ungünstig. Eine **Biopsie** des Tumors ist obligat und sollte in interdisziplinärer Absprache in einem spezialisierten Zentrum durchgeführt werden.

4. TNM-Klassifikation

Die aktuelle TNM-Klassifikation bei Knochentumoren beruht auf der Einteilung der Union for International Cancer Control (UICC). Das T-Stadium ist hierbei abhängig vom Tumordurchmesser (T1 beschreibt eine Ausdehnung ≤ 8 cm, T2 eine von > 8 cm und T3 ist gekennzeichnet durch das Auftreten von Skip Lesions), das N-Stadium beschreibt den Befall der Lymphknoten und M das Vorhandensein von Metastasen sowie deren Lokalisation (das M1-Stadium wird in Lungen- und andere Fernmetastasen unterteilt).

5. Therapie

Alle hochmalignen Osteosarkome müssen mit einer Kombination aus **Chemotherapie** und **Operation** behandelt werden.

Aufgrund der hohen Metastasierungsrate (in 20 % liegen bei Diagnosestellung bereits Metastasen vor (70 % okkulte Mikrometastasen) ist die präoperative Chemotherapie stets indiziert. Die derzeit übliche Medikation beinhaltet **Ifosfamid, Adriamycin, Methotrexat** und **Cisplatin.** Zusätzlich wird beim Ansprechen des Tumors auf Chemotherapie die Prognose des Patienten deutlich verbessert und man erreicht ggf. durch die Tumorverkleinerung die Möglichkeit, eine extremitätenerhaltende Operation durchzuführen.

Die Chemotherapie allein reicht jedoch zur Heilung nicht aus. Primärmanifestation und -metastasen müssen operativ entfernt werden. Einen Sonderfall stellen die niedrigmalignen Osteosarkome dar, die im Einzelfall mit alleiniger Operation therapiert werden können.

Die Operation besteht abhängig vom Ausmaß des Primärtumors aus einer Amputation, Gelenkentfernung oder dem Einsetzen einer Endoprothese. Bei der Operation ist die Einhaltung sog. weiter Resektionsgrenzen wichtig, die eine R0-Resektion mit Entfernen des Biopsiekanals sowie der Biopsienarbe beinhaltet. Bei bekannten Lungenmetastasen ist eine Thorakotomie zur operativen Entfernung der Metastasen notwendig.

Die **Strahlentherapie** ist bei Osteosarkomen nur sehr begrenzt wirksam und sollte nur bei nicht resektablen Primärtumoren eingesetzt werden.

6. Prognose

Insgesamt ist die Prognose eines Patienten mit Osteosarkom gut. Die **5-Jahres-Überlebensrate** bei Anwendung etablierter Protokolle beträgt **70 %.** Vorteilhaft ist ein kleines Tumorvolumen. Ein früher Rezidivzeitpunkt sowie multiple Herde hingegen gelten als prognostisch ungünstig. Im Falle eines Rezidivs sinkt die 5-Jahres-Überlebensrate auf weniger als 25 %.

MERKE

Eine initiale Metastasierung bei Osteosarkom ist nicht mit einer infausten Prognose gleichzusetzen!

ZUSAMMENFASSUNG

Das **Osteosarkom** ist der häufigste maligne Knochentumor im Kindes- und jungen Erwachsenenalter mit einem Häufigkeitsgipfel zwischen dem 10. und 25. Lebensjahr. Typische Symptome sind kniegelenksnahe Schmerzen, Schwellung und Bewegungseinschränkung der Röhrenknochen. Konventionell radiologisch imponieren Knochenneu- oder Osteoidbildungen (Spiculae) neben Osteolysen. Die Behandlung sollte nur in erfahrenen Zentren erfolgen und besteht aus Chemotherapie und Operation. Die Prognose bei Osteosarkomen ist mit einer 5-Jahres-Überlebensrate von 70 % gut. Die Nachsorge sollte in regelmäßigen Abständen nach standardisiertem Protokoll erfolgen.

WAS WÄRE, WENN ...

- ... bei Markus zusätzlich laborchemisch **erhöhte Entzündungszeichen,** eine erhöhte Blutsenkungsgeschwindigkeit und Fieber vorgelegen hätten?
  - Dann hätte differenzialdiagnostisch an eine Osteomyelitis gedacht werden müssen.
- ... bei Markus im Röntgenbild sog. **Zwiebelschalen** am betroffenen Knochen gesehen worden wären?
  - Dann hätte man den im Kindesalter zweithäufigsten Knochentumor – das Ewing-Sarkom – in Betracht ziehen müssen. Hierbei ist die sichtbare Abhebung des Periosts („Zwiebelschalen") charakteristisch.
- ... bei Markus eher der Verdacht auf eine **gutartige Läsion** gestellt worden wäre?
  - Dann sollte differenzialdiagnostisch an eine aneurysmatische Knochenzyste oder das nichtossifizierende Knochenfibrom gedacht werden.

38

Bauchschmerzen, Nasenflügeln und Einziehungen (4 Jahre)

Laura Hecher und Alexandra Pohl

Anamnese

Mia, ein 4-jähriges Mädchen, wird in der kinderchirurgischen Ambulanz wegen seit dem frühen Morgen bestehenden Bauchschmerzen vorgestellt. Das Mädchen ist blass und sehr still. Während Sie mit der Mutter der Patientin das Anamnesegespräch führen, fallen Ihnen bei Mia ausgeprägtes Nasenflügeln sowie juguläre Einziehungen auf.

Untersuchungsbefund

4 2/12 Jahre altes Mädchen in reduziertem AZ und schlankem EZ. Temperatur 39,3 °C. Deutliche Tachydyspnoe, AF 52/Min., Nasenflügeln, juguläre, sub- und interkostale Einziehungen. Periphere Sauerstoffsättigung unter Raumluft 85 %. Pulmo seitengleich belüftet, feuchte Rasselgeräusche im Bereich des rechten Mittelfeldes. Herztöne rein und rhythmisch, keine pathologischen Herzgeräusche auskultierbar. Sonstiger pädiatrischer und neurologischer Untersuchungsbefund unauffällig.

Laborbefunde

Leukozyten 16.400/µl (Normwert: 4.500–14.500/µl). Differenzialblutbild: Granulozyten 80 %, Stabkernige 7 %, Lymphozyten 9 %, Monozyten 4 %, CRP 15,3 mg/dl (< 0,5 mg/dl).

1. **Beschreiben Sie die klinischen Symptome einer Pneumonie.**

2. **Nennen Sie die häufigsten Erreger und Risikofaktoren kindlicher Pneumonien.**

3. **Wie gehen Sie diagnostisch vor?**

4. **Wie behandeln Sie die Pneumonie?**

5. **Nennen Sie die häufigsten Komplikationen einer Pneumonie.**

6. **Beschreiben Sie die Therapie der beiden häufigsten Komplikationen.**

1. Klinik

Prinzipiell gilt, je jünger der Patient, desto unspezifischer sind die klinischen Symptome einer Pneumonie. Während bei Säuglingen **Apathie, Temperaturinstabilität, Trinkschwäche und Husten** meist die einzigen Symptome sind, bestehen bei älteren Kindern oft **Fieber, Husten, Tachykardie, Thoraxschmerzen** und ein deutlich reduzierter Allgemeinzustand. Bei progredientem Atemnotsyndrom kommt es zu **Tachydyspnoe, Nasenflügeln, Einziehungen, Stöhnen** und **Zyanose.**

Fieber und Tachypnoe (AF >60/min bei Säuglingen <2 Monaten, >50/min bei Säuglingen von 2–12 Monaten und >40/min bei Kindern >12 Monate) haben die höchste Spezifität und Sensitivität für die Diagnose einer Pneumonie.

Generell gilt es auch hier, zwischen einer bakteriellen und viralen/atypischen Pneumonie zu unterscheiden (➤ Tab. 38.1).

Auskultatorisch bestehen bei einer **Lobärpneumonie** typischerweise **feuchte fein- und mittelblasige Rasselgeräusche.** Bei Vorliegen einer **atypischen oder zentralen Pneumonie** kann der Auskultationsbefund jedoch völlig unauffällig sein. Eine **obstruktive Komponente** kann sowohl auf eine obstruktive Bronchitis als auch eine **Bronchopneumonie** hinweisen. Ein abgeschwächtes Atemgeräusch kann ein Hinweis auf eine pleurale Komplikation sein. Eine weitere Besonderheit stellen **basale Pneumonien** dar, bei denen das einzige Symptom häufig **Bauchschmerzen und Erbrechen** sind. Als „typische Pneumonien" werden alveoläre Pneumonien, als „atypische Pneumonien" interstitielle Pneumonien, das heißt die schmale Bindegewebsschicht zwischen den Alveolen und den Blutgefäßen betreffende Pneumonien, bezeichnet. Eine Miliarpneumonie betrifft meist Patienten mit einem Immundefekt und zeichnet sich durch diffus verteilte kleine Infiltrate aus.

Die Inzidenz von Pneumonien nimmt mit steigendem Lebensalter ab; so treten Pneumonien im 1. Lebensjahr besonders häufig auf.

2. Erreger kindlicher Pneumonien

Die meisten Pneumonien im Kindesalter sind **infektiös** bedingt. Die häufigsten Erreger sind in ➤ Tab. 38.2 zusammengefasst. Allgemein in allen Altersgruppen gilt, jeweils ⅓ der ambulant erworbenen Pneumonien sind rein viral, rein bakteriell und Mischinfektionen. Im Alter zwischen 3 Monaten und 5 Jahren handelt es sich in 50–80 % der Fälle um virale Erkrankungen. **Aspiration** von Mekonium, Fruchtwasser, Milch, Nahrung oder Fremdkörpern können auch zu einer Pneumonie führen. Eher seltene Ursachen von Pneumonien sind allergische Prozesse, chemische und physikalische Noxen sowie Autoimmunprozesse.

Risikofaktoren sind vorzeitiger Blasensprung, mütterliches Amnioninfektionssyndrom, niedriges Geburtsgewicht, Langzeitbeatmung, Malnutrition, Passivrauchen, schwere Grunderkrankungen, Beatmung, Immundefizienz und Immunsuppression.

Tab. 38.1 Klinische Hinweise zur Unterscheidung zwischen bakterieller und viraler/atypischer Pneumonie

Befund	Bakterielle Pneumonie	Virale Pneumonie
Beginn	Akut	Langsam über Tage
Klinik	Häufig: ▪ Hohes Fieber ▪ Tachypnoe und -kardie ▪ Thoraxschmerz ▪ Produktiver, starker Husten	Häufig: ▪ Subfebrile Temperaturen ▪ Rhinitis, Pharyngitis ▪ Trockener Reizhusten
Lokalisation	Bronchopneumonie Lobärpneumonie Segmentpneumonie	Interstitielle oder alveoläre Pneumonie
Laborchemisch	Leukozytose Erhöhtes CRP/BSG	Leukozyten normwertig Mild erhöhtes CRP/BSG

Tab. 38.2 Häufige Pneunomieerreger abhängig vom Alter des Patienten

Alter	Bakterien	Viren
Pränatal	Listerien Treponema pallidum Toxoplasmosa gondii Mycobacterium tubercolosis	CMV Enterovien Herpes Röteln
Neugeborene	**B-Streptokokken** Escherichia coli Staphylococcus aureus Chlamydien Ureaplasmen	RSV Herpes
Säuglinge und Kleinkinder	**Haemophilus influenzae** **Streptococcus pneumoniae** Staphylococcus aureus	**RSV** **Parainfluenza** Influenza A + B Adenoviren
Schulkinder	**Streptococcus pneumoniae** **Mykoplasmen** Haemophilus influenzae	

3. Untersuchungsbefunde

Zu Beginn steht immer die Erhebung der **Vitalparameter** (HF, AF, pSO_2, RR), um sich einen ersten Eindruck zur kardiorespiratorischen Stabilität des Kindes zu verschaffen.

Nach der Anamnese zur Einschätzung des **Krankheitsverlaufs** und der Erhebung von Risikofaktoren, Vorerkrankungen oder -therapien und Auslandsreisen ist die **klinische Untersuchung** die wichtigste Maßnahme. Anhand der Klinik und des Auskultationsbefundes lassen sich bereits Rückschlüsse auf wahrscheinliche Erreger (bakteriell vs. viral) ziehen und der klinische Schweregrad der Erkrankung einschätzen.

Nach diesen ersten Schritten gelingt bereits eine erste Unterscheidung nach WHO zwischen nicht schwerer und schwerer ambulant erworbener Pneumonie:

- Nicht schwer: AF > 50/Min. (bei 2–11 Monate alten Kindern), > 40/Min. (12–59 Monate alte Kinder), > 20/Min. (ab 5 Jahren) mit oder ohne Einziehungen
- Schwer: Zusätzliche Symptome wie reduzierter Allgemeinzustand, Nahrungsverweigerung, Dehydratation, Somnolenz, Bewusstlosigkeit, zerebrale Krampfanfälle

Eine Blutentnahme sollte nur bei Patienten mit schwerer Pneumonie erfolgen. Die **Blutgasanalyse** ist ein wichtiger Parameter, um die respiratorische Kompensationsfähigkeit des Kindes einschätzen zu können. Je jünger die Patienten sind, desto schneller kommt es zu einer respiratorischen Erschöpfung, die sich zunächst in einer **respiratorischen Partialinsuffizienz** (niedriger Sauerstoffpartialdruck bei stabilem Kohlendioxidpartialdruck) und bei Progredienz in einer **respiratorischen Globalinsuffizienz** (niedriger Sauerstoffpartialdruck + hoher Kohlendioxidpartialdruck) zeigt. Bei einer bakteriellen Pneumonie zeigen sich typischerweise eine Leukozytose mit Linksverschiebung sowie ein erhöhtes CRP. Auch eine **Erregerdiagnostik** sollte nur bei schwer betroffenen Patienten, Therapieresistenz oder Patienten mit einer anderen Grunderkrankung erfolgen. Diese sollte, sofern es das Alter der Patienten und die Kooperation zulassen, durch eine Sputumprobe erfolgen. Ist dies nicht möglich, kann ein tiefer Rachenabstrich durchgeführt werden, wobei hier die Kontamination durch die normale Rachenflora zu bedenken ist. Zum Nachweis von respiratorischen Viren können Antigenschnelltests und PCRs aus nasopharyngealen Sekreten oder Abstrichen erfolgen. Eine Blutkultur sollte bei der stationären Aufnahme von Patienten mit schwerer Pneumonie erfolgen.

Die Anfertigung eines **Röntgen-Thorax** sollte bei einem Verdacht auf Komplikationen z. B. aufgrund

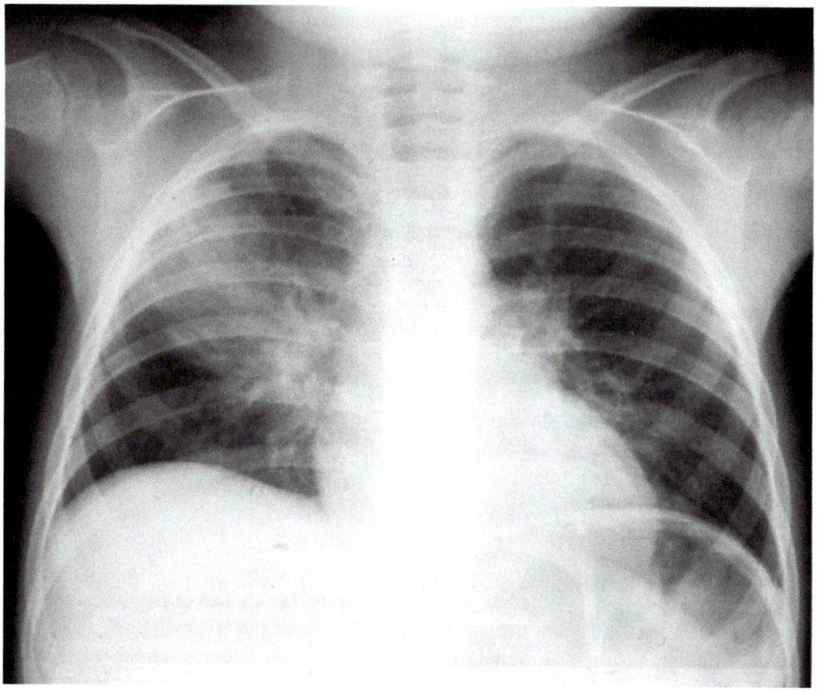

Abb. 38.1 Röntgen-Thorax: Lobärpneumonie. Flächiges Infiltrat im Bereich des rechten Mittelfeldes. [T409]

einer ausgeprägten Klinik, eines atypischen Verlaufs, fehlenden Therapieansprechens, hohen Sauerstoffbedarfs oder des Verdachts auf Ergüsse oder Atelektasen erfolgen (➤ Abb. 38.1).

Radiologische Zeichen einer Pneumonie sind Infiltrate, flächenhafte Verschattungen, ein positives Bronchopneumogramm, Überblähung sowie Ergüsse, segmentale Atelektasen oder Zwerchfelltiefstand. Die verschiedenen Verschattungsmuster geben häufig Hinweise auf den möglichen Erreger (z. B. Streptococcus pneumoniae bei Lobärpneumonie). Radiologisch zeigen Mykoplasmenpneumonien typischerweise ein retikuläres perihiläres Verschattungsmuster. Der kulturelle Erregernachweis gelingt oftmals nicht. Die Diagnosesicherung sollte jedoch bei Verdacht auf Mykoplasmen- oder virale Pneumonie serologisch angestrebt werden. Zunehmend werden in der Pädiatrie auch **Thorax-Sonografien** zur Detektion von Pleuraergüssen, thoraxwandnahen Infiltrationen oder Belüftungsstörungen eingesetzt.

MERKE

Primär sollte eine Pneumonie klinisch diagnostiziert werden. Weitere Untersuchungen können je nach Risikoabschätzung und vorliegendem Befund durchgeführt werden.

4. Therapie

Allgemein gilt, dass die Entscheidung zwischen ambulanter oder stationärer Behandlung in Abhängigkeit von dem klinischen Schweregrad der Erkrankung getroffen wird. Klinische Kriterien, die für eine **stationäre Therapie** sprechen, sind folgende:

- Alter < 6 Monate
- Dyspnoe-Zeichen
- Hypoxämie $SO_2 < 92\,\%$
- Apnoen
- Nahrungsverweigerung, Dehydratation
- Schlechter Allgemeinzustand (Rekap-Zeit > 2 Sek.)
- Soziale Indikation
- Diagnoseunsicherheit

Bei einer bakteriellen Pneumonie sind das Alter des Kindes sowie der Befund des Röntgen-Thorax für die **empirische antibiotische Therapie** ausschlaggebend:

- Bis zur 8. Lebenswoche: Sepsis-Schema Ampicillin + Aminoglykosid
- Säuglinge ab der 8. Lebenswoche: Ampicillin + Sulbactam initial i. v., ggf. + Clarithromycin bei schwerer Klinik
- Ab 2. Lebensjahr: Aminopenicillin, ggf. + Sulbactam bei schwerer Klinik oder V. a. Staphylokokken bzw. Influenza
  - Bei ausbleibender Besserung nach 48 h bzw. krankem Kind mit V. a. Mykoplasmen ggf. + Makrolid (z. B. Clarithromycin)
- Ab 5 Jahren: bei V. a. Pneumokokken Ampicillin/Amoxicillin; bei V. a. atypische Erreger Clarithromycin
- Ab 10 Jahren: Doxycyclin

Bei Erregernachweis mit Resistogramm sollte eine entsprechende Umstellung erfolgen.

Zudem sollte bei stationärer Aufnahme eine supportive Therapie mit **Sauerstoffgabe** (reduziert Atemnot und Atemarbeit), reichlich **Flüssigkeit** zur Sekretolyse, **Inhalation** bei obstruktiver Komponente, **Physiotherapie** bei Sekretverhalt und Atelektasen und Antipyretika bei Bedarf erfolgen.

5. Komplikationen

Zu den häufigsten Komplikationen einer Pneumonie gehören der **Lungenabszess** und das **Pleuraempyem.** Zur Entstehung eines Lungenabszesses kommt es durch Zelluntergang und zunehmende Einschmelzung im Bereich eines lokalisierten Entzündungsprozesses. Häufige Erreger sind Anaerobier, Staphylococcus aureus, Pseudomonas aeruginosa, Streptococcus pneumoniae, Haemophilus influenzae und E. coli. Die klinischen Symptome sind Fieber, reduzierter Allgemeinzustand, Tachy- und/oder Dyspnoe sowie Husten mit oder ohne purulenten Auswurf. Im Röntgenbild des Thorax stellt sich ein Abszess typischerweise als rundliche Struktur mit Spiegelbildung dar.

Bei Kindern, bei denen es trotz antibiotischer Therapie zu einer Verschlechterung des klinischen Zustands kommt und das Fieber persistiert, muss an das mögliche Vorliegen eines Pleuraempyems gedacht werden. Es bildet sich als Folge einer initial bestehenden Pleuritis, welche durch bakterielle, virale und durch Pilze verursachte Infektionen entstehen kann. Die häufigsten Erreger sind Staphylococcus aureus, Streptococcus pneumoniae und Haemophilus influenzae. Die Erkrankung verläuft in Stadien, das heißt, zunächst findet die exsudative Phase (**Pleuritis**) statt, auf welche die fibropurulente Phase (**Empyemausbildung**) folgt. Zuletzt erfolgt die **Organisation** des Ergusses durch die Invasion von Fibroblasten in den Pleuraspalt. Klinische Zeichen für eine Pleuritis oder ein Pleuraempyem sind atemabhängige Thoraxschmerzen mit Ausstrahlung der Schmerzen in den Rücken und in die Schulterregion. Bei der Auskultation fällt ein sog. „Lederknarren" der beiden gegeneinanderreibenden Pleurablätter auf. Bei ausgedehntem Erguss oder Empyem besteht eine ausgeprägte Dyspnoe, auskultatorisch ist das Atemgeräusch über der betroffenen Region abgeschwächt.

Im Rahmen einer **septischen Streuung** kann es zu weiteren Organmanifestationen wie Meningitis, Endokarditis, Osteomyelitis, septischer Arthritis bis hin zum septischen Schock kommen. Multiresistente Erreger stellen insbesondere auf der Intensivstation eine große Gefahr dar. Langzeitbeatmung und antibiotische Therapie bedeuten v. a. bei Neugeborenen ein hohes Risiko für Pilzpneumonien.

Eine weitere nicht zu unterschätzende Komplikation im Rahmen einer Pneumonie sind **Störungen im Flüssigkeits-Elektrolyt-Haushalt.** Oftmals kommt es dabei zu einer Hyponatriämie oder inadäquaten ADH-Sekretion (SIADH, Schwartz-Bartter-Syndrom), was zu Bewusstseinsveränderungen und zerebralen Krampfanfällen führen kann.

6. Therapie bei Lungenabszess oder Pleuraempyem

Die Therapie bei **Lungenabszess** besteht aus einer 2- bis 4-wöchigen intravenösen antibiotischen Therapie mit Breitbandantibiotika (z. B. Clindamycin und Cefotaxim). Vor Beginn der antibiotischen Therapie sollte versucht werden, Material zur bakteriologischen Untersuchung zu gewinnen. Nach Abschluss der intravenösen Therapie sollte für 6–8 Wochen bis zum Nachweis der Restitutio eine orale Antibiotikatherapie angeschlossen werden. Bei ausbleibender Besserung muss die chirurgische Lobektomie oder Segmentresektion erfolgen.

Bei radiologisch nachgewiesenem **Pleuraempyem** muss die Punktion und Drainage des Empyems erfolgen. Die bakteriologische Untersuchung des Punktats ist hierbei obligat, obwohl ein Keim häufig bei bereits begonnener antibiotischer Therapie nicht mehr nachgewiesen werden kann. Bei septiertem oder zähflüssigem, purulentem Erguss kann die Applikation von Fibrinolytika über die Thoraxdrainage helfen, das Sekret zu mobilisieren (z. B. Urokinase 2-mal täglich über 3 Tage). Bei fehlender klinischer Besserung trotz Punktion und Drainage sollte frühzeitig die Indikation zur thorakoskopischen Empyemausräumung gestellt werden. Nur in den seltensten Fällen ist eine Dekortikation der Pleura durch eine Thorakotomie erforderlich.

ZUSAMMENFASSUNG

Unter einer Pneumonie versteht man eine akute oder chronische Entzündung des Lungengewebes, die durch infektiöse, allergische, physikalische oder chemische Reize hervorgerufen wird. Die Inzidenz nimmt mit steigendem Alter bei Kindern und Jugendlichen ab; so sind **Säuglinge** (< 1 Jahr) am häufigsten betroffen. Prinzipiell gilt, je jünger der Patient, desto unspezifischer sind die klinischen Symptome. Primär sollte eine Pneumonie klinisch diagnostiziert und zwischen schwer und nicht schwer unterschieden werden. Weitere Untersuchungen sollten nur bei schweren Infektionen, je nach Risikoabschätzung und vorliegendem Befund erfolgen. Abhängig vom Alter und der Klinik erfolgt die **antibiotische Therapie** bei bakterieller Pneumonie entweder oral oder intravenös. Die häufigsten **Komplikationen** im Kindesalter sind ein Lungenabszess oder ein Pleuraempyem, die bei ausbleibender Besserung unter intravenöser antibiotischer Therapie chirurgisch saniert werden müssen.

WAS WÄRE, WENN ...

- ... Mia im Verlauf eine zunehmende Verschlechterung des Allgemeinzustandes sowie eine ausgeprägte Blässe mit Ödemen zeigen würde?
  - Dann müsste an ein hämolytisch-urämisches Syndrom (HUS) aufgrund einer Pneumokokkeninfektion gedacht werden. Laborchemisch würde sich hier eine ausgeprägte Thrombozytopenie mit hämolytischer Anämie sowie erhöhten Retentionsparametern zeigen. In der Urinuntersuchung wären eine Hämaturie und Proteinurie zu erwarten.
- ... Mia trotz erhöhter Sauerstoffgabe durchgehend eine Sauerstoffsättigung von < 90 % zeigen würde?
  - Die Notwendigkeit einer intensivmedizinischen Behandlung muss stets reevaluiert werden. Eine Sauerstoffsättigung von < 92 % trotz Sauerstoffgabe, drohende respiratorische Erschöpfung mit zunehmender Dyspnoe, Tachypnoe und/oder eine respiratorische Azidose mit Hyperkapnie wie auch Zentralisierung, Hypotension, wiederholte Apnoen oder Bradypnoe sind Indikationen für eine intensivmedizinische Therapie.

39

Nächtliche Atemnot, bellender Husten und inspiratorischer Stridor (2 Jahre)

Julia Roeb

Anamnese

Maria, ein 2-jähriges Mädchen, wird um 2 Uhr morgens wegen akut aufgetretener Atemnot vom Kindernotarzt in Ihre Klinik eingeliefert. Sie ist mit einer pfeifenden, keuchenden Atmung aus dem Schlaf erwacht. Aufgrund der stark angestrengten Atmung und eines plötzlich einsetzenden Hustens hat Marias Mutter den Rettungsdienst alarmiert. Sie berichtet, ihre Tochter sei abgesehen von einer leichten Rhinitis in den letzten Tagen fit gewesen. Fieber bestand nicht. Überhaupt sei Maria ein sehr gesundes Kind.

Untersuchungsbefund

Unruhiges 2 6/12 Jahre altes Mädchen in reduziertem AZ und gutem EZ. Hautkolorit blass-rosig, keine Zyanose. Bellender Husten und angestrengte Atmung, AF 45/Min. Deutlicher inspiratorischer Stridor. Juguläre und interkostale Einziehungen. Lunge seitengleich belüftet, keine Rasselgeräusche. Kapilläre Füllungszeit prompt. Sonstige pädiatrische und neurologische Untersuchung unauffällig.

1. **Welche Verdachtsdiagnose stellen Sie? Beschreiben Sie die Ätiologie der Erkrankung.**
2. **Welche klinischen Stadien der Erkrankung kennen Sie? Welches Stadium liegt bei Maria vor?**
3. **Welche weitere Diagnostik sollte erfolgen? Welche Maßnahmen sollten unterlassen werden?**
4. **Welche Therapie veranlassen Sie?**
5. **Die Eltern erkundigen sich bei Ihnen, was sie bei einer erneuten Erkrankung machen können. Was antworten Sie?**

1. Verdachtsdiagnose

Die klinischen Leitsymptome sind eine plötzlich nachts aufgetretene Dyspnoe, einhergehend mit bellendem Husten und inspiratorischem Stridor. Dies sind die charakteristischen klinischen Zeichen eines **Pseudokrupp**-Anfalls. Ursächlich kommt es zu einer subglottischen Schwellung, die sowohl die Larynx- als auch die Trachealschleimhaut betreffen kann. Meist wird diese durch **Parainfluenzaviren** verursacht. Auch Influenza-, RS- und Adenoviren können zu einer subglottischen Laryngitis führen. Die Ansteckung erfolgt über Tröpfcheninfektion. Die Inkubationszeit beträgt 2–4 Tage. Betroffen sind meist Kleinkinder im Alter von 6 Monaten bis 3 Jahren. Die Erkrankung tritt gehäuft im Herbst und Winter auf.

2. Klinische Stadieneinteilung der subglottischen Laryngitis

- **Stadium I:** Bellender Husten
- **Stadium II:** Stridor, juguläre und epigastrische Einziehungen
- **Stadium III:** Atemnot, Einziehungen am seitlichen Thorax, Tachykardie, Unruhe, Angst, Blässe
- **Stadium IV:** Stridor, schwerste Atemnot, massive Einziehungen, Zyanose, Puls klein und schnell, Sopor

Bei Maria liegt somit ein Stadium III vor.

3. Weiterführende Diagnostik

Die Messung der peripheren **Sauerstoffsättigung** sollte sofort bei Aufnahme der Patientin durchgeführt werden. Liegt eine erniedrigte SaO_2 vor, muss eine Sauerstoffgabe über Nasenbrille oder Maske erfolgen. Aufgrund der meist eindeutigen Klinik kann auf eine Blutentnahme verzichtet werden.

Wichtig ist es, Unruhe zu vermeiden und die klinische Untersuchung auf das Nötigste zu reduzieren (daher auch keine Gewichts- und Längenangabe). Auf eine Racheninspektion sollte unbedingt verzichtet werden, da Aufregung die respiratorische Situation verschlechtern kann und mit der Gefahr eines reflektorischen Herzstillstands einhergeht. Muss eine Beurteilung des Rachens dennoch erfolgen, ist eine intensivmedizinische Überwachung dringend notwendig.

4. Therapie

Wichtig ist, den Patienten und die Eltern zu beruhigen. Eine Überwachung am Pulsoxymeter oder Monitor sollte sofort nach Aufnahme erfolgen.

- Bei **milder Symptomatik** reichen eine Luftbefeuchtung (Kaltluftvernebler, Frischluft) und Sekretverflüssigung aus.
- Bei **mittelschwerem klinischen Verlauf** mit inspiratorischem Stridor in Ruhe ohne Zeichen einer Zyanose sollte neben der Luftbefeuchtung eine Steroidgabe rektal mit 100 mg Prednison erfolgen. Bei ausbleibender Besserung kann eine Inhalation mit Epinephrin notwendig sein.
- Bei **schwerer Symptomatik** mit Dyspnoe in Ruhe und Zyanose ist eine engmaschige Überwachung nötig. Eine erniedrigte Sauerstoffsättigung macht eine vorübergehende O_2-Gabe notwendig. Neben einer rektalen oder intravenösen Applikation von Steroiden ist eine Inhalation mit Epinephrin erforderlich. Bei weiterhin bestehender Symptomatik sollte eine intensivmedizinische Überwachung erfolgen. Eine Intubation und Beatmung ist nur in seltenen Einzelfällen nötig.

Die Symptomatik bei Maria spricht für einen mittelschweren Verlauf. Die Überwachung mit dem Pulsoxymeter zeigt, ob eine Sauerstoffgabe erforderlich ist. Bei einer Sauerstoffsättigung > 96 % ist sie nicht notwendig. Anschließend sorgen Sie für eine Luftbefeuchtung mittels Kaltluftvernebler und veranlassen eine rektale Steroidgabe (100 mg). Nach 10–15 Minuten zeigt sich meist bereits eine Besserung der Symptomatik. Bei persistierender Atemnot erfolgt die Inhalation mit Epinephrin. Aufgrund der Gefahr einer erneuten Verschlechterung im Verlauf sollte dann eine stationäre Überwachung für eine Nacht veranlasst werden.

5. Elterngespräch

Das Gespräch könnte wie folgt ablaufen:

„Leider können Sie virale Infekte wie Erkrankungen an Parainfluenzaviren nicht vermeiden. Bei Kleinkindern treten häufiger Pseudokrupp-Anfälle auf. Ältere Kinder haben bei einer Infektion mit diesem Erreger meist nur unspezifische Infekte der oberen Atemwege.

Bei milder Krankheitssymptomatik kann Luftbefeuchtung helfen. Sie können mit Ihrer Tochter an das offene

Fenster oder an die frische Luft nach draußen gehen, um die Symptome zu lindern. Bei ausbleibender Besserung können Sie Ihrer Tochter ein Cortison-Zäpfchen (à 100 mg) geben, ein Rezept geben wir Ihnen mit. Sollte sich daraufhin keine Besserung zeigen, sollten Sie eine Klinik aufsuchen. Meist sind dann eine Inhalation mit Adrenalin und eine stationäre Überwachung notwendig."

MERKE

Der Pseudokrupp-Anfall beruht auf einer viral bedingten subglottischen Entzündung der Schleimhaut. Die Diagnose kann aufgrund der Klinik gestellt werden. Die **typischen Symptome** sind:

- Bellender Husten
- Inspiratorischer Stridor
- Dyspnoe
- Heiserkeit
- Unruhe

ZUSAMMENFASSUNG

Der Pseudokrupp-Anfall ist ein häufiges Krankheitsbild im Kleinkindesalter. Meist erkranken Kinder im Alter von **6 Monaten bis 3 Jahren.** Eine klinische Abgrenzung zur Epiglottitis ist – auch in Anbetracht der zunehmenden Impfmüdigkeit – unbedingt erforderlich. Beim Pseudokrupp kommt es zu einer **subglottischen** Entzündung der Schleimhaut. Aufgrund der akuten Schleimhautschwellung zeigen sich typische Symptome wie bellender Husten, Atemnot, inspiratorischer Stridor und Heiserkeit. Der Pseudokrupp-Anfall wird deshalb auch als stenosierende Laryngotracheitis bezeichnet. Die Erkrankung ist viral bedingt und wird häufig durch Parainfluenzaviren verursacht. Die jeweilige **Therapie** richtet sich nach dem **Schweregrad** der Symptome.

Bei milder Klinik (Stadium I) reicht eine Luftbefeuchtung aus. Bei ausgeprägter Dyspnoe ist eine rektale Steroidgabe notwendig. Bei persistierender Symptomatik sollte eine Inhalation mit Epinephrin erfolgen. Nur sehr selten ist eine intensivmedizinische Betreuung mit Intubation und Beatmung erforderlich.

Tab. 39.1 Differenzialdiagnose Pseudokrupp – Epiglottitis

	Pseudokrupp	Epiglottitis
Alter	1–3 Jahre	2–6 Jahre
Ätiologie	Virus	Haemophilus influenzae Typ b
Häufigkeit	Häufig	Selten
Fieber	Mäßig	Sehr hoch
Stimme	Heiser	Kloßig
Husten	Bellend	Selten
Dysphagie	Fehlt	Häufig
Verlauf	Subakut	Hochakut
Leukozyten	Normal	Stark erhöht

WAS WÄRE, WENN ...

- ... sich das 2-jährige Mädchen in einem stark reduzierten Allgemeinzustand mit hohem Fieber, kloßiger Sprache und deutlichem Speichelfluss vorgestellt hätte?
  - Dann sollten Sie an die Differenzialdiagnose **akute Epiglottitis** denken (➤ Tab. 39.1). Im Gegensatz zum Pseudokrupp-Anfall sind die Kinder meist in einem stark reduzierten Allgemeinzustand. Die akute Epiglottitis kann lebensbedrohlich sein und ist deshalb ein pädiatrischer Notfall. Sie geht mit hohem Fieber, kloßiger Sprache, inspiratorischem Stridor, Atemnot, Schluckbeschwerden und Speichelfluss einher. Es kommt zu einem ausgeprägten supraglottischen Ödem mit leukozytärer Infiltration. Hervorgerufen wird sie meist durch eine Infektion mit Haemophilus influenzae Typ b (Hib). Seit der Einführung der Hib-Impfung ist die Erkrankung im klinischen Alltag selten geworden. In vereinzelten Fällen kann eine akute Epiglottitis durch eine Infektion mit Staphylokokken oder Streptokokken ausgelöst werden.
  - Auch eine bakterielle **Tracheitis,** eine **Uvulitis,** eine **Fremdkörperaspiration,** ein **angioneurotisches Ödem,** ein **paravertebraler Abszess** oder ein **paratonsillärer Abszess** können sich mit einem inspiratorischen Stridor und Atemnot manifestieren und sollten deshalb als Differenzialdiagnose eines Peudokrupp-Anfalls in Betracht gezogen werden.

40

Fieber und Erbrechen (9 Monate)

Katja Doerry und Manuela Steinsdörfer

Anamnese

Die 9 Monate alte Laura wird Ihnen wegen seit 4 Tagen bestehenden Fiebers bis maximal 40,4 °C vorgestellt. Die Eltern berichten, dass sie bereits am Vortag den Kinderarzt aufgesucht hätten, da das Mädchen erbrochen habe. Dieser leitete unter der Annahme einer Gastroenteritis eine orale Rehydratationstherapie ein. Bei Fieberpersistenz trotz antipyretischer Therapie mit Paracetamol sehen Sie das Mädchen nun in Ihrer Notfallsprechstunde.

Lauras Eltern berichten, dass sie bislang eine gesunde Tochter gehabt hätten. Allergien seien nicht bekannt, Laura habe aber bislang keine Impfungen erhalten.

Untersuchungsbefunde

9 Monate altes Mädchen in deutlich reduziertem AZ, Temperatur 39,4 °C. Haut marmoriert, kein Exanthem, keine Petechien, peripher warm. Rekapillarisierungszeit 2 Sek. Rachen gerötet, keine Beläge, Trommelfelle beidseits spiegelnd. Fontanelle weich und im Niveau, kein Meningismus. Cor und Pulmo auskultatorisch unauffällig. Abdomen weich, Darmgeräusche regelrecht. Neurologischer Status altersentsprechend.

Laborbefunde

Leukozyten 18.200/μl (Normwert: 4.500–15.000/μl). Differenzialblutbild: Stabkernige 5 % (< 5 %); Lymphozyten 14 % (20–70 %), Monozyten 3 % (7–20 %). CRP 9,9 mg/dl (< 0,5 mg/dl). Urin: Leukozyten +++, Nitrit +, Blut +.

1. **An welche Differenzialdiagnosen denken Sie bei Fieber im Säuglingsalter? Wie lautet in diesem Fall Ihre Verdachtsdiagnose?**
2. **Welche Untersuchungen ordnen Sie an?**
3. **Welche klinischen und laborchemischen Befunde unterstützen Ihre Verdachtsdiagnose?**
4. **Beschreiben Sie die Pathogenese sowie das Erregerspektrum.**
5. **Kennen Sie prädisponierende Faktoren?**
6. **Welche Therapie leiten Sie ein?**

1. Differenzialdiagnosen und Verdachtsdiagnose

Fieber ist ein häufiges und unspezifisches Symptom im Säuglingsalter, daher ist an eine Vielzahl von Erkrankungen zu denken. Häufige Auslöser sind **virale und bakterielle Infektionen**. Laborchemische Veränderungen wie eine Leukozytose (> 15.000/µl), eine Erhöhung der Stabkernigen (> 5 %) und des CRP (> 0,5 mg/dl) sprechen für eine bakterielle Ursache. Eine virale Infektion äußert sich oft in einer Leukozytopenie (< 5.000/µl).

Differenzialdiagnostisch kommt bei Kindern eine Infektion der oberen Luftwege, Pneumonie, Otitis oder Gastroenteritis oder eine Meningitis und Osteomyelitis in Betracht. Bei Fieber ohne klar erkennbaren Fokus sollte auch an onkologische (Leukämie, Neuroblastom), metabolische (entgleister Diabetes mellitus) sowie rheumatologische Erkrankungen (Still-Syndrom, akutes rheumatisches Fieber, SLE) gedacht werden.

Lauras Urinbefund spricht für eine **Harnwegsinfektion.** Aufgrund des **Fiebers** sowie der **erhöhten Entzündungszeichen** im Labor ist von einer renalen Beteiligung im Sinne einer **Pyelonephritis** auszugehen.

2. Diagnostik

Bei Verdacht auf eine **Pyelonephritis** werden folgende Untersuchungen durchgeführt:

- **Urinuntersuchung:** Leukozyturie, Erythrozyturie, Bakteriurie, positiver Nitrittest, Erregernachweis mit Antibiogramm über eine bakteriologische Kultur
- **Blutuntersuchung:** Leukozytose mit Linksverschiebung, CRP-Erhöhung
- **Blutkultur:** ggf. Nachweis einer hämatogenen Erregerstreuung (Urosepsis)
- **Bildgebung:** Sonografie der Nieren und ableitenden Harnwege (➤ Abb. 40.1), bei auffälligem Befund Durchführung einer Miktionszysturethrografie (MCU) zum Nachweis eines vesikoureteralen Refluxes (VUR) bzw. einer obstruktiven Uropathie

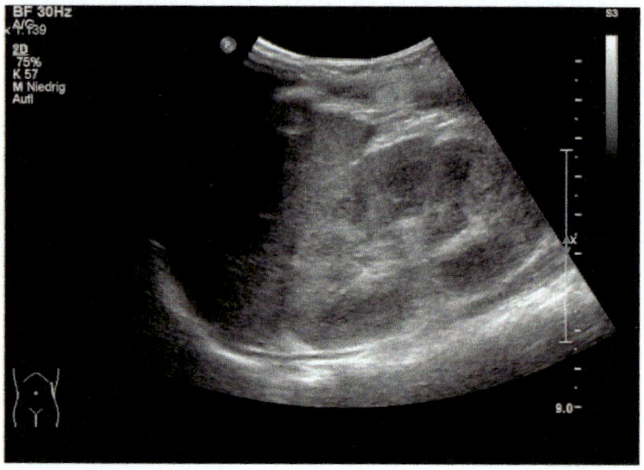

Abb. 40.1 Sonografie der Nieren bei Pyelonephritis. Echoreicher oberer linker Nierenpol (Miktionszystourethrografie, vesikoureteraler Reflux III, links). [R135-004]

MERKE

Bei älteren Kindern ist eine **Mittelstrahlurin-Gewinnung** anzustreben. Da dies bei Säuglingen nicht möglich ist, ist bei einer nachgewiesenen Bakteriurie im Beutelurin eine erneute Harngewinnung in Form eines **Katheter- oder Blasenpunktionsurins** durchzuführen. Bei der Katheterisierung besteht bei Jungen die Gefahr einer mechanischen Verletzung der Harnröhre, daher ist hier die suprapubische Blasenpunktion vorzuziehen. Lässt sich hier ein Bakterienwachstum nachweisen, ist dies pathologisch. Bei einem Katheterurin spricht man ab einer **Keimzahl von > 10^4** Keimen/ml, im Mittelstrahl- oder Beutelurin ab > 100.000 Keimen/ml von einer **signifikanten Bakteriurie,** die beweisend für eine bakterielle Harnwegsinfektion ist.

3. Kriterien, die eine Pyelonephritis wahrscheinlich machen:

- Fieber > 38,5 °C
- CRP-Erhöhung > 2 mg/dl
- BSG > 25 mm (1. Stunde)
- Leukozytose mit Linksverschiebung
- Leukozytenzylinder im Urin
- Sonografisch: Nierenschwellung, Echogenitätserhöhung des Parenchyms, verwaschene kortikomedulläre Differenzierung, Binnenechos im Nierenbecken und Perfusionsminderung

MERKE

Bei ca. 4–7 % der Säuglinge mit unklarem Fieber lässt sich eine Harnwegsinfektion diagnostizieren. Unspezifische Allgemeinsymptome wie Apathie, eine verlängerte Rekapillarisierungszeit, Trinkschwäche oder Erbrechen sind dabei keine Seltenheit und können zu einer Fehldiagnose führen. Deshalb muss bei jedem Säugling mit Fieber neben einer gründlichen körperlichen Untersuchung auch eine Urinuntersuchung durchgeführt werden.

4. Pathogenese und Erregerspektrum

Pathogenetisch ist in 95 % der Fälle von einer **aszendierenden Infektion** mit gramnegativen Keimen der Darmflora auszugehen. Hier stehen vor allem Infektionen mit E. coli im Vordergrund, aber auch Klebsiellen, Proteus, Enterokokken sowie Staphylokokken können nachgewiesen werden.

5. Prädisponierende Faktoren

Die Entstehung einer Pyelonephritis kann durch eine **Abflussbehinderung des Urins** infolge **anatomischer oder funktioneller Störungen** der ableitenden Harnwege, z.B. einen vesikoureteralen Reflux (VUR) oder Harnwegsobstruktionen (Ureterabgangsstenose, Urethralklappen) begünstigt sein.

Zur weiteren Diagnostik kann eine Miktionszysturethrografie (➤ Abb. 40.2) durchgeführt werden. Die Notwendigkeit, dies bereits nach einer ersten gesicherten Harnwegsinfektion im jungen Kindesalter zu tun, wird auch aufgrund der oft fehlenden therapeutischen Konsequenz sowie der damit einhergehenden Strahlenbelastung aktuell diskutiert. Eher zu empfehlen ist sie im Säuglingsalter oder wenn sonografisch der Verdacht auf einen höhergradigen Reflux/Harnwegsobstruktion besteht. Die Untersuchung würde dann nach Abschluss der antibiotischen Therapie erfolgen.

MERKE

Bei ca. 30 % der Kinder mit symptomatischen Harnwegsinfektionen kann ein VUR nachgewiesen werden, bei ca. 2 % der Mädchen und bei 10 % der Jungen besteht eine Harnwegsobstruktion.

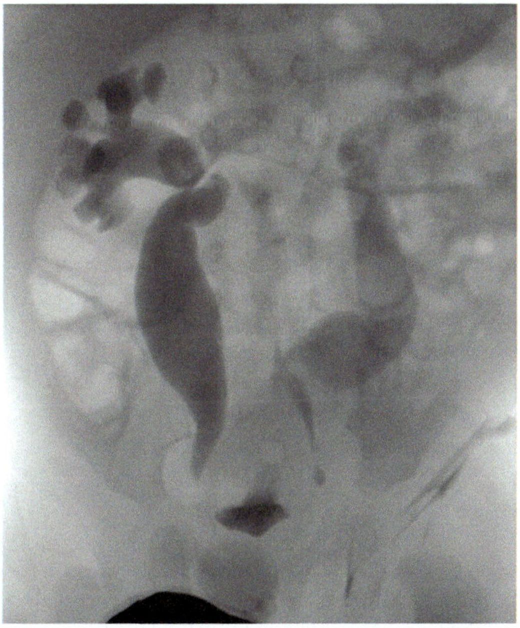

Abb. 40.2 Miktionszysturethrografie. Beidseitiger hochgradiger vesikoureteraler Reflux als prädisponierender Faktor für die Pyelonephritis. [R135-004]

6. Therapie

Neugeborene und Säuglinge bis zu 6 Lebensmonaten bedürfen bei fieberhaften Harnwegsinfektionen grundsätzlich einer sofortigen **stationären, antibakteriellen Therapie**.

Hierzu bietet sich initial eine **kalkulierte Kombinationstherapie** mit einem **Cephalosporin der 3. Generation** und **Ampicillin** an. Durch die Kombination mit Ampicillin kann die sog. Enterokokkenlücke des Cephalosporins geschlossen werden. Nach Erhalt des Antibiogramms wird eine Monotherapie angestrebt, die Therapiedauer beträgt **7–14 Tage.** Der Therapieerfolg sollte nach 3–4 Tagen durch eine Überprüfung der Leukozyturie kontrolliert werden.

Für ältere Kinder ohne komplizierte Verläufe ist eine **orale** Therapie mit einem Cephalosporin der 3. Generation für 7–14 Tage ausreichend.

Im Anschluss an die Therapie einer ersten fieberhaften Harnwegsinfektion ist bis zum Abschluss der bild-

Tab. 40.1 Vor- und Nachteile der verschiedenen Medikamente zur Chemoprophylaxe einer Harnwegsinfektion

	Vorteile	Nachteile
Nitrofurantoin	Gute Wirksamkeit bei minimalem Effekt auf die Darmflora	Schlechter Geschmack, gastrointestinale Nebenwirkungen, erst ab 3. Lebensmonat zugelassen
Trimethoprim	Gute Wirksamkeit bei minimalem Effekt auf die Darmflora	Häufig Resistenzentwicklung
Oralcephalosporine	Guter Geschmack	Stärkerer Einfluss auf die Darmflora, Resistenzentwicklung

gebenden Diagnostik die Durchführung einer **Chemoprophylaxe** (nach Antibiogramm) mit **Nitrofurantoin, Trimethoprim** oder **Oralcephalosporinen zu empfehlen** (➤ Tab. 40.1). Nach der bildgebenden Diagnostik ist die Prophylaxe heute nur noch bei rezidivierenden Pyelonephritiden bzw. bereits stattgefundenem Parenchymschaden oder höhergradigem VUR zu empfehlen.

Bei Auftreten von **Durchbruchsinfektionen** unter antibiotischer Prophylaxe ist die kalkulierte antibiotische Therapie aufgrund des zur Prophylaxe verwendeten Medikaments und des dadurch am wahrscheinlichsten selektierten Erregerspektrums zu wählen.

ZUSAMMENFASSUNG

Während eine Zystitis lediglich die unteren Harnwege betrifft und nicht mit Fieber einhergeht, handelt es sich bei der **Pyelonephritis** um eine fieberhafte bakterielle Entzündung des Nierenparenchyms, in deren Folge es zu Abszessen und Narben im Bereich des Parenchyms kommen kann. **Ätiologisch** ist in 95 % der Fälle von einer **aszendierenden Infektion** mit Darmkeimen auszugehen. Der häufigste Erreger der akuten Harnwegsinfektion im Säuglingsalter ist **E. coli.** Jedes unklare Fieber im Säuglingsalter muss eine Urinuntersuchung nach sich ziehen. Zeigen sich die typischen **Laborbefunde** mit Leukozytose, CRP-Erhöhung, Leukozyturie und signifikanter Bakteriurie, ist von einer akuten Pyelonephritis auszugehen. Zu den wichtigsten **diagnostischen Maßnahmen** zählen die **Urinkultur** inklusive Antibiogramm, die Blutuntersuchung sowie die sonografische Darstellung der Nieren und ableitenden Harnwege. Neugeborene und Säuglinge bis zu 6 Lebensmonaten bedürfen bei fieberhaften Harnwegsinfektionen grundsätzlich einer sofortigen stationären, parenteralen, **antibiotischen Therapie** unter stationären Bedingungen. Im Anschluss an die Therapie einer ersten fieberhaften Harnwegsinfektion ist bis zum Abschluss der bildgebenden Diagnostik eine **Chemoprophylaxe** durchzuführen.

WAS WÄRE, WENN ...

- ... Lauras Eltern mit Ihnen ein Gespräch über Impfungen führen möchten und Sie nach einem Beispiel für die Wirksamkeit von Impfungen fragen?
  - Dann könnten Sie z. B. auf die Einführung der Schluckimpfung gegen Kinderlähmung (Poliomyelitis) Anfang der 1960er-Jahre hinweisen. Während in der Bundesrepublik 1961 noch fast 4.700 Kinder an Kinderlähmung erkrankten, waren es 1965 bereits weniger als 50 Kinder. Seit 1990 sind in Deutschland keine Wildpolioviren mehr aufgetreten.
- ... Lauras Eltern anführen, dass sie selbst „Kinderkrankheiten" auch ohne Impfung überstanden haben
  - Während viele Infektionen folgenlos ausheilen, können auch „Kinderkrankheiten" dramatisch verlaufen. Das prominenteste Beispiel sind die Masern, hier kann es in seltenen Fällen zu einer oft schwer oder sogar tödlich verlaufenden Masernenzephalitis kommen. Andere „neuere" Sicherheitsmechanismen wie Anschnallgurte oder Fahrradhelme werden heutzutage auch selbstverständlich genutzt.
- ... Lauras Eltern fragen, ob nicht das Erkranken an Infektionen für die Ausbildung des Immunsystems notwendig ist.
  - Dann müssten Sie entgegen, dass auch die Impfung selbst das Immunsystem trainiert. Zudem gibt es heutzutage nur gegen einen Bruchteil von Erkrankungen Impfungen, mit den restlichen Erregern muss sich das Immunsystem weiterhin auseinandersetzen.

41

Fieber, Gewichtsabnahme und Gelenkschwellungen (11 Jahre)

Wiebke Aulbert, Katja Doerry und Manuela Steinsdörfer

Anamnese

Der 11-jährige Avram wird Ihnen mit seit 5 Tagen bestehendem Fieber bis 39 °C vorgestellt. Die Mutter berichtet, dass der Junge besonders müde sei, an Gewicht abgenommen habe und immer wieder über wechselnde Gelenkschmerzen mit Schwellung vor allem der Sprung- und Kniegelenke klage. Auch habe er seit dem Vortag rötliche Hauterscheinungen an den Armen. Eigentlich war er stets ein gesunder Junge gewesen. Lediglich vor 3 Wochen hatte er eine Halsentzündung mit Fieber, die jedoch von selbst wieder abgeklungen war. Keine Vorerkrankungen, keine bekannten Allergien.

Untersuchungsbefunde

11 Jahre alter Junge in reduziertem AZ, Temperatur 39,4 °C. Haut: diskrete, blassrötliche Erythemstreifen an der oberen Extremität und am Stamm. Schwellung und Rötung des rechten Sprung- und linken Kniegelenks mit tastbarem Erguss. Rachen stark gerötet, Tonsillen hypertroph, keine Beläge. Herztöne rein und rhythmisch, keine pathologischen Geräusche, Pulse gut tastbar. Pulmo seitengleich belüftet. Abdomen weich, keine Hepatosplenomegalie.

Laborbefunde

Rachenabstrich: Streptokokken der Gruppe A. Leukozyten 16.000/µl, CRP 4,5 mg/dl, BSG 25 mm (1. Stunde), ASL-Titer 624 IE/ml (< 200) (AK-Titer gegen Oberflächenstrukturen von β-hämolysierenden Streptokokken der Gruppe A).

1. **Fassen Sie für den Kollegen in der Notaufnahme die wichtigsten klinischen und laborchemischen Befunde des Patienten zusammen.**
2. **Um welche Erkrankung handelt es sich hier und wie lauten die Diagnosekriterien?**
3. **Welche Erkrankungen ziehen Sie differenzialdiagnostisch in Betracht?**
4. **Welche zusätzlichen Untersuchungen ordnen Sie an?**
5. **Welche Therapie leiten Sie ein?**
6. **Wie beurteilen Sie den Verlauf und die Prognose?**

1. Übergabe an den ablösenden Kollegen

Bei einer Übergabe an einen Kollegen ist es wichtig, **rasch die wichtigsten Informationen** zu übermitteln. Dabei muss eine Balance aus „so viel wie nötig, aber so wenig wie möglich" gefunden werden. Eine Orientierung kann das **SBAR-Konzept** bieten:

S (Situation): „11-jähriger Patient in reduziertem, aber stabilem Allgemeinzustand mit Fieber, Abgeschlagenheit und Gewichtsreduktion."

B (Background): „Seit dem Vortag zudem armbetonter unspezifischer Ausschlag und wechselnde Gelenkschmerzen sowie asymmetrische Schwellung von einem Sprung- und Kniegelenk und ein stark geröteter Rachen. Bislang ansonsten gesunder Junge, keine bekannten Allergien."

A (Assessment): „Streptokokken der Gruppe A im Rachenabstrich positiv, erhöhte Entzündungszeichen im Blut und ein erhöhter Antistreptolysintiter."

R (Recommendation): „Weiterführende Diagnostik und Therapie je nach Befund."

2. Diagnose und Diagnosekriterien nach Jones

In der Zusammenschau sprechen die erhobenen Befunde am ehesten für das Vorliegen eines **rheumatischen Fiebers.** Hierbei handelt es sich um eine Folgeerkrankung nach einer (Rachen-)Infektion mit β-hämolysierenden Streptokokken der Gruppe A. Klassischerweise manifestiert sich die Erkrankung mit einer Latenz von 2–5 Wochen nach einer Tonsillopharyngitis. Es treten meist typische Symptome auf, die nach **Jones** in Haupt- und Nebenkriterien eingeteilt werden können (➤ Tab. 41.1). Ein rheumatisches Fieber liegt sehr wahrscheinlich vor, wenn 2 Hauptkriterien oder 1 Haupt- und 2 Nebenkriterien erfüllt sind und der Nachweis einer Infektion mit β-hämolysierenden Streptokokken der Gruppe A durch einen positiven Rachenabstrich oder Antikörpernachweis geführt werden konnte.

Als ursächlich wird eine **Kreuzreaktion** zwischen Streptokokkenantigenen und körpereigenen Proteinen mit Bildung von Autoantikörpern angenommen. Dies führt zu einer Entzündungsreaktion im Bindegewebe der **Gelenke,** des **Myokards** sowie des **Gehirns.**

Die Erkrankung ist in Deutschland sehr selten und tritt bei weniger als 3 % der Kinder mit A-Streptokokkeninfektion auf. Die Erkrankung zeigt einen Häufigkeitsgipfel zwischen dem 5. und 15. Lebensjahr.

Tab. 41.1 Jones-Kriterien bei rheumatischem Fieber

Hauptkriterien	Nebenkriterien
Karditis	Fieber
Polyarthritis	Arthralgien
Chorea minor	Vorausgegangenes rheumatisches Fieber
Erythema anulare (➤ Abb. 41.1)	Erhöhung von BSG und CRP, Leukozytose
Rheumaknötchen	Verlängerte PQ-Zeit im EKG
Plus Nachweis einer Streptokokkeninfektion durch positiven Rachenabstrich oder Antikörpernachweis	

Häufigkeit und Ausprägung der Hauptkriterien:

- **Karditis** (40–80 % der Fälle): Eine Beteiligung aller kardialen Strukturen ist möglich (Perikarditis, Myo- und Endokarditis).
- **Polyarthritis** (75 % der Fälle): Asymmetrische Rötung, Schwellung und Überwärmung der großen Gelenke in Form einer nichterosiven Arthritis.
- **Chorea minor** (< 10 % der Fälle): Müdigkeit, Muskelhypotonie, ataktische Bewegungen, Sprach- und Schluckstörungen, Bewegungsunruhe.

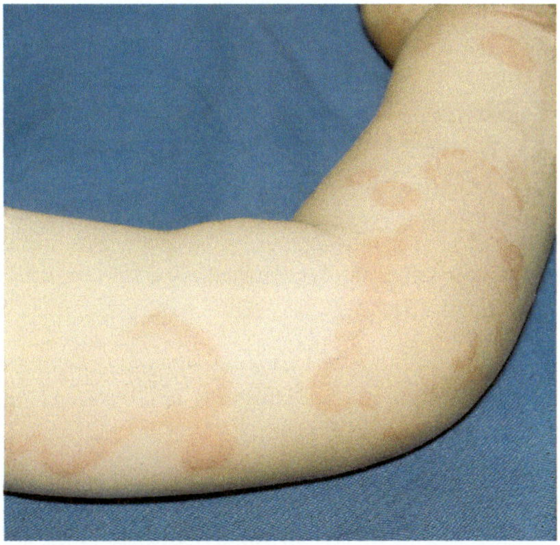

Abb. 41.1 Erythema anulare. [T409]

- **Erythema anulare** (10 % der Fälle): Diskrete, blassrötliche, sehr variable, flüchtige, oft ringförmige, schmale Erythemstreifen vor allem am Körperstamm (➤ Abb. 41.1).
- **Rheumaknötchen:** Schmerzlose, gut verschiebliche, subkutane Knötchen über den Knochenvorsprüngen.

3. Differenzialdiagnosen

- Akute lymphatische Leukämie: Vermehrung von unreifen Blasten im Blut
- Systemischer Lupus erythematodes: schmetterlingsförmiges Erythem der Wangen und Anti-Doppelstrang-DNA, Antikörper positiv
- Juvenile idiopatische Arthritis: Diagnosestellung erst bei Symptompersistenz über 6 Wochen möglich, sonografisch Synovialmembranschwellung als Zeichen der Synovialitis
- Lyme-Arthritis: anamnestisch Zeckenbiss, spezifische IgM- und IgG-Antikörper gegen Borrelia burgdorferi in Blut und Gelenkpunktat

MERKE

Das rheumatische Fieber tritt mit einer Latenz von etwa 2–5 Wochen nach einer (Rachen-)Infektion mit A-Streptokokken auf. Es ist charakterisiert durch die Leitsymptome Karditis, Arthritis, Erythema anulare und Chorea minor.
SPECK: S = subkutane Knoten, P = Polyarthritis, E = Erythema anulare, C = Chorea, K = Karditis

4. Weiterführende Diagnostik

Besteht klinisch und laborchemisch der Verdacht auf das Vorliegen eines rheumatischen Fiebers, empfiehlt es sich im Hinblick auf die Vielschichtigkeit der Erkrankung, zusätzlich folgende Untersuchungen durchzuführen:

- **EKG:** Unspezifische Veränderungen im Sinne einer Myokarditis (verlängerte PQ- oder PR-Zeit, ST-Senkung), Herzrhythmusstörungen (AV-Block).
- **Echokardiografie:** Klappenveränderungen bis zu bindegewebiger Degeneration des Klappengewebes (in ca. 70 % ist hier die Mitralklappe betroffen), Perikarderguss.
- **Röntgenaufnahme des Thorax:** Gegebenenfalls Kardiomegalie.

5. Therapie

Zur **kausalen Therapie** einer Streptokokkeninfektion wird **Penicillin V** in einer Dosierung von 100.000 IE/kg KG/d in 3 ED p. o. für eine Gesamtdauer von 10 Tagen verabreicht. Hierdurch kann ein rheumatisches Fieber in der Regel verhindert werden. Bei Penicillinunverträglichkeit ist der Einsatz eines Makrolidantibiotikums anzustreben. Kommt es zum manifesten rheumatischen Fieber, erfolgt die Eradikation einer möglicherweise persistierenden Streptokokkenbesiedlung analog zur Therapie der Erstinfektion. Supportiv lindert ein **nichtsteroidales Antirheumatikum** die Halsschmerzen, bei Affektion des Herzens sollte eine Therapie mit **Prednison** 2 mg/kg KG/d über mindestens 2 Wochen durchgeführt werden. Die Behandlung der **Chorea minor** kann in leichten Fällen zunächst mit Bettruhe, ruhiger Umgebung sowie mit Benzodiazepinen erfolgen.

6. Natürlicher Verlauf und Prognose

Nach einer Infektion mit β-hämolysierenden Streptokokken der Gruppe A kommt es in unter 3 % der Fälle zum rheumatischen Fieber. Hierbei stehen zunächst Gelenksymptome im Vordergrund, fakultativ begleitet von einer Karditis oder einem Erythema anulare. Später treten sehr selten Rheumaknötchen oder nach Monaten eine Chorea minor auf.
Rezidive sind häufig und erhöhen das Risiko für die Entwicklung eines Herzklappenfehlers. Daher sollte in jedem Fall eine **Rezidivprophylaxe** mit Penicillin V in einer Dosierung von 400.000 IE/d in 2 ED über **mindestens 5 Jahre** durchgeführt werden. Bei nicht sichergestellter Compliance stehen auch Depotpräparate zur monatlichen intramuskulären Injektion zur Verfügung (Benzathin-Penicillin 1,2 Mio. IE/Monat). Bei einer Karditis und bleibendem Herzklappenschaden muss die Prophylaxe unter Umständen auch lebenslang durchgeführt werden.
Für die langfristige **Prognose** stellt die **Herzbeteiligung** den entscheidenden Faktor dar; ohne diese kann es zu einer kompletten Ausheilung des rheumatischen Fiebers kommen.

MERKE

Die rheumatische Endokarditis sowie die akute Herzinsuffizienz sind die einzigen ernsten Komplikationen des rheumatischen Fiebers. Am häufigsten ist die Mitralklappe betroffen, wesentlich seltener die Aortenklappe.

ZUSAMMENFASSUNG

Das **rheumatische Fieber** ist eine autoantikörpervermittelte Entzündung der Gelenke, des Herzens und des Gehirns, die mit einer Latenz von 2–5 Wochen nach einer Infektion mit β-hämolysierenden Streptokokken der Gruppe A auftritt. Die Symptome werden nach Jones in Haupt- und Nebenkriterien eingeteilt. Die **Hauptsymptome** sind Karditis, Arthritis, Erythema anulare und Chorea minor. Zu den wichtigsten **diagnostischen Maßnahmen** zählen neben dem Nachweis einer (Rachen-)Infektion durch einen Streptokokken-A-positiven Rachenabstrich oder Antikörpernachweis die Untersuchung des Herzens mittels EKG und Echokardiografie zum Ausschluss einer Herzbeteiligung. **Therapeutisch** steht zunächst die Eradikation der Streptokokken mit Penicillin V in einer Dosierung von 100.000 IE/kg KG/d über eine Gesamtdauer von 10 Tagen im Vordergrund. Zudem wird eine analgetisch-antiphlogistische Therapie und bei kardialer Mitbeteiligung eine Behandlung mit Prednison durchgeführt. Insgesamt hat das rheumatische Fieber ohne Beteiligung des Herzens eine günstige **Prognose,** da es in Bezug auf die extrakardialen Symptome regelhaft zu einer Restitutio ad integrum kommt. Die kardiale Manifestation in Form einer rheumatischen Endokarditis oder akuten Herzinsuffizienz führt dagegen regelmäßig zu bleibenden Schäden. Das Risiko hierfür steigt mit jedem Rezidiv, weshalb eine Rezidivprophylaxe mit Penicillin V mindestens über einen Zeitraum von 5 Jahren und ggf. auch lebenslang durchgeführt werden muss.

WAS WÄRE, WENN ...

- ... der Junge vor 6 Wochen aus Liberia zurückgekehrt wäre?
  - Dann müssten Sie differenzialdiagnostisch an eine Malaria denken und zum Ausschluss dieser Erkrankung einen dicken Tropfen im Labor anfordern.
- ... der Junge eine Schuppung der Finger und Zehen sowie echokardiografisch sichtbare Aussackungen der Koronararterien gezeigt hätte?
  - Dann könnte es sich um ein Kawasaki-Syndrom handeln. Hier wären hoch dosierte Immunglobulingaben sowie begleitend ASS und ggf. Kortison die Therapie der Wahl.

42

Hemifaziale Parästhesien und Kloni, Sprechstörung, Speichelfluss (9 Jahre)

Ingo Borggräfe

Anamnese

In der Notaufnahme wird Ihnen um 23 Uhr der 9-jährige Max vorgestellt. Die Eltern berichten, dass sie aus seinem Schlafzimmer komische Geräusche gehört hätten. Max habe im Bett gesessen und röchelnde Geräusche von sich gegeben. Auch sei es zu ausgeprägtem Speichelfluss gekommen. Er habe nicht antworten können und der rechte Arm habe rhythmisch gezuckt. Nach dem Ereignis gibt er an, alles um sich herum wahrgenommen zu haben, er habe aber nicht sprechen können. Nach drei Minuten sei alles vorbei gewesen. Max habe derzeit weder Fieber noch einen Infekt. Er leide an Asthma bronchiale. Ein Trauma ist nicht bekannt.

Untersuchungsbefund

9 2/12 Jahre alter Junge in gutem AZ und EZ. Gewicht 37 kg (75. Perzentile), Länge 140 cm (75. Perzentile), Kopfumfang 55 cm. RR 104/65 mmHg. Pädiatrisch-internistische Untersuchung unauffällig. Hirnnerven: Mimik ohne Asymmetrie, Geschmack, Gehör und Visus unauffällig, Okulomotorik und Pupillenreaktion seitengleich. Augenhintergrund unauffällig. Kopf frei beweglich, Neuroorthopädie unauffällig. Lasègue-, Kernig- und Brudzinski-Zeichen negativ. Kraft, Tonus und Sensibilität regelrecht. Körpermotorische und feinmotorische Koordination altersentsprechend. Muskeleigenreflexe und Fremdreflexe seitengleich gut auslösbar.

1. **Welche Differenzialdiagnosen stehen im Raum?**
2. **Wie sieht die akute und postakute Diagnostik bei einem epileptischen Anfall aus?**
3. **Welche fünf Dimensionen charakterisieren die patientenorientierte Epilepsieklassifikation?**
4. **Was ist eine Rolando-Epilepsie?**
5. **Welche Notfallmedikamente finden hier Anwendung?**
6. **Beschreiben Sie Therapie und Prognose der Rolando-Epilepsie.**

1. Differenzialdiagnose

Beschrieben wird das klassische Bild eines ersten fokalen zerebralen Anfalls.

War es wirklich ein epileptischer Anfall? Als **nichtepileptische Differenzialdiagnosen** zu einem zerebralen Anfall müssen bei Kindern **je nach Altersgruppe** in Betracht gezogen werden:

- Neugeborene und Säuglinge
  - Benigner neonataler Schlafmyoklonus
  - Stiff-Baby-Syndrom (Hyperekplexie)
  - Stereotypien, Masturbation
  - Sandifer-Syndrom
- Kleinkinder
  - Blauer und blasser Affektkrampf
  - Tagträumen
  - Benigner paroxysmaler Vertigo
  - Pavor nocturnus
- Schulkinder
  - Ticstörung
  - Hyperventilationstetanie
  - Medikamenten-induzierte Dystonie
- Jugendliche
  - Dissoziative Anfälle
  - Komplizierte Migräne mit Aura und verwandte Krankheitsbilder
  - Konvulsive Synkopen
  - Intoxikationen und metabolische Krisen

Sollte ein epileptischer Anfall vorgelegen haben, sind verschiedene Begriffe zu unterscheiden:

Hinsichtlich der **Ätiologie:**

- **Erster unprovozierter Anfall** bei einem beginnenden Epilepsiesyndrom (von Epilepsie spricht man allerdings in der Regel erst nach dem Auftreten von mindestens zwei unprovozierten epileptischen Anfällen).
- **Akut symptomatischer Anfall** (auch Gelegenheitsanfall): Ein epileptischer Anfall, der ausgelöst wird durch eine akute Funktionsstörung des ZNS.
  - **Fieberkrampf:** Epileptischer Anfall zwischen dem 1. Lebensmonat und dem 6. Lebensjahr, der in Verbindung mit einer fieberhaften Erkrankung auftritt und nicht durch eine Infektion des ZNS verursacht ist (Fall 7). Anfälle symptomatischer Genese, vorausgehende Neugeborenenanfälle und afebrile Anfälle sind auszuschließen.
  - Infektiös: Meningitis, Enzephalitis
  - Metabolisch: Hypoglykämie, Elektrolytentgleisungen (am haufigsten Hyponatriämie)
  - Vaskulär: Blutungen, Stroke (im Kindesalter selten, beim Neugeborenen sind allerdings unilateral motorische Anfälle eine typische Manifestation eines neonatalen Stroke)
  - Traumatisch

Bei epileptischen Anfällen sind folgende Semiologien zu unterscheiden **(ILAE-Klassifikation 2017):**

- **Generalisierter Anfall:** motorisch (z. B. tonisch-klonisch, tonisch, klonisch myoklonisch) und nichtmotorisch (z. B. Absencen)
- **Fokaler Anfall:** Anfälle mit fokalem Beginn (mit oder ohne Bewusstseinsverlust); motorisch: z. B. Automatismen, Kloni (tonisch) und nichtmotorisch: z. B. Aura (sensible, psychisch)

MERKE

Auch bei einigen Ursachen von Gelegenheitsanfällen (z. B. bei Herpesenzephalitis) kann es zu einer chronischen Hirnschädigung mit Narbenbildung kommen, die Ursache einer sich im Verlauf entwickelnden Epilepsie sein können.

2. Diagnostik

Mithilfe von (Familien-)**Anamnese** und internistisch-pädiatrischer neurologischer **Untersuchung** lässt sich ein erster Eindruck darüber gewinnen, ob ein epileptischer oder nichtepileptischer Anfall vorgelegen hat (s. Differenzialdiagnose). Sollte ein epileptischer Anfall vorgelegen haben, muss entschieden werden, wie schnell und welche weitere Diagnostik erforderlich ist (s. auch Notfalldiagnostik). Die weitere Diagnostik zielt darauf ab, einen Gelegenheitsanfall auszuschließen bzw. Hinweise auf das sich entwickelnde Epilepsiesyndrom zu bekommen. Das Vorgehen richtet sich auch nach dem klinischen Zustand des Patienten und dem Manifestationsalter der Anfälle sowie zusätzlich vorliegender neurologischer Auffälligkeiten. Routine-Video-EEG-Untersuchungen ggf. mit Schlaf-EEG und ein MRT des Schädels sind bei Patienten mit Epilepsie in der Regel immer erforderlich. Ausnahme: Eine MRT bei idiopathisch generalisierten Epilepsien wie Absence-Epilepsie (Fall 1) ist in der Regel nicht erforderlich. Bei frühkindlichen schwer verlaufenden Epilepsien mit Entwicklungsstörung spielt die Genetik und hier v. a. das Next Generation Sequencing eine große Rolle in der Diagnostik. Zusätzlich ist in diesen Fällen eine umfassende neurometabolische Diagnostik erforderlich. Patienten mit einer therapierefraktären Epilepsie (Versagen von 3 Antiepileptika der 1. Wahl für das vorliegende Syndrom) sollten ferner in einem dafür spezialisierten Zentrum evaluiert werden, ob sie ein Kandidat für einen epilepsiechirurgischen Eingriff sind. Hier kommen nichtinvasive und invasive EEG-Langzeitableitungen, hochauflösende MRT-Untersuchungen, neuropyschologische Testverfahren sowie nuklearmedizinische Methoden zum Einsatz, um die epileptogene Zone gut einzugrenzen und eloquenten Kortex abzugrenzen.

Notfalldiagnostik (z. B. bei erstem fokalen epileptischen Anfall mit noch klarem postiktalem Defizit, Somnolenz oder anderen neurologischen Defiziten oder Status epilepticus):

- Notfallbildgebung (CCT, wenn möglich auch cMRT, bei noch offener Fontalle Ultraschall)
- Wenn möglich zeitnahes EEG/aEEG-Neuromonitoring
- Bei Fieber: Liquorpunktion
- Neurometabolische Diagnostik (v. a. bei Neugeborenen/Säuglingen: Pyridoxin-, Pyridoxalphosphat-, Folsäureabhängige Anfälle oder Glukose-Transporter-Defekte)

Zusätzlich zur weiteren Abgrenzung von Gelegenheitsanfällen:

- Temperatur, Elektrolyte und Glukose

Eine **Videodokumentation** durch die Eltern im häuslichen Umfeld ist oft sehr hilfreich.

3. Epilepsieklassifikation

➤ Abb. 42.1 zeigt ein Grundgerüst der Epilepsieklassifikation der International League Against Epilepsy mit Klassifikation der Anfallsformen. In diesem Gerüst werden vier Stufen der Diagnose abgegrenzt: Anfallsform, Art der Epilepsie (fokal, generalisiert, kombiniert generalisiert und fokal und unklassifiziert) sowie das Epilepsiesyndrom. Eine ätiologische Einordnung sollte immer angestrebt werden.

Beispiel Absence-Epilepsie bei einem 5-jährigen Kind:

1. Anfallsform: Absence
2. Art der Epilepsie: generalisiert
3. Ätiologie: vermutlich genetisch
4. Syndrombezeichnung: kindliche Absence-Epilepsie

4. Rolando-Epilepsie

Die Rolando-Epilepsie (**selbstlimitierende** Epilepsie des Kindesalters mit zentrotemporalen Spikes) ist die häufigste Epilepsieform im Alter von 4–15 Jahren (Gipfel 8 ± 2,5 Jahre). Die altersspezifische Inzidenz beträgt 5,6–21/100.000 Neuerkrankungen/Jahr. Eine positive Fieberkrampfanamnese besteht bei 10–20 % der Patienten, eine positive Familienanamnese bei 5 %

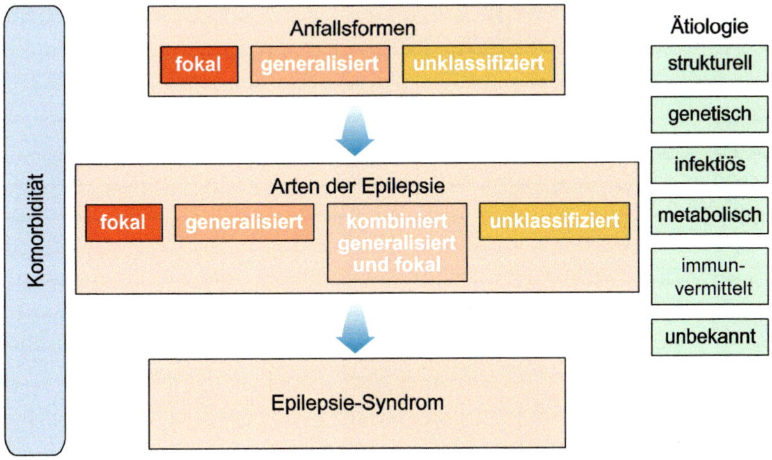

Abb. 42.1 Grundgerüst der Epilepsieklassifikation. [F1031-001]

der Geschwisterkinder. Das EEG zeigt bei normaler Grundaktivität und Gliederung einen charakteristischen **zentrotemporalen Spike/Sharp-Wave-Fokus,** uni- oder bilateral, mit Aktivierung des Fokus bei Müdigkeit oder Schlaf (➤ Abb. 42.2).

Bei 30 % der Kinder tritt nur ein Anfall auf, bei 60 % 2–10 Anfälle, bei 10 % > 10 Anfälle. Charakteristisch ist eine **spontane Remission** bis zur Pubertät, sicher aber bis zum 18. Lebensjahr inklusive EEG-Normalisierung. Anfallssemiologie: **seltene, meist nächtliche Anfälle mit unilateralen Parästhesien** (Wange, Lippe, Zunge), hemifaziale, zum Teil pharyngeale Kloni bei erhaltenem Bewusstsein, **Sprechstörung, einseitiger Speichelfluss, Dauer < 2 Minuten.** Hemiklonische oder sekundär generalisierte tonisch-klonische Anfälle sind möglich. In testpsychologischen Untersuchungen zeigen einige der Patienten ein mildes selektives kognitives Defizit, das sich mit Remission der Anfälle wieder zurückbildet. EEG-Veränderungen wie bei der Rolando-Epilepsie treten auch bei Kindern ohne epileptische Anfälle auf und stellen ohne Klinik daher **keine** Indikation zu einer antikonvulsiven Behandlung dar.

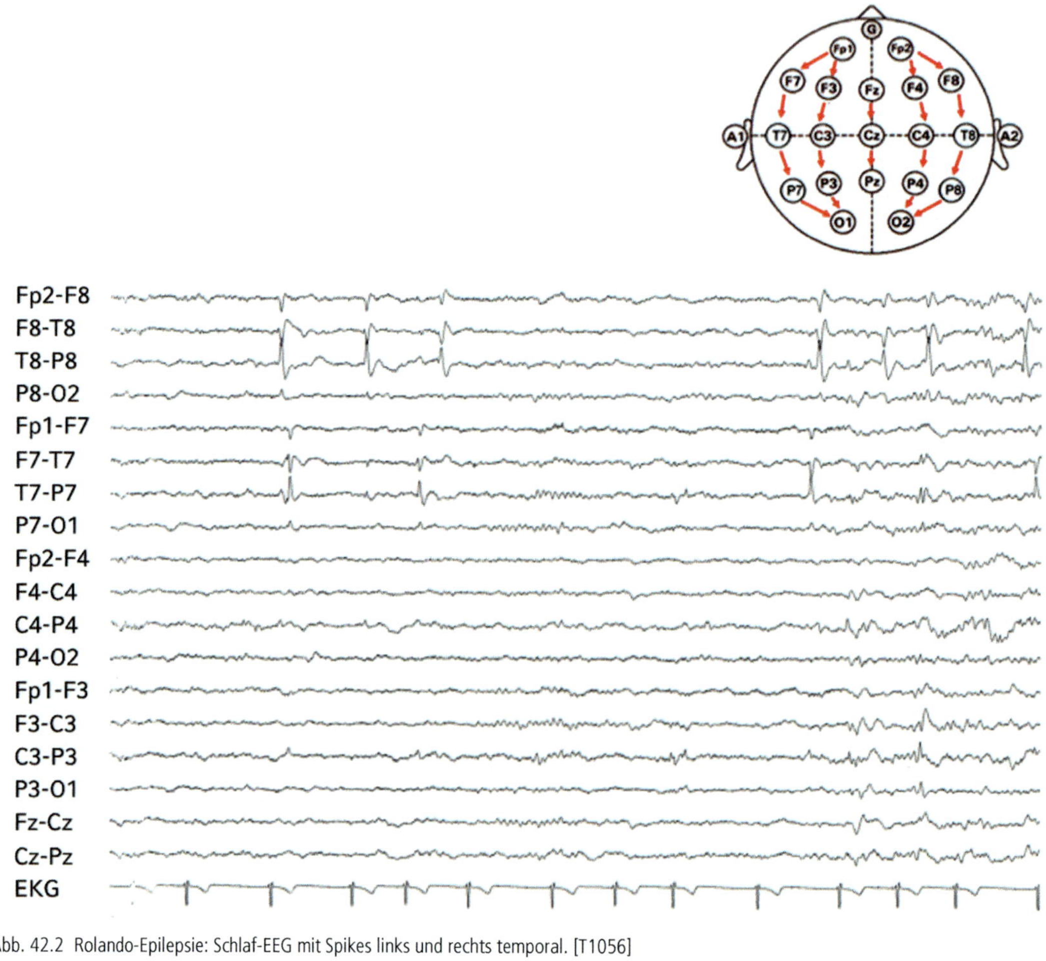

Abb. 42.2 Rolando-Epilepsie: Schlaf-EEG mit Spikes links und rechts temporal. [T1056]

5. Notfallmedikation

Die Notfallmedikation bei Kindern mit Epilepsie beinhaltet typischerweise die Verabreichung eines **Benzodiazepins ab einer Dauer von etwa 3 Minuten. Dazu eignen sich v. a. buccales Midazolam oder rektales Diazepam (buccales Midazolam war in einer Metaanlyse hinsichtlich Anfallsterminierung dem rektalen Diazepam überlegen).**

6. Therapie und Prognose

Eine Langzeittherapie der Rolando-Epilepsie ist nicht immer erforderlich. Bei seltenen, nur nächtlichen fokalen Anfällen kann auf eine Therapie verzichtet werden. Medikamente der 1. Wahl sind **Sultiam** (STM) oder Levetiracetam (LEV). Die Behandlung sollte bis maximal 2 Jahre nach dem letzten Anfall durchgeführt werden.

MERKE

Bei einem ersten zerebralen Anfall muss ein breites Spektrum an Differenzialdiagnosen in Betracht gezogen werden. Diagnostische Maßnahmen zielen auf die **Differenzierung** zwischen **Gelegenheitsanfällen** mit akutem Handlungsbedarf und **Anfällen** bei Epilepsie mit der Notwendigkeit einer antikonvulsiven Dauertherapie ab.

ZUSAMMENFASSUNG

Die **Rolando-Epilepsie** stellt die häufigste Epilepsie bei Kindern zwischen 4 und 15 Jahren dar und ist mit einer **guten Prognose** assoziiert. Typisch ist eine **fokale** Anfallssemiologie der mimischen und oropharyngealen Muskulatur. Nicht jede Rolando-Epilepsie muss antikonvulsiv behandelt werden. Spätestens zum Abschluss der Pubertät/des 18. Lebensjahrs bilden sich Anfälle und EEG-Auffälligkeiten zurück.

43

Fieber, trockener Husten, Tachydyspnoe und Einziehungen (3 Monate)

Laura Hecher und Manuela Steinsdörfer

Anamnese

Der 3 Monate alte Paul wird Ihnen wegen seit 3 Tagen bestehenden Fiebers bis maximal 39 °C sowie Husten und Schnupfen vorgestellt. Die Eltern berichten, dass er heute besonders schwer atme und sie das Gefühl hätten, dass er nicht genug Luft bekomme. Auch trinke der voll gestillte Säugling wesentlich weniger und melde sich seltener als sonst. Dies sei der erste Infekt dieser Art. Schwangerschaft, Geburt und die bisherige Entwicklung seien unauffällig gewesen.

Untersuchungsbefunde

3 Monate alter männlicher Säugling in reduziertem AZ. Temperatur 39,0 °C. Deutliche Tachydyspnoe, AF 70/Min., inter- und subkostale sowie juguläre Einziehungen, Sauerstoffsättigung bei Raumluft 87 %. Pulmo bei abgeschwächtem Atemgeräusch seitengleich belüftet, feuchte Rasselgeräusche, dezentes Giemen über allen Lungenfeldern. Rachen leicht gerötet, seröse Rhinitis.

Laborbefunde

Leukozyten 12.000/µl. Hb 13 g/dl, Thrombozyten 583.000/µl. Differenzialblutbild: Granulozyten 16 %, Lymphozyten 81 %, Monozyten 3 %. CRP < 0,5 mg/dl. pH 7,28, pCO_2 65 mmHg, pO_2 40 mmHg, BE + 5,5, RSV-Schnelltest positiv.

1. **Wie lautet Ihre Diagnose?**
2. **Welche Untersuchungen ordnen Sie an?**
3. **Wie schätzen Sie die Infektiosität der Erkrankung ein?**
4. **Welche Therapie leiten Sie ein?**
5. **Beschreiben Sie den typischen Verlauf der Erkrankung und schätzen Sie das Reinfektionsrisiko ein.**
6. **Stehen prophylaktische Maßnahmen zur Verfügung?**

1. Diagnose

Die klinische Symptomatik und das Alter des Patienten sprechen für das Vorliegen einer Infektion mit dem **Respiratory-Syncytial-Virus (RSV),** dem häufigsten nachgewiesenen Erreger von Atemwegsinfektionen in den ersten beiden Lebensjahren. Eine RSV-Infektion kann besonders im Säuglingsalter zu schweren Affektionen des unteren Respirationstrakts in Form einer **Bronchiolitis** oder **Pneumonie** führen und ist in etwa 10–20 % der Fälle mit **zentralen Apnoen** assoziiert.

Prinzipiell kann RSV in jedem Alter Erkrankungen der Atemwege hervorrufen. Innerhalb der ersten beiden Lebensjahre besteht jedoch die größte Morbidität.

Vor allem Hochrisikopatienten, zu denen Frühgeborene mit und ohne bronchopulmonale Dysplasie, Kinder mit angeborenen Herzfehlern, pulmonalen Grunderkrankungen, Immundefekten, chromosomalen Aberrationen (z. B. Trisomie 21) oder neuromuskulären Erkrankungen gehören, können von sehr schweren Verläufen betroffen sein, die häufig auch intensivmedizinische Betreuung erforderlich machen

2. Diagnostik

Bei Verdacht auf eine RSV-Infektion sollten folgende Untersuchungen durchgeführt werden:

- **Klinische Beurteilung:**
  - Zu Beginn vorwiegend Symptome der oberen Atemwege: Schnupfen, nichtproduktiver Husten
  - Im Verlauf oft Symptome der unteren Atemwege: Tachydyspnoe, juguläre oder interkostale Einziehungen, gelegentlich Zyanose, auskultatorisch meist Knistern und Giemen, gelegentlich abgeschwächtes Atemgeräusch („stille Obstruktion“), reduzierter Allgemeinzustand, Trinkverweigerung, ggf. Apnoen
- Messung der transkutanen **Sauerstoffsättigung**
- Erhebung der **Vitalparameter** (HF, AF, pSO_2, RR)
- Blutgasanalyse (Kompensationsfähigkeit; Hyperkapnie? Hypoxämie?)

Die weitere Diagnostik richtet sich nach **Alter, Allgemeinzustand und Vorerkrankungen** des Kindes. Kinder > 2 Jahre, ohne Grunderkrankungen, mit gutem Allgemeinzustand, stabilen Vitalparametern und gutem Trinkverhalten, bedürfen aufgrund von fehlenden therapeutischen Konsequenzen keiner weiterführenden Diagnostik und somit auch keines Erregernachweises.

Bei Kindern mit Vorerkrankungen, reduziertem Allgemeinzustand, Trinkverweigerung, Dehydration, Vigilanzminderung oder Sauerstoffbedarf sowie bei Kindern < 2 Jahren oder Hochrisikopatienten sollte folgende Diagnostik erfolgen:

- **Erregernachweis:** RSV-Schnelltest, PCR aus nasopharyngealem Sekret oder Abstrich
- **Laborchemische Diagnostik:** Differenzialblutbild, Infektparameter, Elektrolyte (**cave:** Hyponatriämie)
- **Röntgen-Thorax:** nur bei Verdacht auf Komplikationen, z. B. bei hohem Sauerstoffbedarf oder Verdacht auf Ergüsse oder Atelektasen

Kinder < 2 Jahre mit RSV-Nachweis sollten aufgrund des erhöhten Risikos für schwere Verläufe und zentrale Apnoen stationär überwacht werden, bis die Tendenz des Krankheitsverlaufes klar ist.

Paul hat aufgrund seines Alters, des reduzierten Allgemeinzustandes, der reduzierten peripheren Sauerstoffsättigung und des angestrengten Atemmusters (Tachydyspnoe, Einziehungen) leitliniengerecht die erweiterte Diagnostik mit Erregernachweis und laborchemischer Untersuchung erhalten.

MERKE

Bei der RSV-Infektion sind v. a. die klinische Beurteilung, die Messung der transkutanen Sauerstoffsättigung und die respiratorische Kompensationsfähigkeit von entscheidender Bedeutung.

MERKE

Säuglinge < 2 Jahre mit positivem RSV-Nachweis sollten aufgrund des erhöhten Risikos für schwere Verläufe und zentrale Apnoen stationär überwacht werden.

3. Infektiosität

Durch das RS-Virus können in jedem Alter Atemwegsinfektionen hervorgerufen werden, die jedoch v. a. im Säuglingsalter zu ausgeprägter respiratorischer Beeinträchtigung führen. Die höchste Morbidität der RSV-Infektion besteht in den ersten beiden Lebensjahren, sodass am Ende des 2. Lebensjahres die Durchseuchungsrate bei nahezu 100 % liegt. Die Übertragung erfolgt durch **Tröpfchen- oder Schmierinfektion,** die Kontagiosität ist extrem hoch. Eine indirekte Übertragung ist über kontaminierte Hände, Gegenstände und Oberflächen möglich. Das RS-Virus kann in respiratorischem Sekret 20 Min. auf Händen, 45 Min. auf Kitteln und mehrere Stunden auf Einmalhandschuhen und Stethoskopen überleben, sodass eine sorgfältige Händehygiene, Flächendesinfektion und das Tragen von Schutzkleidung bei körperlichen Untersuchungen zur Verhinderung der RSV-Übertragung sehr wichtig sind.

4. Therapie

Die Therapie beinhaltet v.a. eine **symptomatische** Unterstützung des Patienten. Eine **ambulante** Therapie mit Verlaufskontrollen ist möglich, wenn das Kind:

- nicht schwer krank ist,
- keine wesentliche Dyspnoe und keine Apnoen bietet,
- keiner Risikogruppe angehört,
- unter Raumluft eine Sättigung von > 93 % zeigt,
- eine ausreichende Trinkmenge besteht,
- die Eltern ausreichend kompetent sind.

In allen anderen Fällen sollte eine **stationäre Aufnahme erfolgen, mit supportiven Maßnahmen** je nach Bedarf mittels

- zusätzlicher **Sauerstoffgabe,**
- ausreichender oraler **Flüssigkeitstherapie,** ggf. Infusionstherapie,
- **Freihalten der Nasenatmung** (abschwellende Nasentropfen, cave bei Neugeborenen),
- **Inhalation** mit physiologischer Kochsalzlösung sowie β2-Sympathikomimetika bei obstruktiver Symptomatik.

Eine **kausale** inhalative antivirale Therapie wird wegen fehlender Wirksamkeit nicht mehr empfohlen.

MERKE
Die Therapie einer RSV-Infektion beinhaltet v.a. supportive Maßnahmen wie Sauerstoffgabe, ausreichend Flüssigkeit, Sicherstellung einer freien Nasenatmung und Inhalation.

5. Verlauf und Reinfektionsrisiko

Nach einer Inkubationszeit von 3–6 Tagen kommt es durch die Infektion mit dem RS-Virus im **1. Lebenshalbjahr** v.a. zu einer **Bronchiolitis** mit Tachydyspnoe, Einziehungen, feuchten Rasselgeräuschen oder zu einer **Pneumonie.** Ab dem **2. Lebenshalbjahr** überwiegt das Vorliegen einer **obstruktiven Bronchitis** mit Fieber, Husten, Tachydyspnoe, verlängertem Exspirium, Giemen und Pfeifen. Abhängig von der Schwere der Beeinträchtigung dauern die Symptome 3–12 Tage, wobei der Husten über mehr als 4 Wochen anhalten kann. RSV-Reinfektionen sind häufig und können in jedem Alter auftreten. Zudem kann es im Anschluss an eine RSV-Infektion zu anhaltender bronchialer Hyperreagibilität kommen.

6. Prophylaxe

Für die Prophylaxe der RSV-Infektion steht ein monoklonaler **RSV-spezifischer Antikörper** (Pavilizumab, Synagis®) zur Verfügung, der für Patienten mit hohem Erkrankungsrisiko empfohlen wird. Hierzu zählen v.a. Kinder im Alter von bis zu 2 Jahren, die wegen einer **bronchopulmonalen Dysplasie** oder einer sonstigen schweren Beeinträchtigung der respiratorischen Kapazität bis wenigstens 6 Monate vor Beginn der RSV-Saison mit Sauerstoff behandelt wurden oder an einem **hämodynamisch relevanten Herzvitium** leiden (Shuntvitien, pulmonale Hypertonie). Zudem kann die Indikation bei Frühgeborenen < 35 SSW innerhalb des 1. Lebensjahres unabhängig vom Vorliegen einer bronchopulmonalen Dysplasie gestellt werden.

Die passive Immunisierung wird während der Saison (Oktober/November bis April/Mai) im Abstand von etwa 4 Wochen intramuskulär verabreicht und führt durch die **neutralisierende und fusionshemmende Aktivität** des Antikörpers zu einer Verhinderung der Infektion.

Unabhängig von der medikamentösen Prophylaxe sind intensivierte Hygienemaßnahmen von entscheidender Bedeutung.

MERKE
Kinder mit hämodynamisch relevanten Herzvitien, bronchopulmonaler Dysplasie oder sonstiger Beeinträchtigung der respiratorischen Kapazität und Frühgeborene < 35 SSW sollten innerhalb der ersten 2 Lebensjahre eine passive Immunisierung mit Pavilizumab erhalten.

ZUSAMMENFASSUNG

RS-Viren sind die häufigsten Erreger schwerer Infektionen der unteren Atemwege im 1. Lebensjahr, die eine **Bronchiolitis, Pneumonie oder obstruktive Bronchitis** verursachen können. Nach einer Inkubationszeit von ca. 3–6 Tagen kommt es zunächst zu Erkältungssymptomen (Husten, Schnupfen, Fieber) und im Verlauf oftmals zu einer Beeinträchtigung der Atmung mit Tachydyspnoe, Einziehungen, verlängertem Exspirium und Apnoen. Die Übertragung erfolgt als Schmier- oder Tröpfcheninfektion bei **hoher Kontagiösität.** Besondere Bedeutung hat die Infektion für Säuglinge und **Kinder innerhalb der ersten 2 Lebensjahre** und für **Hochrisikopatienten** mit einer Vorschädigung der Lunge (bronchopulmonale Dysplasie) oder hämodynamisch relevanten Herzvitien, da es bei diesem Patientenkollektiv zu sehr schweren Verläufen kommen kann. Laborchemisch zeigen sich eher unspezifische Veränderungen, sodass zu den wichtigsten diagnostischen Maßnahmen v.a. die ausführliche **körperliche Untersuchung** mit Beurteilung des **Atemmusters** und der Frequenz sowie die Messung der **transkutanen Sauerstoffsättigung** und eine **Blutgasanalyse** zählen. Weitere Diagnostik inklusive eines Erregernachweises sollte aufgrund der geringen therapeutischen Konsequenzen nur bei Hochrisikopatienten, Kindern < 2 Jahren oder Kindern in schlechtem Allgemeinzustand erfolgen. **Therapeutisch** wird eine bedarfsgerechte symptomatische Therapie mit Sauerstoffgabe, Inhalationen mit physiologischer Kochsalzlösung, abschwellenden Nasentropfen und ausreichender Flüssigkeitszufuhr eingeleitet. Zur **Prophylaxe** einer RSV-Infektion bei Hochrisikopatienten steht ein monoklonaler RSV-spezifischer Antikörper (Pavilizumab, Synagis®) zur Verfügung.

WAS WÄRE, WENN ...

- ... der RSV-Schnelltest negativ ausgefallen wäre?
  - Aufgrund des reduzierten Allgemeinzustands von Paul und der ausgeprägten respiratorischen Azidose, die eine respiratorische Dekompensation widerspiegelt, sollte Paul unabhängig vom Schnelltest zur Überwachung und supportiven Therapie stationär aufgenommen werden. Bei negativem RSV-Schnelltest sollte zum Erregernachweis im zweiten Schritt eine Multiplex-PCR auf respiratorische Erreger aus einem tiefen Rachenabstrich erfolgen.
- ... Paul nur leichte Erkältungssymptome mit Husten und Rhinitis gezeigt hätte, in einem guten Allgemeinzustand gewesen wäre, ausreichend getrunken und keinen Sauerstoffbedarf gehabt hätte?
  - Aufgrund des Alters von Paul (3 Monate) und der erhöhten Gefahr bei unter 2-jährigen Kindern eines schweren Verlaufs und Apnoen sollte Paul bei positivem RSV-Nachweis trotz des guten Allgemeinzustands vorerst stationär aufgenommen werden, bis die Tendenz des Krankheitsverlaufs klar ist.

44

Fieber, Abgeschlagenheit und Arthralgien (13 Jahre)

Wiebke Aulbert und Stephanie Putzker

Anamnese

In der allgemeinpädiatrischen Ambulanz wird Ihnen eine 13-jährige Patientin vorgestellt, die seit etwa 6 Wochen über zunehmenden Leistungsabfall, Kurzatmigkeit und rezidivierende Fieberschübe klagt. Zudem seien wiederholt Gelenkschmerzen an den Ellenbogen und Handgelenken, aber auch im Bereich der Knie- und Hüftgelenke beidseits aufgetreten. Schwellungen seien nie beobachtet worden. Das Mädchen sei bisher immer gesund gewesen. In der Familie sind keine chronischen, erblichen oder schweren Erkrankungen bekannt.

Untersuchungsbefund

Klinisch sehen Sie eine blasse, krank wirkende Patientin, bei der Untersuchung fallen lediglich ein dezent geschwollenes und überwärmtes Kniegelenk rechts ohne Bewegungseinschränkung sowie eine leichte Rötung der Wangen auf.

Laborbefunde

Leukozyten 2.500/µl, Erythrozyten 3,5 Mio/µl, Hämoglobin 10,9 g/dl, Thrombozyten 110.000/µl. CRP 1,2 mg/dl. Urinstix pH 5, Eiweiß +, sonst unauffällig.

1. Welche weiteren anamnestischen Angaben interessieren Sie?

2. Welche weiterführenden Laboruntersuchungen empfehlen Sie?

3. Welche apparativen Untersuchungen sind sinnvoll?

4. Wie lautet Ihre Verdachtsdiagnose?

5. Die Mutter möchte über die Therapiemöglichkeiten informiert werden. Das Mädchen selbst möchte eine Einschätzung über die Prognose ihrer Erkrankung. Was sagen Sie?

6. Nennen Sie weitere Formen der Erkrankung.

1. Anamnese

Die Symptomatik ist noch nicht klar zuzuordnen, deshalb erfragen Sie zusätzlich Angaben zu Gewichtsverlauf und Appetit. Die Patientin berichtet von einer Gewichtsabnahme von ca. 4 kg in den letzten 6 Wochen. Zur Kurzatmigkeit erfahren Sie, dass diese v. a. belastungsabhängig auftrete und dass größere körperliche Anstrengungen und Sport nicht mehr möglich seien. Es besteht kein Husten oder Hustenreiz. In Bezug auf die Arthralgien sei ein **Zeckenbiss** nicht erinnerlich. Einzig auffällig sei eine Art Sonnenallergie am Dekolleté, die die Patientin erst kürzlich entwickelte. Ödeme habe sie nie bemerkt.

2. Ergänzende Laboruntersuchungen

In Anbetracht der Kombination aus **Panzytopenie** (Anämie, Leukopenie und Thrombozytopenie), Gelenkbeschwerden und Hautsymptomen sollte eine venöse Blutentnahme mit Bestimmung von BSG, Serum-Elektrophorese, C3-, C4- und CH_{50}-Komplement, Kreatinin, Cystatin C, **ANA, Anti-dsDNA,** ENA-AK und Phospholipid-AK durchgeführt werden. Der 2. Morgenurin sollte quantitativ auf Eiweiß, Mikroalbumin, Erythrozyten und Leukozyten untersucht werden.

Ergebnisse: Die BSG ist mit 46/98 mm beschleunigt, die Serum-Elektrophorese zeigt eine Erhöhung der α_2-Globulin-Fraktion, C3-, C4- und CH_{50}-Komplement sind erniedrigt. Es finden sich hochtitrige ANA von 1 : 10.240, in der Differenzierung SSA/SSB + sowie erhöhte Anti-dsDNA. Die Eiweißausscheidung im Urin ist unauffällig.

3. Apparative Untersuchungen

Aufgrund der Kurzatmigkeit sollten sowohl pulmonale als auch kardiale Ursachen abgeklärt werden. Hier bietet sich die Durchführung eines **EKG,** ggf. einer **Echokardiografie** und einer **Röntgenaufnahme der Lunge** an. Eine **Sonografie des Abdomens** kann ergänzend zur Bestimmung der Milzgröße und zur Suche nach intraabdominellen Lymphknotenvergrößerungen sinnvoll sein.

Ergebnisse: Im EKG zeigt sich ein Sinusrhythmus, HF 98/Min., Indifferenztyp. Auffällige Niedervoltage. Echokardiografisch findet sich ein Perikarderguss, die ventrikuläre Pumpfunktion ist in Ruhe leicht eingeschränkt. Im Röntgenbild der Lunge finden sich bis auf einzelne vergrößerte Hiluslymphknoten keine Auffälligkeiten. Die Abdomensonografie ergibt einen Normalbefund. Aufgrund der vermuteten Diagnose melden Sie zur Komplettierung der Diagnostik ein **EEG** an.

4. Diagnose

Die vorliegenden Befunde sprechen für das Vorliegen eines **systemischen Lupus erythematodes.** Die Erkrankung gehört zur Gruppe der Kollagenosen. Sie kommt weltweit vor, bei Asiaten und Afroamerikanern etwas häufiger als bei der kaukasischen Bevölkerung (1 : 1.000). Meist erkranken Mädchen im Alter zwischen 9 und 15 Jahren. Die Erkrankung beginnt schleichend oder akut mit Krankheitsgefühl, Fieber und Gewichtsverlust. Nahezu jedes Organ kann beim SLE betroffen sein. Charakteristisch ist ein schmetterlingsförmiges Erythem über Wangen und Nasenrücken mit Aussparung der Nasolabialfalten sowie erhöhter Lichtempfindlichkeit der Haut (➤ Abb. 44.1). Die **Lupusnephritis** tritt in über 80 % der Fälle auf, kann mit Hämaturie, Proteinurie, nephritischem oder nephrotischem Syndrom und akutem oder chronischem Nierenversagen einhergehen und bestimmt entscheidend die Langzeitprognose. Ein weiteres sehr häufiges Symptom (> 70 %) ist die symmetrische **Arthritis** ohne Gelenkdestruktion. Häufig (40 %) besteht eine **Perikarditis.** Eine **pulmonale Beteiligung** kommt in 20–50 % der Fälle vor. Die mit am meisten gefürchtete Komplikation ist der **ZNS-Befall,** der in 30 % der Fälle vorkommt (Kopfschmerzen, epileptische Anfälle, Wesensveränderung, Psychosen, Störung der Denk- und Merkfähigkeit). Laborchemisch ist die **Panzytopenie** ein weiteres wichtiges Merkmal, wobei die Leukozytopenie in der Regel im Vordergrund steht. Immunologisch können sich ANA, Anti-ds-AK, Anti-Phospholipid-AK oder eine Erniedrigung der Komplementfaktoren finden.

Die Diagnose systemischer Lupus erythematodes kann anhand der seit 1982 geltenden und zuletzt 1997 modifizierten 11 Kriterien des American College of Rheumatology (ACR) gestellt werden (➤ Tab. 44.1). Eine SLE liegt vor, wenn 4 der 11 Kriterien erfüllt sind. Berücksichtigt werden muss bei den ACR-Kriterien

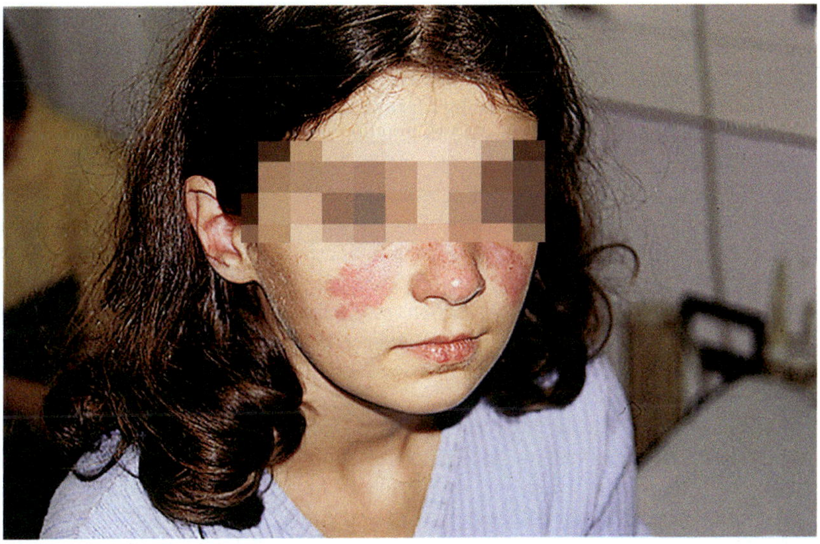

Abb. 44.1 Schmetterlingserythem bei SLE. [R232]

Tab. 44.1 11 Diagnosekriterien des ACR für den systemischen Lupus erythematodes (1997)

Diagnosekriterium	Beschreibung
Schmetterlingserythem	Leicht erhabenes Erythem über Wangen und Nasenrücken mit Aussparung der Nasolabialfalten
Diskoider Lupus	Erhabene Rötung und Schuppung
Photosensibilität	Hautausschlag nach UV-Exposition
Oronasale Ulzerationen	Schmerzlose Aphthen oder Ulzerationen im Mund oder nasopharyngeal
Arthritis	Nichterosive Arthritis, die zwei oder mehr periphere Gelenke betrifft
Pleuritis oder Perikarditis	Schmerzen und/oder Ergussbildung
Nierenbeteiligung	Persistierende Proteinurie oder Zylindrurie (Erythrozyten, Hämoglobin)
ZNS-Beteiligung	Epileptische Anfälle, Psychosen
Hämatologische Veränderungen	Hämolytische Anämie, Leukopenie (< 4.000/µl), Lymphopenie (< 1.500/µl) oder Thrombozytopenie (< 100.000/µl)
Immunologische Veränderungen	Anti-dsDNA-, Anti-Sm- oder Anti-Phospholipid-Antikörper
Antinukleäre Antikörper	Erhöhte ANA-Titer in indirekter Immunfluoreszenz

jedoch, dass die Haut deutlich überrepräsentiert ist und ein SLE fälschlicherweise ohne das Vorliegen von Autoantikörpern diagnostiziert werden kann. Es gibt daher seit 2012 eine zweite Klassifikation, die ebenfalls zur Diagnosestellung genutzt werden kann (s. https://sliccgroup.org/research/sle-criteria/).

5. Therapie und Prognose

Die Frage des Mädchens bezüglich der Prognose ihrer Erkrankung zeigt, dass sie sich über die Schwere der neu diagnostizierten Erkrankung bewusst ist. Es ist wichtig, dass Sie sich auf ein solches Gespräch über die

Neudiagnose einer Erkrankung und deren Folgen für den Betroffenen (Breaking Bad News) gut vorbereiten. Idealerweise liegen Ihnen die Ergebnisse aller Untersuchungen vor, sodass die Organbeteiligung und damit die Prognose besser eingeschätzt werden können. Sie sollten das Mädchen im Vorfeld fragen, welche Vertraute bei dem Gespräch anwesend sein sollen, und einen ruhigen Raum sowie ausreichend Zeit zur Verfügung haben. Während des Gesprächs gilt es zu erfühlen, wie viele Informationen das Mädchen und seine Eltern zu diesem Zeitpunkt haben möchten. Möglicherweise erleichtern Sie die Diagnoseverarbeitung, wenn Sie nicht sofort auf den schlimmstmöglichen Verlauf der Erkrankung zu sprechen kommen. Die Patientin wird aufgrund der Chronizität ihrer Erkrankung regelmäßig in Ihre Behandlung kommen – Sie sollten daher für eine erfolgreiche Therapie und gute Adhärenz frühzeitig ein Vertrauensverhältnis aufbauen!

Therapie: Die Behandlung eines SLE erfordert einen umfassenden interdisziplinären Betreuungsansatz. Das Haupttherapieprinzip besteht in der Durchführung einer **immunsuppressiven Therapie.**

In der Akutsituation kommen Glukokortikoide zum Einsatz, zur Immunmodulation und zum Einsparen von Steroiden steht Hydroxychloroquin zur Verfügung. Die klassische Immunsuppression erfolgt mit Azathioprin und Methotrexat, bei schwerem Krankheitsverlauf wird Cyclophosphamid verwendet. Zur Behandlung von Schmerzen und Gelenkentzündungen kommen NSAR zum Einsatz. Die Therapie geht mit einer Vielzahl von Nebenwirkungen einher, charakteristische unerwünschte Effekte einer Langzeit-Steroidtherapie sind z. B. Cushing-Syndrom, arterielle Hypertonie, Diabetes mellitus und Wachstumsretardierung. Azathioprin und Methotrexat führen zu unerwünschten Effekten am Gastrointestinaltrakt, der Leber und der Hämatopoese. Die Lupusnephritis (LN) wird in Abhängigkeit von der Schwere mit eigenen immunsuppressiven Therapieprotokollen behandelt.

Prognose: Eine Heilung des SLE ist bisher nicht möglich, jedoch kann durch die Immunsuppression ein milderer Krankheitsverlauf erreicht werden. Wie bereits erwähnt ist die Nierenerkrankung der entscheidende Faktor für die Langzeitprognose der Erkrankung. Schwere, opportunistische Infektionen sind die häufigste Todesursache.

6. Andere Formen des Lupus erythematodes

Weitere Formen des Lupus erythematodes sind:

- **Medikamenteninduzierter SLE,** z. B. durch Antihypertensiva, Antiarrhythmika, Antikonvulsiva und Antibiotika, Besserung meist nach Absetzen des Medikaments. Typischerweise finden sich ANA und Histon-AK.
- **Chronisch-diskoider Lupus erythematodes (CDLE):** Der kutane Lupus erythematodes manifestiert sich in Form von charakteristischen dreiphasigen Hauterscheinungen ohne weiteren Organbefall.
- **Subakut kutaner Lupus erythematodes (SCLE):** Sonder- und Intermediärform zwischen SLE und CDLE.
- **Neonatales LE-Syndrom:** Bei Neugeborenen von Müttern mit SLE kommt es v. a. zu Symptomen an der Haut und am Herzen.

ZUSAMMENFASSUNG

Der SLE ist eine **chronisch-entzündliche Autoimmunerkrankung,** die durch eine B-Zell-Hyperaktivität, die Produktion von Autoantikörpern gegen Zellkernbestandteile und Ablagerungen von Immunkomplexen gekennzeichnet ist und zu den Symptomen Gewichtsverlust, Fieber, Gelenkschmerzen und Panzytopenie mit Beteiligung von Herz, Lunge, ZNS, Haut und Nieren führen kann.

WAS WÄRE, WENN ...

- ... die Mutter des Mädchens Sie einige Wochen später kontaktieren würde und über plötzlich aufgetretene Verwirrtheitszustände und Wesensveränderungen ihrer Tochter berichten würde?
  – Dann müssten Sie an eine zerebrale Beteiligung des SLE denken und eine Liquorpunktion sowie eine EEG- und eine MRT-Untersuchung durchführen.

Wachstumsstillstand (13 Jahre)

Julia Roeb

Anamnese

Lena wird Ihnen vorgestellt, da sie in den letzten 2 Jahren nur 2 cm gewachsen sei. Sie erinnert sich, immer langsamer gewachsen zu sein als ihre Freundinnen. Zuvor zeigte sich eine stetige Größenzunahme. Mit 5 Jahren lag ihre Größe auf der 25. Perzentile. Lenas Entwicklung verlief komplikationslos. Chronische Erkrankungen werden verneint. Ihre Mutter ist 170 cm, ihr Vater 183 cm groß. Der Pubertätsbeginn der Eltern erfolgte altersentsprechend.

Untersuchungsbefund

13 3/12 Jahre altes Mädchen, Größe 142 cm (3. Perzentile), Gewicht 44 kg (25. – 50. Perzentile), Kopfumfang 53,2 cm (50. Perzentile). Hoher Gaumen, tiefer Haaransatz, enger Augenabstand, dezente Cubita valga. Reifestatus PH1, B1, C1. Sonstige internistische und neurologische Untersuchung unauffällig.

Laborbefunde

IGF1 niedrig normal. IGF-BP3, TSH, fT3, fT4, Kortisol im Normbereich. LH < 0,1 mU/ml, FSH 2,2 mU/ml, Östradiol < 5 pg/ml.

1. Wie beurteilen Sie die auxiologischen Daten?

2. Wie bewerten Sie die Laborbefunde? Welche ergänzenden Untersuchungen sollten erfolgen?

3. Wie lautet Ihre Verdachtsdiagnose? Beschreiben Sie die Klinik.

4. Welches Ergebnis erwarten Sie bei einer Chromosomenanalyse?

5. Welche Therapie veranlassen Sie?

6. Die Eltern bitten Sie um ein Gespräch. Sie haben im Internet Informationen über eine Gonadektomie bei Patientinnen mit Ullrich-Turner-Syndrom gefunden. Wie beraten Sie die Eltern?

Fall 45 Wachstumsstillstand (13 Jahre)

1. Auxiologie

Der **Größenverlauf** von Lena zeigt ein perzentilenflüchtiges Längenwachstum. Im 5. Lebensjahr lag sie mit ihrer Größe auf der 25. Perzentile, aktuell liegt ihre Körperlänge auf der 3. Perzentile (➤ Abb. 45.1). Somit liegt definitionsgemäß noch kein Kleinwuchs (< 3. Perzentile) vor. Bezogen auf die **Elterngrößen** zeigt sich jedoch ein Wachstum unterhalb des **genetischen Zielbereichs.** Zur Berechnung des genetischen Zielbereichs wird zunächst der Mittelwert aus beiden Elterngrößen bestimmt. Bei Mädchen werden von diesem 6,5 cm abgezogen, bei Jungen 6,5 cm addiert. Bei Lena ergibt sich eine Zielgröße von 170 cm. Der Zielbereich liegt bei ± 8,5 cm und somit bei 161,5 cm bis 178,5 cm.

Da es zu einem verminderten Längenwachstum mit Kreuzen der Perzentilen gekommen ist, muss zumindest vorübergehend eine erniedrigte **Wachstumsgeschwindigkeit** vorgelegen haben (pathologisch < 25. Wachstumsgeschwindigkeitsperzentile). Wichtig ist außerdem, den **Pubertätsverlauf** zu betrachten. Bei

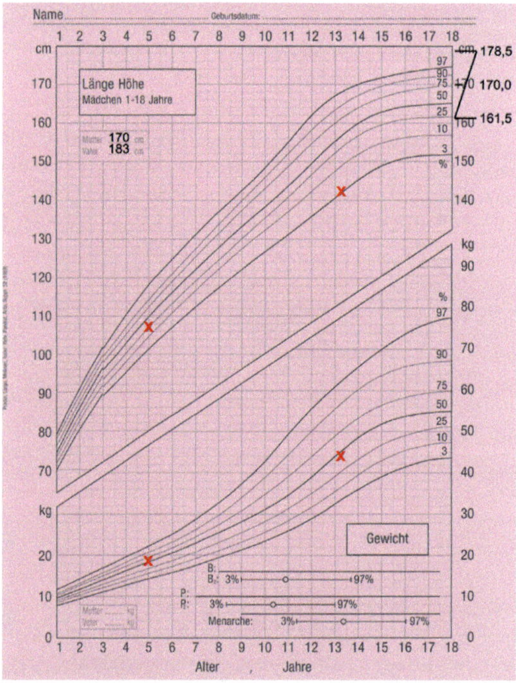

Abb. 45.1 Perzentilenkurve der Patientin. [V492]

Lena liegt eine Pubertas tarda vor. Wenn am 13. Geburtstag bei Mädchen bzw. mit 14,5 Jahren bei Jungen noch keine Pubertätszeichen aufgetreten sind, spricht man definitionsgemäß von einer „späten Pubertät“.

2. Laborbefunde und ergänzende Untersuchungen

Eine Untersuchung der Schilddrüsenparameter **TSH, fT3 und fT4** zum Ausschluss einer Hypothyreose zeigte bei Lena eine euthyreote Stoffwechsellage. Das **normwertige IGF1 und IGF-BP3** sprechen gegen das Vorliegen eines klassischen Wachstumshormonmangels. Auch ein **Hyperkortisolismus** kann mit einem Kleinwuchs einhergehen und wurde ausgeschlossen. Ein Hypokortisolismus hingegen könnte hinweisend auf eine hypophysäre Störung sein. Bei Pubertas tarda erfolgte die Untersuchung der Gonadotropine und des Östradiols, die bei Lena im präpubertären Bereich lagen. Erhöhte Gonadotropine können auf eine Gonadendysgenesie oder auf eine primäre Ovarialinsuffizienz hinweisen.

Ergänzende Untersuchungen

- Eine **Chromosomenanalyse** sollte bei jedem Mädchen mit Kleinwuchs erfolgen, da das Ullrich-Turner-Syndrom die häufigste chromosomal bedingte Ursache für einen Kleinwuchs ist.
- Eine der wichtigsten Differenzialdiagnosen bei der Kleinwuchsabklärung ist die **Zöliakie.** Eine Untersuchung der **Transglutaminase- bzw. Endomysium-Antikörper** sollte daher bei jedem Patienten mit Kleinwuchs erfolgen.
- Zu jeder Abklärung einer Wachstumsstörung gehört der **Ausschluss schwerer Grunderkrankungen** (gastrointestinale Krankheiten, Störungen des Knochenstoffwechsels, chronische Nierenerkrankungen, Lebererkrankungen und Anämien). Deshalb sollten ein Blutbild mit Differenzialblutbild angefertigt sowie Elektrolyte, Leber- und Nierenwerte bestimmt werden.
- Mit einer **Röntgenaufnahme der linken Hand** lässt sich das Knochenalter bestimmen. Die Skelettreifung erfolgt parallel zum Längenwachstum. Die verspätete Pubertät könnte mit einer **Reifungsverzögerung** des Skeletts in Bezug auf das chronologische Alter einhergehen. In diesem Fall wäre von einer verlängerten Wachstumszeit auszugehen. Darüber hinaus kann aus der Bestimmung des

Knochenalters eine **Endlängenprognose** für die Patientin erfolgen. Bei retardiertem Knochenalter besteht wegen der prolongierten Wachstumsphase die Chance auf eine normale Endlänge.

Sollte diese Diagnostik keine weiteren Hinweise auf die Diagnose ergeben, kann bei erniedrigten Gonadotropinen ein **GnRH-Agonist-Test** (GnRH: Gonadotropin-releasing Hormone) durchgeführt werden. Dieser ist zur differenzialdiagnostischen Abgrenzung eines hypogonadotropen Hypogonadismus von einer konstitutionellen Entwicklungsverzögerung hilfreich. Bei einer konstitutionellen Entwicklungsverzögerung kommt es zu einem Anstieg der Gonadotropine nach Stimulation, bei einem hypogonadotropen Hypogonadismus bleibt dieser aus. Bei einer negativen Stimulation sollte eine **MRT des Schädels** zum Ausschluss von intrakraniellen Raumforderungen oder Fehlbildungen angeschlossen werden.

3. Verdachtsdiagnose

Lena zeigt neben einem perzentilenflüchtigen Längenwachstum unterhalb des genetischen Zielbereichs eine Pubertas tarda. Darüber hinaus fielen weitere klinische Befunde wie ein hoher Gaumen, ein tiefer Haaransatz, ein enger Augenabstand und dezente Cubita valga auf.

Damit besteht der Verdacht auf ein **Ullrich-Turner-Syndrom.** Die Inzidenz beträgt etwa 1 : 2.000 weiblicher Neugeborener. Das Ullrich-Turner-Syndrom führt jedoch pränatal häufig zum Abort, sodass die Häufigkeit beim Ungeborenen wahrscheinlich viel höher ist. Bereits in der Neugeborenenphase kann sich das Ullrich-Turner-Syndrom mit Lymphödemen an Hand- und Fußrücken manifestieren (➤ Abb. 45.2). Ein weiteres typisches Symptom ist der auffällige Wachstumsverlauf unterhalb des genetischen Zielbereichs bis hin zum **Kleinwuchs.** Die Endgröße liegt ohne Behandlung meist < 150 cm. Klinisch imponiert ein dysproportionierter Körperbau, ein Schildthorax, ein tiefer Haaransatz, ein kurzer Hals mit Flügelfell, tief sitzende retrovertierte Ohren, Cubita valga, eine Verkürzung des vierten Mittelhandknochens, eine antimongoloide Lidachsenstellung und Nageldysplasien. Aufgrund der **Gonadendysgenesie** mit einer ovariellen Insuffizienz kommt es zur **Pubertas tarda.** Die Gonaden sind meist nur rudimentär angelegt und werden

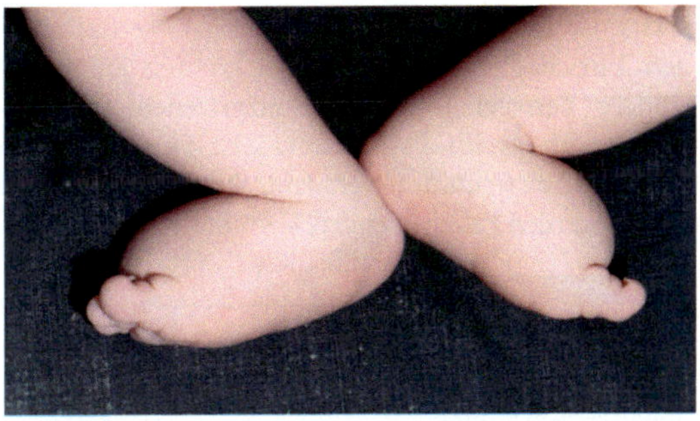

Abb. 45.2 Ullrich-Turner-Syndrom. Lymphödeme der Fußrücken. [T409]

deshalb auch „Streak Gonads" genannt. Die Patientinnen sind somit meist infertil und leiden an einer primären Amenorrhö. Laborchemisch zeigt sich typischerweise im Verlauf ein hypergonadotroper Hypogonadismus. Oft sind weitere Organfehlbildungen assoziiert. Meist sind es kardiale Anomalien wie Aortenisthmusstenosen, Pulmonalstenosen oder Aneurysmen. Auch Nierenfehlbildungen (Hufeisenniere) sind beschrieben.

4. Chromosomenanalyse

Die Chromosomenaberration beim Ullrich-Turner-Syndrom kann in allen Zellen nachgewiesen werden oder im Falle eines Mosaiks nur einen Teil der Zellen betreffen. In 50 % der Fälle kommt es zum Fehlen des zweiten X-Chromosoms infolge einer Non-Disjunction. Die Chromosomenanalyse ergibt den **Karyotyp 45, X0.** In 50 % der Fälle kommt es zu unterschiedlichen **Mosaiken.** Hierbei liegen neben Zelllinien mit fehlendem zweiten X-Chromosom (45, X0) Zellen mit einem unauffälligen weiblichen Karyotyp vor. Möglich sind auch Mosaike wie beispielsweise 46, XX oder 47, XXX. In seltenen Fällen (ca. 5 %) ist ein Y-Chromosom vorhanden (46, XY). In diesem Fall muss eine Entfernung der Gonaden bzw. ihrer Rudimente erfolgen, da ein erhöhtes Entartungsrisiko (Gonadoblastom oder Dysgerminom) besteht. Aufgrund der unterschiedlichen Aberrationen sind der Phänotyp und die klinische Ausprägung des Ullrich-Turner-Syndroms sehr variabel. Patientinnen mit einem Mosaik können durchaus spontan die Pubertät erreichen und fertil sein. In seltenen Fällen kann die Chromosomenanalyse bei Vorliegen eines Mosaiks nicht zur Sicherung der

Diagnose führen. Besteht dennoch der Verdacht auf ein Ullrich-Turner-Syndrom, so können ergänzend andere Gewebe (Mundschleimhautzellen, Urothelzellen) mittels FISH-Analyse (FISH: Fluoreszenz-in-situ-Hybridisierung) untersucht werden. Auf diese Weise werden Zellen aller drei Keimblätter untersucht.

5. Therapie

Die Behandlung des Ullrich-Turner-Syndroms beinhaltet zwei Säulen.

Zur Behandlung des Kleinwuchses kann die Verabreichung von rekombinantem **Wachstumshormon** einmal täglich subkutan erfolgen. Zur Induktion der Pubertät und Behandlung des hypergonadotropen Hypogonadismus erhalten die Mädchen eine Östrogensubstitution mit einer kontinuierlichen Dosissteigerung, die die physiologische Pubertät imitiert.

6. Elterngespräch

Das Gespräch könnte wie folgt ablaufen:

„Ich kann Sie diesbezüglich beruhigen, denn bei Ihrer Tochter ist eine Entfernung der Keimdrüsen, eine sog. Gonadektomie, nicht notwendig. Bei Lena wurde in der durchgeführten Blutuntersuchung ein Chromosomensatz 45, X0 nachgewiesen. Nur bei Patientinnen, bei denen ein gemischter Chromosomensatz im Sinne einer Gonadendysgenesie nachgewiesen wurde (45 X/46 XY), liegt nach bisheriger Kenntnis ein erhöhtes Entartungsrisiko vor. Somit kann in diesem Fall eine Gonadektomie erwogen werden. Bei Lena ist dies jedoch nicht notwendig."

MERKE

Bei allen Mädchen mit Kleinwuchs sollte eine Chromosomenanalyse erfolgen!

ZUSAMMENFASSUNG

Bei Mädchen mit **Wachstumsstörung** und **Pubertas tarda** sollte an das mögliche Vorliegen eines Ullrich-Turner-Syndroms gedacht werden. Die Chromosomenaberration beim Ullrich-Turner-Syndrom kann in allen Zellen nachgewiesen werden oder im Falle eines Mosaiks nur einen Teil der Zellen betreffen. Phänotyp und klinische Ausprägung sind sehr variabel. Die Behandlung der Wachstumsstörung besteht in der täglichen Gabe von rekombinantem Wachstumshormon. Die Therapie der Pubertätsstörung erfolgt durch lebenslange Östrogensubstitution.

WAS WÄRE, WENN ...

- ... die Eltern Sie um Informationen bezüglich einer späteren Schwangerschaft bei ihrer Tochter bitten. Welche Informationen sind relevant?
  - Die Fruchtbarkeit bei Patientinnen mit Turner-Syndrom ist aufgrund der **verringerten Anzahl und Qualität der Eizellen** deutlich herabgesetzt. Patientinnen mit einem Mosaik kommen häufiger spontan in die Pubertät und eine Konzeption kann erfolgen.
  - Es ist sehr wichtig, über das **erhöhte Risiko** mit möglicherweise lebensbedrohlichen Komplikationen für Mutter und Kind aufzuklären.
  - Bei über 40 % der Schwangerschaften kommt es zu einem spontanen **Abort.** Vor allem die **kardialen Komplikationen** wie Aortenruptur oder Aortendissektion liegen über 100-mal höher als in der Normalbevölkerung. Ebenso ist das Risiko für eine arterielle Hypertonie und eine Eklampsie bzw. ein mögliches HELLP-Syndrom erhöht. Es ist auch ein vermehrtes Auftreten eines Diabetes mellitus, einer Hypothyreose sowie eine Verschlechterung von Begleiterkrankungen beschrieben. Auch die **Feten leiden häufiger an Fehlbildungen bzw. Chromosomenanomalien** (ca. 20 %). Die Rate für eine **intrauterine Wachstumsretardierung** ist ebenso wie das Risiko für eine **Frühgeburt** erhöht.
  - Es ist ein interdisziplinäres Team für die Betreuung notwendig.

46

Trinkunlust, Dyspnoe und vermehrtes Schwitzen (4 Wochen)

Claudia Bollmann

Anamnese

Besorgt kommt eine Mutter mit ihrer 4 Wochen alten Tochter in die Ambulanz. Emma habe seit der Geburt kaum zugenommen und trinke zunehmend schlechter. In letzter Zeit atme sie schwer und würde stark am Kopf schwitzen. Als heute beim Trinken die Lippen blau geworden seien, sei sie sofort ins Krankenhaus gekommen.

Untersuchungsbefund

Bei der Untersuchung sehen Sie einen zarten weiblichen Säugling mit verschwitztem Kopf. Gewicht 3.400 g, Länge 51 cm, Kopfumfang 36 cm. Die Lippen sind rosig. Die Atmung ist beschleunigt und angestrengt. Bei der Auskultation des Herzens hören Sie ein holosystolisches Geräusch mit p. m. über dem 3. – 4. ICR links parasternal und einen betonten 2. Herzton. Die Leber ist 3 cm unterhalb des rechten Rippenbogens zu tasten.

EKG und Röntgen-Thorax

EKG: Zeichen der biventrikulären Hypertrophie mit P-sinistroatriale.
Röntgen-Thorax: Kardiomegalie, verstärkte Hilus- und Lungengefäßzeichnung.

1. **Wie lautet Ihre Verdachtsdiagnose?**
2. **Beschreiben Sie die Pathogenese dieser Erkrankung.**
3. **Welche weiteren Untersuchungen leiten Sie ein?**
4. **Welche Therapieoptionen haben Sie?**
5. **Nennen Sie prä- und postoperative Komplikationen.**
6. **Wie überbringen Sie den Eltern die Nachricht über die bevorstehende Operation?**

1. Verdachtsdiagnose

Der Fall beschreibt die typischen Leitsymptome eines großen **Ventrikelseptumdefekts (VSD).** Er ist definiert als **Defekt der ventrikulären Scheidewand** mit Übertritt von sauerstoffreichem Blut vom linken in den rechten Ventrikel **(Links-rechts-Shunt).** Mit 35 % aller angeborenen Herzfehlbildungen ist der VSD das **häufigste kongenitale Herzvitium.** In etwa 22 % der Fälle ist er mit anderen bedeutsamen kardialen Anomalien (ASD II, PDA, Aortenisthmusstenose) assoziiert oder Bestandteil komplexer Fehlbildungen. Die verschiedenen **Typen** des VSD werden durch ihre Lokalisation bestimmt (➤ Abb. 46.1):

- **(Peri-)membranöser Defekt:** VSD im membranösen Septum; infra- bzw. retrokristal; 70–80 %
- **Muskulärer Defekt:** VSD im muskulären Septum; anterior und posterior apikal; 5–20 %; häufig multiple Defekte („Schweizer-Käse"-Defekt)
- **Subpulmonaler Defekt:** Outlet-VSD; infundibulär; supra- oder intrakristal; 5–7 %
- **Sinusseptaldefekt:** Inlet-VSD (AVSD-Typ); posterior bzw. paratrikuspid; 5–8 %

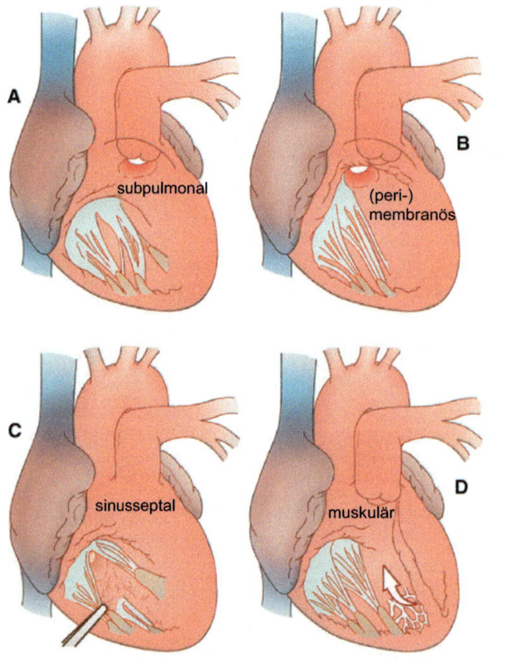

Abb. 46.1 Verschiedene Typen des Ventrikelseptumdefekts. [E846-013]

Je nach Größe des Septumdefekts variiert die Symptomatik. Kleine VSD bleiben häufig symptomlos und fallen lediglich durch ein sehr lautes hochfrequentes Systolikum auf. Gelegentlich können Symptome wie verstärktes Schwitzen und eine vermehrte Infektneigung beobachtet werden. Mittelgroße VSD führen zu Entwicklungsverzögerung, eingeschränkter Belastbarkeit, **Belastungsdyspnoe** und rezidivierenden Bronchitiden. Kinder mit großem VSD werden bereits in den ersten Lebenswochen aufgrund einer **fortschreitenden Herzinsuffizienz** durch starkes **Schwitzen, Trinkunlust, Gedeihstörung,** Dyspnoe und **Hepatomegalie** symptomatisch. Das **Herzgeräusch** ist mittelfrequent holosystolisch und strahlt vom **3.–4. ICR links parasternal** aus. Der 2. Herzton ist betont und kann, ebenso wie ein präkordiales Schwirren, gelegentlich getastet werden. **Differenzialdiagnosen** sind andere kardiale Fehlbildungen, idiopathische Myokarderkrankungen und entzündliche oder sekundäre myokardiale Dysfunktionen.

2. Pathogenese

Postnatal sinkt beim Säugling der anfänglich physiologisch hohe pulmonale Widerstand, sodass der Druck im rechten Ventrikel unter den Druck des linken Ventrikels abfällt. Dadurch kommt es bei einem VSD bereits innerhalb der ersten Lebenswochen zur Ausbildung eines **Links-rechts-Shunts.** Das Shuntvolumen variiert in Abhängigkeit vom Ausmaß des Defekts und von den Widerstandsverhältnissen im großen und kleinen Kreislauf. Bleibt der Druck bei kleineren Defekten im linken Ventrikel größer als im rechten Ventrikel, spricht man von einem **drucktrennenden VSD.** Durch den Shunt kommt es zu einer **erhöhten Volumenbelastung** beider Ventrikel und zu **vermehrter pulmonaler Durchblutung,** wobei der Druck im rechten Ventrikel bei kleineren Defekten durch den Fluss von Shuntvolumen durch die A. pulmonalis zunächst normal bleibt. Ist der Defekt so groß, dass es durch das Shuntvolumen (> 50 %) zu einem Druckausgleich zwischen den Ventrikeln kommt **(nicht drucktrennender VSD),** führt dies zusätzlich zu einer **Druckbelastung des rechten Ventrikels.** Die Folge ist eine progrediente Herzinsuffizienz.

3. Diagnostik

EKG: Bei kleinem VSD normal; bei mittelgroßem und großem VSD links- oder biventrikuläre Hypertrophie mit P sinistroatriale und (überdrehtem) Linkstyp.

Röntgen-Thorax: Bei größeren Defekten zeigen sich eine Kardiomegalie und eine verstärkte Hilus- und Lungengefäßzeichnung. Für die Diagnosestellung ist er entbehrlich. Er ist lediglich präoperativ bei großem Shunt als Ausgangsbefund zur postoperativen Verlaufskontrolle von Bedeutung.

Echokardiografie: Darstellung des VSD in Größe und Lokalisation; nicht drucktrennender VSD > 5 mm; dopplerkardiografische Bestimmung der Shuntrichtung und des Druckgradienten; Abschätzung des rechtsventrikulären Drucks.

Herzkatheteruntersuchung: Bestimmung der intraventrikulären Drücke, des pulmonalen Widerstands und des Shuntvolumens; die Indikation besteht bei gleichzeitig geplantem interventionellen Defektverschluss oder zum präoperativen Ausschluss weiterer kardialer Anomalien.

Pulsoxymetrie: Gibt Informationen zum Ausmaß des Rechts-links-Shunts.

Kardio-MRT: Einzelfällen vorbehalten; liefert Hinweise zur Größe des Links-rechts-Shunts.

4. Therapie

Große Defekte mit pulmonal-arterieller Hypertonie werden innerhalb der ersten 6 Lebensmonate operativ verschlossen. Jenseits des 1. Lebenshalbjahres muss nach weiterführender Diagnostik eine individuelle Therapieplanung erfolgen. Der Verschluss mittelgroßer VSD mit linksventrikulärer Volumenbelastung kann elektiv nach dem vollendeten 1. Lebensjahr geplant werden, wenn keine spontane Verkleinerung des Defekts absehbar ist. Bei kleinen hämodynamisch nicht relevanten Defekten muss in der Regel keine weitere Therapie erfolgen. Sie verschließen oder verkleinern sich meist spontan, sodass unter regelmäßigen echokardiografischen Kontrollen zunächst abgewartet werden kann. Bei der Entwicklung einer Aortenklappeninsuffizienz besteht auch hier die Indikation zum operativen Verschluss. Dieser erfolgt durch **Dracon-Patch**, gelegentlich durch eine **direkte Naht.** Kann der Defekt z. B. aufgrund multipler Defekte oder komplexer Herzvitien nicht primär verschlossen werden, ist in seltenen Einzelfällen ein **palliatives Pulmonalis-Banding** indiziert. Einige Defekte können inzwischen interventionell verschlossen werden.

5. Komplikationen

Bleibt ein großer VSD unbehandelt, kommt es durch die kontinuierliche Volumenbelastung des pulmonalen Kreislaufs, teilweise bereits nach den ersten 6 Lebensmonaten, zu einem irreversiblen Umbau der Alveolen mit Obliteration der Lungengefäße **(Eisenmenger-Reaktion).** Die progrediente Widerstandserhöhung führt zunächst zu einer Aufhebung des Links-rechts-Shunts mit kurzzeitiger klinischer Verbesserung und schließlich zur **Shunt-Umkehr** (Rechts-links-Shunt). Klinisch imponieren die Patienten mit **zentraler Zyanose** und Leistungsabfall. Das typische VSD-Geräusch kann nicht mehr auskultiert werden. Im **EKG** überwiegt eine **Rechtsherzhypertrophie,** der **Röntgen-Thorax** zeigt einen **Kalibersprung** zwischen zentralen und peripheren Lungengefäßen. Bei **irreversibler fixierter pulmonaler Hypertonie** ist der operative Verschluss des VSD aufgrund einer drohenden dekompensierten Rechtsherzinsuffizienz kontraindiziert und eine (Herz-)Lungentransplantation die einzige Therapieoption. Heutzutage treten bei zeitgerechtem Verschluss Operationsfolgen wie Klappeninsuffizienzen, AV-Block oder Rest-Shunt nur selten auf. Die Lebenserwartung ist normal. Die Letalität bei Kindern ist sehr gering.

MERKE

Der Verschluss eines großen symptomatischen VSD sollte innerhalb des 1. Lebenshalbjahrs erfolgen, um einen irreversiblen pulmonalen Hypertonus zu vermeiden!

6. Breaking Bad News

Für die betroffenen Eltern ist die Notwendigkeit einer Operation am offenen Herzen ihres Kindes sehr beängstigend. Eine Orientierungshilfe zum Überbringen von schlechten Nachrichten kann das sog. SPIKES-Protokoll (Baile et al. 2000) sein:

S (Setting up the Interview): Eine geschützte und ungestörte Umgebung schaffen.

P (Assessing the Patient's Perception): Durch offene Fragen das Wissen der Eltern um die gesundheitliche Situation ihres Kindes einschätzen.
I (Obtaining the Patient's Invitation): Einschätzung der Fähigkeit, schlechte Nachrichten aufzunehmen. Es kann z. B. erfragt werden, wie ausführlich die Eltern die folgenden Informationen wünschen.
K (Giving Knowledge and Information to the Patient): Die Eltern durch einleitende Worte (z. B. „Es tut mir leid, Ihnen sagen zu müssen, dass …") auf die folgende Mitteilung einer „schlechten Nachricht" vorbreiten.
E (Addressing the Patient's Emotions with Empathic Responses): Empathie signalisieren, Emotionen erkennen, benennen und den Eltern die Möglichkeit geben, sie zuzulassen.
S (Strategy and Summary): Ausführliches Gespräch über das weitere Vorgehen, die anstehende Therapie und die Prognose. Ängste können in diesem Rahmen vermindert und Missverständnissen vorgebeugt werden.

ZUSAMMENFASSUNG

Der **isolierte VSD** ist die **häufigste angeborene kardiale Fehlbildung.** Er ist definiert als Defekt in der ventrikulären Scheidewand mit konsekutivem Links-rechts-Shunt. Abhängig von der Größe des Defekts reichen die Symptome von leichtem Schwitzen und Infektneigung bis zu den typischen Zeichen der Herzinsuffizienz. Auskultatorisch fällt ein **systolisches Herzgeräusch** über dem 3.–4. ICR links parasternal auf. Bei größeren Defekten zeigen sich im **EKG** Zeichen der links- oder biventrikulären Hypertrophie. Die **Echokardiografie** kann den VSD verifizieren. Hämodynamisch werden drucktrennende und nicht drucktrennende Defekte unterschieden. Viele Defekte verschließen oder verkleinern sich spontan. Große, symptomatische VSD werden innerhalb des 1. Lebenshalbjahres operativ verschlossen, um eine **fixierte pulmonale Hypertonie** zu verhindern (Eisenmenger-Reaktion). Nach rechtzeitigem VSD-Verschluss haben die Patienten eine normale Lebenserwartung. Postoperative Komplikationen sind selten.

WAS WÄRE, WENN …

- … Ihnen die Mutter neben Trinkunlust und blauen Lippen beim Trinken auch damit einhergehende Hustenattacken beschreiben würde?
  – Hustenattacken beim Trinken mit einhergehender Zyanose sind mögliche Hinweise auf eine Nahrungsmittelaspiration. Die Ursache kann eine tracheoösophageale Fistel sein. Weitere Symptome sind chronisch rezidivierende Aspirationspneumonien und Meteorismus. In der Bildgebung können Oberlappenatelektasen auffallen.

47

Schwere Atemwegsinfektionen, Lymphadenopathie und Fieber (2 Jahre)

Claudia Bollmann

Anamnese

Ihnen wird ein 2 Jahre altes Mädchen mit hohem Fieber und leichtem Husten zuverlegt. Im Arztbrief der vorbehandelnden Klinik lesen Sie, dass Eva seit Geburt bereits mehrere fieberhafte Atemwegsinfektionen und Otitiden gehabt habe, die teilweise antibiotisch behandelt werden mussten. In den beigefügten Laborparametern fällt Ihnen ein erhöhtes IgG auf. Der auswärtige Röntgen-Thorax-Befund beschreibt eine interstitielle Pneumonie.

Untersuchungsbefund

2 Jahre altes, blasses Mädchen in deutlich reduziertem AZ und gutem EZ. Tachypnoe mit anstoßender Atmung. O_2-Sättigung bei Raumluft 95 %. Pulmo seitengleich belüftet, keine Rasselgeräusche. Rhinitis, Trommelfelle beidseits leicht gerötet. Deutlich geschwollene Lymphknoten zervikal, submandibulär und inguinal.
Bakteriologischer Sputumbefund: Nachweis von Pneumocystis jieroveci.

1. **An welche Diagnose müssen Sie denken?**
2. **Welche Untersuchungen leiten Sie ein?**
3. **Beschreiben Sie die Pathogenese der Erkrankung.**
4. **Wie wird diese Erkrankung behandelt?**
5. **Wie beraten Sie die erneut schwangere Mutter?**
6. **Wie bewerten Sie die Prognose der Patientin?**

1. Verdachtsdiagnose

Aufgrund der pulmonalen Infektionsneigung, des erhöhten IgG (unspezifische polyklonale B-Zellstimulation) und des Nachweises von Pneumocystis jieroveci muss an das mögliche Vorliegen einer **HIV-Infektion** gedacht werden. Die Infektion mit dem Retrovirus führt zum **Immundefektsyndrom AIDS** (Acquired Immunodeficiency Syndrome). Bekannt sind die Virus-Typen **HIV-1** und **HIV-2** mit jeweils mehreren Subtypen. Sie gehören zur Subfamilie der Lentiviren. HIV-1 wird weltweit am häufigsten nachgewiesen, Infektionen mit HIV-2 werden insbesondere in Westafrika beobachtet. Die Übertragung erfolgt horizontal (sexuell, parenteral) oder vertikal von der HIV-infizierten Mutter auf ihr Kind (konnatal, perinatal). Während bei der **horizontalen Infektion** die klinische Inkubationszeit mehr als 10 Jahre betragen kann, werden 30 % der Kinder nach **vertikaler Transmission** bis zum 4. Lebensjahr symptomatisch. Ein Drittel aller Infizierten durchläuft in den ersten 3 Monaten nach Infektion ein **Prodromalstadium** mit generalisierter Lymphknotenschwellung, Fieber, Hepatosplenomegalie und makulopapulösem Exanthem. Die Stadien der Erkrankung werden immunologisch und klinisch nach der **CDC-Klassifikation** (Centers for Disease Control/USA 1994) eingeteilt (➤ Tab. 47.1 und ➤ Tab. 47.2).

2. Diagnostik

Initiale Diagnostik:

- Nachweis von Antikörpern gegen HIV-1 und HIV-2 sowie HIV-p24 Antigen mittels ELISA (Tests der 4. Generation).
- Immunologische Bestätigung mittels Immunoblot oder durch den Nachweis von HIV-DNA und HIV-RNA mittels Nukleinsäurenachweis-Test (NAT).
- Seit 2018 werden zudem in Deutschland sog. HIV-Selbsttests zur häuslichen Eigenanwendung vertrieben.

Tab. 47.1 Immunologische Stadieneinteilung der HIV-Infektion bei Kindern < 13 Jahren (CDC, 1994)

Stadium 1	Kein Immundefekt	> 25 % CD4-Zellen
Stadium 2	Mäßiger Immundefekt	15–25 % CD4-Zellen
Stadium 3	Schwerer Immundefekt	< 15 % CD4-Zellen

Tab. 47.2 Klinische CDC-Klassifikation der HIV-Infektion bei Kindern < 13 Jahren (CDC, 1994)

Kategorie A	Kategorie B	Kategorie C
Milde Symptome	**Mäßig schwere Symptome**	**AIDS-definierende Erkrankungen**
▪ Lymphadenopathie (> 0,5 cm, > 2 Lokalisationen) ▪ Hepatosplenomegalie ▪ Dermatitis ▪ Bilaterale Parotisschwellung ▪ Rezidivierende/persistierende Infektionen der oberen Luftwege	▪ Persistierendes Fieber > 1 Monat ▪ Schwere bakterielle Infektionen ▪ Hepatitis, Nephropathie ▪ Karditis/Kardiomyopathie ▪ Rezidivierende/chronische Diarrhöen ▪ LIP (lymphoide interstitielle Pneumonie) ▪ CMV-Infektion im 1. Lebensmonat ▪ Disseminierte Varizellen ▪ HSV-Stomatitis > 2 ×/Jahr ▪ HSV-Infektion Luftwege/Ösophagus im 1. Lebensmonat ▪ VZV-Infektion > 1 Dermatom, > 2 Episoden ▪ Toxoplasmose im 1. Lebensmonat ▪ Nocardien-Infektion ▪ Oropharyngeale Candida-Infektion über > 2 Monate, > 6. Lebensmonat ▪ Leiomyosarkom	▪ > 2 schwer verlaufende bakterielle Infektionen in 2 Jahren ▪ Extrapulmonale/disseminierte Tuberkulose oder ZNS-Befall ab 2. Lebensmonat ▪ Extrapulmonale/disseminierte Histoplasmose/atypische Mykobakteriose ▪ Kandidiasis Atemwege/Ösophagus ▪ Extrapulmonale Kryptokokkose ▪ Pneumocystis-jieroveci-Pneumonie ▪ HSV-Infektionen Luftwege/Ösophagus ab 2. Lebensmonat, HSV-bedingtes mukokutanes Ulkus über > 1 Monat ▪ LIP durch EBV ▪ CMV-Infektion Retina/GI-Trakt ab 2. Lebensmonat ▪ HIV-assoziierte Enzephalopathie, Wasting-Syndrom ▪ PML durch JC-Viren ▪ Parasitäre Diarrhöen über > 1 Monat ▪ Lymphome, Kaposi-Sarkom

CMV: Zytomegalie-Virus, HSV: Herpes-simplex-Virus, VZV: Varizella-zoster-Virus, EBV: Epstein-Barr-Virus, PML: progressive multifokale Leukenzephalopathie, GI-Trakt: Gastrointestinaltrakt

Status- und Verlaufsdiagnostik:

- Bestimmung der Konzentration CD4-positiver T-Zellen (T4/T8-Quotient).
- PCR-Virusquantifizierung (RNA-Kopien/ml, Virusäquivalente/ml).
- Bestimmung der Immunglobuline im Blutserum (IgG, IgM, IgA), Blutbild.
- Bestimmung von Impfantikörpern nach Grundimmunisierung sowie Bestimmung viraler Antikörper und Serologie (Herpes, CMV, EBV, Toxoplasmose).
- Genotypische Resistenztestung des HIV, „Therapeutic Drug Monitoring".

Bei Neugeborenen HIV-positiver Mütter sind mindestens bis zum 18. Lebensmonat spezifische Antikörper (mütterliches IgG) nachweisbar. Mit der Bestimmung von HIV-RNA durch eine PCR kann eine vertikale Infektion frühestens nach 2–3 Wochen nachgewiesen werden. Bei negativem Ergebnis eines exponierten Säuglings sollte die Testung im Verlauf wiederholt werden.

MERKE
Ein positiver HIV-Antikörper-Test muss vor Diagnosestellung immer durch eine zweite Untersuchungsmethode und eine zweite Blutprobe bestätigt werden!

3. Pathogenese

Die Retroviren HIV-1 und HIV-2 schleusen sich mittels eines Hüllproteins (gp120) in Zellen des **zellulären Immunsystems** ein. Voraussetzung für die Anheftung an die Zelle sind das **CD4-Oberflächenantigen** sowie verschiedene **Korezeptoren** (CCR3, CCR5, CXCR4). In die betroffenen Zellen (CD4-positive T-Helferzellen, Makrophagen, Monozyten, Langerhans-Zellen der Epidermis, Teile der Mikroglia) wird die Erbinformation des HI-Virus nach Transkription der Viren-RNA durch eine **reverse Transkriptase** in DNA umgeschrieben und in die Wirtszelle eingebaut. In Abhängigkeit von Immunantwort und zellstimulierenden Faktoren kann die Infektion zunächst symptomlos bleiben. Durch Zytolyse, gestörte Proliferation und verminderte Expression von CD4-Oberflächenantigenen kommt es schließlich zu einem **Mangel an CD4+-Zellen** mit vermindertem Quotienten T-Helferzellen(CD4)/T-Suppressorzellen(CD8). Zunehmende **Immunsuppression,** opportunistische Infektionen und Malignome sind die Folge.

4. Therapie

Antivirale Therapie: Sie wird nach einem Konsensus Statement der Pädiatrischen Arbeitsgemeinschaft AIDS (PAAD), der Deutschen Gesellschaft für Pädiatrische Infektiologie (DGPI) und der Deutschen AIDS-Gesellschaft e. V. (DAIG) aus dem Jahr 2013 durchgeführt.

Therapieziel ist der Erhalt bzw. die Wiederherstellung der Immunkompetenz durch maximale Reduktion der Viruslast unter die Nachweisgrenze (< 20 bzw. < 50 Kopien/ml).

Die Indikation zur hochaktiven antiretroviralen Therapie besteht im 1. Lebensjahr unabhängig vom Stadium, danach bei Kategorie B und C oder Viruslast > 100.000 Kopien/ml oder CD4-Zellzahl in Abhängigkeit vom Lebensalter zwischen < 1.000/µl und 350/µl. Das aktuell empfohlene Therapieregime besteht aus drei Wirkstoffen:

2 NRTI (Nukleosid-Reverse-Transkriptase-Inhibitor) + **1 NNRTI** (Nicht-Nukleosid-Reverse-Transkriptase-Inhibitor) oder **2 NRTI + 1 PI bzw. PI/r** (Proteaseinhibitor, ggf. geboostet mit Ritonavir).

- NRTI: Zidovudin (AZT), Lamivudin (3TC), Didanosin (DDI), Abacavir (ABC), Emtricitabin (FTC)
- NNRTI: Nevirapin (NVP), auch für Säuglinge empfohlen, sowie Efavirenz.
- PI: Nelfinavir (NFV) sowie Lobinavir (LPV/r), Fosamprenavir (FPV/r), Atazanavir (ATV/r), Tipranavir (TPV/r), Darunavir (DRV/r), jeweils mit Ritonavir geboostet.

Zusätzlich erfolgen **supportive Therapien** wie Immunglobulintherapie bei rezidivierenden Infektionen, Prophylaxe der Pneumocystis-jierovicii-Pneumonie (Trimethoprim/Sulfmethoxazol), Impfungen nach den Empfehlungen der STIKO zu Impfungen bei Patienten mit Immundefizienz sowie psychologische und interdisziplinäre Betreuung.

5. Transmissionsprophylaxe

Empfehlungen zur Prophylaxe der vertikalen HIV-Transmission:

- **Antiretrovirale Therapie** während der Schwangerschaft entsprechend der aktuellen Leitlinie.

- Regelmäßige gynäkologische Betreuung, Schwangerschaftsvorsorge und Pränataldiagnostik.
- **Geburtsmodus** in Abhängigkeit der HIV-RNA-Kopien/ml (> 50 Kopien/ml, elektive Sectio ca. 36. SSW).
- **Postexpositionsprophylaxe** des Neugeborenen mit Zidovudin für 2–4 Wochen, bei erhöhtem Risiko für eine HIV-Transmission. Erweiterung der Medikation.
- **Stillverzicht** in westlichen Industrienationen mit der Möglichkeit exklusiver Ernährung von Säuglingen mit adaptierter Säuglingsnahrung.

6. Prognose

Kinder erkranken nach **vertikaler HIV-Infektion** schneller an AIDS als Erwachsene oder Jugendliche nach horizontaler Infektion. Durch die Prophylaxe der vertikalen Infektion wurde die konnatale oder peripartale **Übertragungsrate** des HIV von der Mutter auf das Kind bei bekannter HIV-Infektion von 15–25 % auf < 1 % reduziert. Voraussetzung ist jedoch eine gute Compliance. Eine Eliminierung der Infektion ist bis heute nicht möglich. Mittlerweile kann jedoch die **Lebenserwartung und -qualität** durch eine entsprechende Therapie und Betreuung deutlich gesteigert werden.

ZUSAMMENFASSUNG

Die **vertikale HIV-Transmission** ist der häufigste Infektionsweg im Kindesalter. Eine medikamentöse **Prophylaxe** der infizierten Mutter, bedarfsweise elektive Kaiserschnittentbindung, eine Postexpositionsprophylaxe des Neugeborenen sowie Stillverzicht konnten die Transmissionsrate deutlich senken. **Pathogenetisch** infizieren die Retroviren HIV-1 und HIV-2 die CD4-positiven Zellen des Abwehrsystems durch Integration des viralen Erbguts in die Wirtszelle. Durch Zerstörung der T-Helferzellen kommt es zur Immunsuppression und schließlich zum **erworbenen Immundefekt-Syndrom AIDS** mit Entstehung opportunistischer Erkrankungen. Die immunologische und klinische Stadieneinteilung erfolgt nach der **CDC-Klassifikation.** Die **Diagnose** wird über den Nachweis spezifischer Antikörper, HIV-DNA und HIV-RNA sowie des p24-Antigens gestellt. Zusätzlich erfolgt die quantitative Bestimmung CD4-positiver Zellen und der Viruslast. Aktuelle Leitlinien empfehlen eine **antiretrovirale Dreifachtherapie** und begleitende supportive Therapie. Eine Heilung ist bisher nicht möglich.

WAS WÄRE, WENN ...

- ... Ihnen in den mitgegebenen Laborparametern ein **Antikörpermangel** aufgefallen wäre und eine HIV-Infektion ausgeschlossen werden konnte?
  - Bei beschriebener Klinik des Kindes kann der Mangel an Antikörpern auf einen **angeborenen Immundefekt** hinweisen. Mögliche Erkrankungen, die sich im Kindesalter manifestieren, sind u. a. der schwere kombinierte Immundefekt (SCID), die Hypo- und Agammaglobulinämie und der IgG-Subklassendefekt. Auch **andere erworbene Immundefekte** z. B. durch Leukämie oder multiples Myelom sollten bedacht werden.

48

Tachydyspnoe und Trinkschwäche (5 Wochen)

Laura Hecher und Nariman Mokhaberi

Anamnese

Die Eltern des 5 Wochen alten Tim (38 + 5 SSW, unkomplizierte Schwangerschaft) stellen sich 2 Tage vor der geplanten U3-Untersuchung beim Kinderarzt in der Notaufnahme vor.
Sie berichten, dass Tim seit einigen Tagen sehr schnell und angestrengt atme. Außerdem sei er seit heute besonders schlapp, trinke nicht mehr so gut und schlafe sehr viel. Fieber habe er zu Hause nicht gehabt.

Untersuchungsbefund

5 Wochen alter Säugling in reduziertem AZ und dystrophem EZ (< 25. Perzentile), Temperatur 38,6 °C. Hängt mit reduziertem Muskeltonus schlapp auf dem Arm der Mutter. Gräulich weißes Hautkolorit mit intertriginösem Ekzem inguinal und axillär beidseits, deutlich tachydyspnoeisch, AF 62/min, HF 180/min, interkostale Einziehungen. SpO_2 unter Raumluft 85 %. Cor: rein und rhythmisch, keine pathologischen Herzgeräusche. Pulmo: abgeschwächtes Atemgeräusch links basal, exspiratorisches Giemen. HNO: verlegte Nasenatmung, enorale trockene Schleimhaut, Rachen und Trommelfelle beidseits blande. Pupillen beidseits rund, isokor, konsensuell lichtreagibel, Muskeltonus hypoton, kaum Spontanmotorik, Muskeleigenreflexe regelrecht, kein Meningismus. Fontanelle leicht eingefallen.

Laborbefunde

Venöse BGA: pH-Wert 7,1 (7,32–7,45), pCO_2 87,8 mmHg (40–50 mmHg), pO_2 37,4 mmHg (40–60 mmHg), HCO_3^- 37,8 mmol/l (25–28 mmol/l) BE 5 (– 4 bis 0).
Leukozyten 18.000/µl (Normwert: 4.500–14.500/µl), CRP 0,7 mg/dl (< 0,5 mg/dl).

1. **Wie lautet Ihre Verdachtsdiagnose und welche weiteren diagnostischen Maßnahmen veranlassen Sie?**
2. **Welche weiteren Maßnahmen ergeben sich aus den vorliegenden Befunden?**
3. **Wie kommunizieren Sie die erhobenen Befunde mit den Eltern?**
4. **Welche weiteren Untersuchungsbefunde müssen Sie an die Verdachtsdiagnose denken lassen?**
5. **Nennen Sie Differenzialdiagnosen der oben genannten Untersuchungsbefunde.**
6. **Wie könnte ein geeignetes Entlassmanagement aussehen?**

1. Verdachtsdiagnose und weitere Diagnostik

Die Symptome **Tachydyspnoe, Trinkschwäche und Dehydratation,** der auskultatorische Befund sowie die **schwere respiratorische Azidose mit unzureichender metabolischer Kompensation** lassen auf eine Atemwegserkrankung mit respiratorischer Erschöpfung schließen.

Die Unterscheidung zwischen einer Bronchiolitis, einer obstruktiven Bronchitis und einer Bronchopneumonie ist oft nicht einfach. Eine bronchiale Obstruktion weist primär auf eine Erkrankung der luftleitenden Atemwege hin, sprich auf eine obstruktive Bronchitis, schließt jedoch eine Bronchopneumonie nicht aus.

Zur klaren Abgrenzung der einzelnen Atemwegserkrankungen kann ein Röntgen-Thorax zum Nachweis von Infiltraten hilfreich sein.

In unserem Fall zeigt der Röntgen-Thorax eine Rippenserienfraktur der 7. bis 9. Rippe links lateral und der 10. Rippe links dorsal sowie einen Spannungspneumothorax und ein Weichteilemphysem der Thoraxwand links (➤ Abb. 48.1).

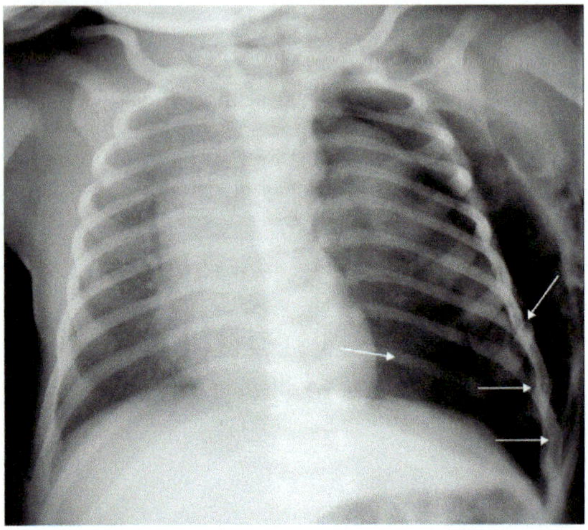

Abb. 48.1 Rippenserienfraktur der 7. bis 9. Rippe links lateral und der 10. Rippe links dorsal. Zusätzlicher Spannungspneumothorax und Weichteilemphysem der Thoraxwand links. [R232]

2. Weitere Maßnahmen

Nativradiologisch ergeben sich Hinweise auf eine traumatische Genese der o. g. Symptome. Bei **beidseitigen Rippenserienfrakturen unterschiedlichen Alters** besteht der hochgradige Verdacht auf eine **Kindesmisshandlung.**

Per Definition der Leitlinie sollte ein **begründeter Verdacht auf Kindeswohlgefährdung** bei **entsprechender klinischer Symptomatik, Befunden, Beobachtungen, Erzählungen** des Patienten und/oder entsprechender Anamnese gestellt werden, sobald diese durch **wenigstens zwei Fachkräfte oder ein multiprofessionelles Team** (z. B. eine Kinderschutzgruppe) bestätigt werden. Unterschiedliche Fachkräfte sind in dem vorliegenden Fall bereits durch die ursprüngliche Vorstellung in der Pädiatrie und der weiteren konsiliarischen Mitbeurteilung durch die Kinderradiologie und Kinderchirurgie gegeben.

Zunächst gilt es in der Akutsituation, die respiratorische Situation des Kindes durch Inhalation und v. a. Sauerstoffzufuhr zu stabilisieren. Eine Punktion bzw. Thoraxdrainage sollte je nach Ausdehnung des Befundes überdacht werden.

Aufgrund der Hinweise auf **mehrere zeitlich unabhängige Traumata** besteht der Verdacht auf körperliche Misshandlung und daher sollten folgende diagnostische Schritte eingeleitet werden:

- **Erweiterte Anamnese** mit den Eltern: Adäquates Trauma? Haltung der Eltern bei Konfrontation mit dem Befund? Belastungsfaktoren im sozialen Umfeld?
- Genaue **körperliche Untersuchung** beim komplett entkleideten Kind inkl. Anogenitalbereich: Hämatome inkl. Verteilungsmuster? Griffspuren? Zirkuläre Rötungen? Bissspuren?
- Ggf. klinische Untersuchung der Geschwisterkinder.
- Ggf. **Fotodokumentation** mit Maßstab und Patientenname (Detail- u. Übersichtsaufnahme) – ggf. durch Rechtsmedizin.
- Ein **interdisziplinäres Kinderschutz-Team** (Pädiatrie, Kinderchirurgie, Radiologie, Rechtsmedizin, Psychologie) stellt die Indikation für weitere Diagnostik, die im vorliegenden Fall, bei einem Kind unter 6 Monaten, Folgendes beinhaltet:
  - **Röntgenskelettscreening**
  - cMRT
  - Gerinnungsdiagnostik
  - Fundoskopie (retinale Blutungen?)

MERKE

Bei Kindern unter 18 Monaten mit mindestens einer Rippenfaktur muss eine körperliche Misshandlung als Ursache ausgeschlossen werden. Ein standardisiertes Röntgen-Skelettscreening sowie eine Fundoskopie und ein cMRT sollten durchgeführt werden, wenn kein akzidentelles Trauma oder eine zweifelhafte Anamnese vorliegt.

MERKE

Sobald der Verdacht auf Kindesmisshandlung jeglicher Art besteht, sollte man die entsprechende Anamnese und Diagnostik unbedingt sehr gründlich dokumentieren, da die Dokumentation im Falle einer Bestätigung des Verdachts auch als Beweisführung dient.

3. Gespräch mit den Eltern

Im ambulanten Bereich sollte zunächst ein **vertrauensvolles und vorurteilsfreies Setting** geschaffen werden. Zunächst sollten den Eltern die erhobenen Untersuchungsergebnisse mitgeteilt werden. So ergibt sich die Möglichkeit, die Symptome des Kindes als Einstieg in das Gespräch zu nutzen. Die Diskrepanz zwischen Untersuchungsbefunden und geschilderter Anamnese kann hierbei als Notwendigkeit zur weiteren Diagnostik genutzt werden.

Die **Gesundheit des Kindes** sollte deutlich in den Vordergrund gestellt werden. Eine wertende Haltung gegenüber den Eltern ist zu vermeiden. Als Hilfestellung können **erreichbare Hilfsangebote** oder auch Kontakte zur **Jugend- oder Familienhilfe** besprochen werden.

Im Krankenhaus kann eine **stationäre Aufnahme** eine möglicherweise akute Situation entschärfen und den Eltern die Möglichkeit geben, eine Belastungssituation abzumildern. Auch ist die stationäre Aufnahme für eine eventuelle klinische und apparative Diagnostik sehr hilfreich, da diese im ambulanten kinderärztlichen Bereich mit deutlich mehr Zeit und Aufwand verbunden ist.

Zudem werden Kinder häufig durch die misshandelnden Eltern beim Kinderarzt bzw. im Krankenhaus vorgestellt, da diese sehr besorgt sind – eine stationäre Aufnahme kann als Entlastung dienen. In diesem Rahmen sollte stets die **gemeinsame Sorge um das Kind** in den Vordergrund gestellt werden.

Falls die Eltern einer stationären Aufnahme ablehnend gegenüberstehen, muss die Dringlichkeit der Indikation bezüglich der Diagnosesicherung sowie der aktuellen Kindeswohlgefährdung abgewogen werden.

Bei bereits bestehender Betreuung durch das Jugendamt ist in manchen Fällen eine ambulante Weiterbetreuung möglich.

Bei Indikation zu einer stationären Aufnahme muss die **medizinische Notwendigkeit** verdeutlicht werden; den Eltern muss bewusst sein, dass die behandelnden Ärzte aufgrund der Symptome oder des Verletzungsmusters die Durchführung einer stationären Diagnostik absolut befürworten.

Bei weiterhin bestehender Ablehnung muss über die zuständigen Behörden das **Aufenthaltsbestimmungsrecht** beantragt werden.

MERKE

Generell gilt es, im Elterngespräch Ruhe zu bewahren, eine Eskalation zu vermeiden und den Schutz des Kindes als zentrales Ziel zu thematisieren.

4. Misshandlungsverdächtige Untersuchungsbefunde

Generell ist **jede Anamnese, die einen vorliegenden Verletzungsbefund nicht plausibel erklärt,** ein möglicher Hinweis auf eine Kindesmisshandlung. Weitere Hinweise sind Verletzungen, die nicht der primäre Vorstellungsgrund sind, **wechselnde Anamnesen** sowohl im Verlauf als auch durch unterschiedliche Betreuungspersonen oder gegenüber wechselndem medizinischen Personal. Auch das **Aufsuchen mehrerer Ärzte** kann ein möglicher Hinweis auf Kindeswohlgefährdung darstellen.

Prädilektionsstellen für nichtakzidentelle Verletzungen sind der **Kopf,** v. a. die **linke Gesichtshälfte** inkl. Ohr, der **Hals,** der **Stamm** und die **Vorderseite der Oberschenkel,** das **Gesäß** und die **Genitalien, Oberarme** und **Hände.**

Folgende Befunde können Hinweise für eine Kindesmisshandlung sein:

- **ZNS:** Subduralhämatome (v. a. interhemisphärisch), retinale Blutungen, Glaskörperblutungen, Retinoschisis
- **Haut:** Bissverletzungen, Hämatome, Verbrennungen, Einrisse im Anogenitalbereich; und v. a. bei Säuglingen:

- Misshandlungsverdächtige Hämatome: bei prämobilen Säuglingen; geformte, multiple und/oder retroaurikuläre Hämatome
- Misshandlungsverdächtige Verbrennungen: geformte Verbrennungen, scharfe Begrenzungen, Immersionsverbrühungen (Handschuh-, Strumpfmuster), Faltenaussparungen

- **Frakturen:** Rippenfrakturen, v. a. multiple Serienfrakturen, Frakturen im 1. Lebensjahr, Skapulafrakturen, multiple Frakturen, Frakturen verschiedenen Alters, Wirbelkörperfrakturen oder Subluxationen, komplexe Schädelfrakturen, Mandibulafrakturen, Frakturen an Fingern, Händen und Füßen

Die klassischen Symptome eines **Schütteltrauma-Syndroms** sind diffuse Hirnschädigungen (Enzephalopathie) mit subduralen Hämatomen und retinalen Blutungen. Meist finden sich hier keine oder wenn, nur sehr subtile äußerlich sichtbare Verletzungen.

Neben Verletzungen im Anogenitalbereich müssen auch sexuell übertragbare Infektionen bei Kindern jenseits der Neonatalperiode einen **sexuellen Kindesmissbrauch** nahelegen.

Auch **Vernachlässigung** und **mangelnde Fürsorge** stellen eine Kindeswohlgefährdung dar. Hierzu zählen:

- Unzureichende Ernährung (Dystrophie, Entwicklungsverzögerung, Fehlernährung)
- Unzureichende medizinische Versorgung (Versäumnis der U-Untersuchungen, unzureichende Impfungen)
- Missachtung der körperlichen Grundbedürfnisse (angemessene Bekleidung, Hygiene)
- Emotionale Vernachlässigung (Mangel an Zuwendung, stimulative Vernachlässigung)
- Soziale Vernachlässigung (Mangel an Erziehung und Schutz)

5. Differenzialdiagnosen typischer misshandlungsverdächtiger Untersuchungsbefunde

Sobald eine Kindesmisshandlung gesichert ist, sollte keine weitergehende Diagnostik zum Ausschluss weiterer Krankheiten erfolgen, die eine Kindesmisshandlung imitieren könnten.

Besteht jedoch noch der Verdacht einer Kindesmisshandlung, so muss auch an andere Ursachen wie z. B. Unfälle oder Erkrankungen, die eine ähnliche Symptomatik verursachen können, gedacht werden.

In ➤ Kap. 4 sind die wichtigsten Differenzialdiagnosen misshandlungsverdächtiger Untersuchungsbefunde und die entsprechende Differenzialdiagnostik aufgeführt.

ZUSAMMENFASSUNG

Gemäß der aktuellen Kinderschutzleitlinie ist eine Kindeswohlgefährdung folgendermaßen definiert: **„Alleiniges oder in Kombination auftretendes Vorkommen von: körperlicher Misshandlung, emotionaler Misshandlung, körperlicher Vernachlässigung, emotionaler Vernachlässigung oder sexuellem Missbrauch von Kindern im Alter von 0 bis 18 Jahren."**

Eine Kindesmisshandlung ist neben den körperlichen Verletzungsfolgen sowie den Folgen einer Mangelversorgung für die Entwicklung des Kindes häufig auch mit psychischen Störungen und Verhaltensauffälligkeiten assoziiert.

Die behandelnden Fachkräfte sollten bei dem Verdacht auf eine Kindeswohlgefährdung eine **ausführliche Anamnese** erheben sowie eine **vollständige körperliche Untersuchung** des Kindes durchführen. Eine **detaillierte Befundbeschreibung** sowie ggf. Fotodokumentation sind obligat. Anschließend sollte in einem **multidisziplinären Vorgehen** das weitere Vorgehen, wie z. B. eine **apparative sowie laborchemische Diagnostik,** geplant werden.

Den Eltern gegenüber sollte die **Sicherung des Kindeswohls als Ziel der Behandlung** kommuniziert werden. Eine wertende oder gar vorwurfsvolle Haltung ist unbedingt zu vermeiden, um die meist ohnehin angespannte Akutsituation nicht zusätzlich zu belasten.

Während einer stationären Behandlung sollte eine enge Kooperation mit den zuständigen **Behörden** erfolgen, um die bestmögliche Versorgung nach Entlassung aus dem Krankenhaus zu gewährleisten sowie das Kindeswohl langfristig zu sichern.

WAS WÄRE, WENN ...

- ... Tim einen 22 Monate alten Bruder gehabt hätte?
  - Dann sollte der Bruder auch komplett körperlich untersucht werden. Zudem sollte bei weiteren Kontaktkindern (Geschwister, Halb-/Stief- oder Adoptivgeschwister sowie sonstige Kinder im selben Haushalt lebend) unter 24 Monaten ein Röntgenskelettscreening durchgeführt werden.

49

Abdominelle Umfangszunahme (2 Jahre)

Claudia Bollmann

Anamnese

Kurz nach ihrem 2. Geburtstag wird die kleine Lisa in der Ambulanz vorgestellt. Die Mutter berichtet, dass ihr schon seit längerer Zeit aufgefallen sei, dass Lisas Bauch dicker geworden sei. Bei bestem AZ des Kindes habe sie dem jedoch zunächst keine Bedeutung beigemessen. Nun klage das Mädchen bei sonst guter Gesundheit jedoch häufiger über Bauchschmerzen.

Untersuchungsbefund

Sie sehen ein schlankes Mädchen mit prominentem Abdomen. Aufgrund ihrer ersten Verdachtsdiagnose palpieren Sie das Abdomen nur sehr vorsichtig. Sie tasten eine glatt begrenzte Raumforderung im rechten Hemiabdomen. Bei der Untersuchung gibt Lisa keine Schmerzen an. Der sonstige Untersuchungsbefund ist altersentsprechend. Die Blut- und Urinuntersuchung zeigt keine Auffälligkeiten. In der Abdomen-Sonografie weisen Sie eine von der rechten Niere ausgehende inhomogene Raumforderung nach.

1. **Wie lautet Ihre Verdachtsdiagnose? Welche sind Ihre Differenzialdiagnosen?**
2. **Welche Untersuchungen melden Sie an? Welche Befunde erwarten Sie?**
3. **Beschreiben Sie Ätiologie und Pathogenese.**
4. **In welche Stadien wird die Erkrankung eingeteilt?**
5. **Wie therapieren Sie die Erkrankung?**
6. **Wie schätzen Sie die Prognose ein?**

1. **Verdachtsdiagnose und Differenzialdiagnosen**

Bei der beschriebenen Anamnese ist das **Nephroblastom (Wilms-Tumor)**, ein maligner kindlicher Tumor aus embryonalem Mischgewebe, die führende Verdachtsdiagnose. **Klinisch** sind die Patienten bei Erstdiagnose häufig beschwerdefrei. In der Regel fällt den Eltern lediglich eine **Umfangszunahme des Abdomens** auf. Manchmal treten unspezifische Beschwerden wie Bauchschmerzen und Erbrechen auf. Seltenere Symptome sind Hämaturie, arterielle Hypertonie und tumorbedingte Varikozelen. Der Tumor wächst anfangs verdrängend mit umgebender Pseudokapsel, später infiltrativ. Bei Erstdiagnose ist das Malignom in 10–15 % der Fälle bereits metastasiert. Meistens sind regionale Lymphknoten oder die Lunge betroffen, gelegentlich die Leber oder das ZNS. Zu etwa 5 % manifestiert sich das Nephroblastom bilateral. Bei der Untersuchung tastet sich die Raumforderung **glatt begrenzt, manchmal höckrig.** Um eine die Prognose verschlechternde Tumorruptur zu vermeiden, ist die Palpation mit größter Vorsicht durchzuführen.

Epidemiologie:
- Häufigster kindlicher Nierentumor, 6 % aller Neoplasien im Kindesalter.
- Inzidenz 1/100.000 Kinder < 15 Jahren, 100 Neuerkrankungen pro Jahr in Deutschland.
- Altersgipfel 1.–4. Lebensjahr, Erkrankung im Erwachsenenalter ist extrem selten.
- Geringe Mädchenwendigkeit, asiatische Länder sind weniger betroffen als USA und Europa.

Differenzialdiagnosen sind andere embryonale maligne Tumoren der Niere und Nebenniere, embryonale benigne Tumoren und entzündliche Prozesse mit Abszessbildung.

MERKE
Das Nephroblastom (Wilms-Tumor) ist bis auf ein vorgewölbtes Abdomen meist symptomlos. 10–15 % der Tumoren sind bei Erstdiagnose bereits metastasiert.

2. **Diagnostik und Staging**

Laborchemische Untersuchungen:
- Tumormarker für das Nephroblastom sind bisher nicht bekannt. Aufgrund der Assoziation mit genetischen Veränderungen des WT1-Suppressorgens (➤ Kap. 3) sollte eine Bestimmung des **WT1-Keimbahnstatus** durchgeführt werden.
- Differenzialdiagnostisch kann zum Ausschluss eines Neuroblastoms die Bestimmung von Katecholaminmetaboliten in Blut und Urin sinnvoll sein.

Bildgebung:
- **Abdomen-Sonografie:** Nachweis eines von der Niere ausgehenden Wachstums, meist scharfe Begrenzung durch Pseudokapsel, evtl. V.-cava-Thrombus, selten Kalzifikationen (➤ Abb. 49.1).
- **MRT des Abdomens:** Beurteilung der Beziehung zu den Nierengefäßen und der Beteiligung von Nachbarorganen; Beurteilung der kontralateralen

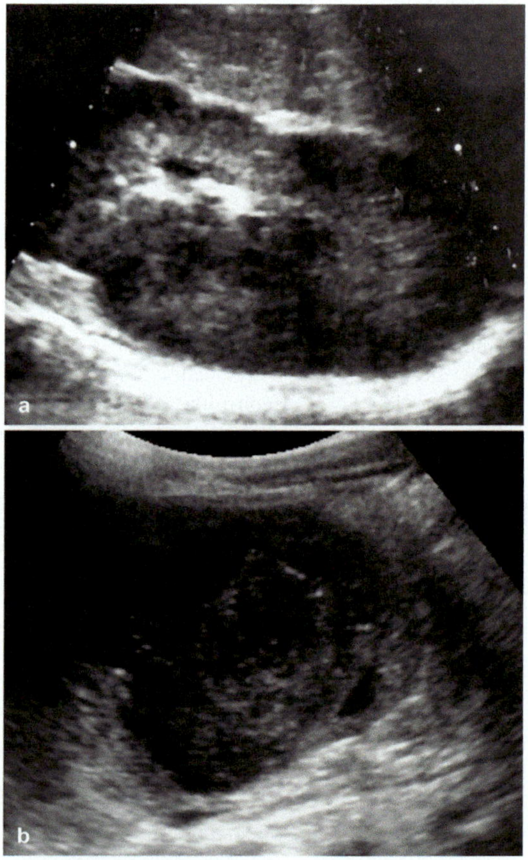

Abb. 49.1 Nephroblastom. Sonografie. **a.** Ventrolateraler Längsschnitt durch die rechte Nierenloge: Restniere kranial mit scharfer Grenze zum Tumor. **b.** Ventrolateraler Querschnitt: rundlicher Tumor mit komplexer Echogenität. [G679-001]

Niere; Nachweis oder Ausschluss von Lebermetastasen und eines V.-cava-Thrombus.
- **CT-Thorax:** Ausschluss/Detektion von Lungenmetastasen.
- **Röntgen-Thorax:** Vorzugsweise nach Anlage eines zentralvenösen Zugangs.
- Weitere Untersuchungen: EKG, Echokardiografie, nuklearmedizinische Funktionsdiagnostik (MAG3-/DMSA-Szintigrafie). MRT des Schädels, Skelettszintigrafie oder Ganzkörper-MRT und ggf. FDG-PET-CT oder -MRT bei Tumoren der Hochrisikogruppe.

3. Ätiologie und Pathogenese

Die Ätiologie des Nephroblastoms ist bis heute nicht vollständig geklärt. Eine wichtige Rolle spielen genetische Veränderungen der **Wilms-Tumor-Suppressorgene** WT1 bis WT5. **Deletionen von WT1** auf Chromosom 11p13 werden in 10–30 % der Fälle nachgewiesen. Neben Genmutationen spielen die Mechanismen **„Loss of Heterozygosity"** (LOH) und **„Loss of Imprinting"** (LOI) bestimmter Genloci eine Rolle. Bei 40 % der Wilms-Tumore ist ein LOH von Chromosom 11p nachweisbar. Außerdem spielen genetische Defekte, die für die Bildung von microRNA und bestimmten Transkriptionsfaktoren verantwortlich sind, sowie die Inaktivierung des Tumorsuppressorgens TP53 eine Rolle. Die **Nephroblastomatose** gilt als Präkanzerose, aus der sich in 50 % ein Nephroblastom entwickelt. Assoziationen des Nephroblastoms mit verschiedenen Syndromen (u. a. **Beckwith-Wiedemann-Syndrom** und das **WAGR-Syndrom**) und kongenitalen Fehlbildungen (isolierte Hemihypertrophie, Augenmissbildungen und **urogenitale Fehlbildungen**) ohne Syndromassoziation sind bekannt.

4. Stadieneinteilung

Die Klassifikation und Stadieneinteilung des Nephroblastoms erfolgt nach SIOP (International Society of Paediatric Oncology) (➤ Tab. 49.1 und ➤ Tab. 49.2).

5. Therapie

In Europa erfolgt im Rahmen großer prospektiver Studien von SIOP und GPOH zunächst ohne vorhergehende Tumorbiopsie bei Patienten > 6 Monate und < 16 Jahren eine 4–6-wöchige **präoperative Chemotherapie** mit Vincristin und Actinomycin. Bei Metastasen und hochmalignen Tumoren wird die Therapie entsprechend dem Protokoll erweitert. Durch dieses Vorgehen können eine signifikante **Tumorverkleinerung** und eine Reduktion intraoperativer Komplikationen erreicht werden. Im Anschluss erfolgt die partielle oder totale **Tumornephrektomie** mit histologischem Lymphknoten-Staging. Indikation zur partiellen Tumornephrektomie ist vorwiegend der bilaterale Befall. Der Operation schließt sich je nach Stadium und Histologie eine weitere **Chemotherapie** für 4–40 Wochen, ggf. in Kombination mit einer **Radiotherapie,** an.

Tab. 49.1 SIOP-Histologieklassifikation nach präoperativer Chemotherapie

Malignitätsgrad	Histologie
Niedrig maligne, „günstig"	▪ Zystisch partiell differenziert ▪ Komplett nekrotisch ▪ Hochdifferenzierte Epithelien
Intermediär maligne, „Standard"	▪ Epithelreich ▪ Stromareich ▪ Regressiver Typ ▪ Mischtyp ▪ Fokale Anaplasie
Hoch maligne, „ungünstig"	▪ Diffuse Anaplasie ▪ Blastenreich

Tab. 49.2 SIOP-Stadieneinteilung Nephroblastom nach Operation

Stadium	
I	Tumor auf die Niere beschränkt, vollständige Entfernung, Kapsel intakt
II	Ausdehnung über die Niere hinaus, vollständige Entfernung
III	Unvollständige Tumorentfernung oder lokale Lymphknotenmetastasen, keine hämatogene Metastasierung
IV	Fernmetastasen (Lunge, Leber, Knochen, ZNS)
V	Bilaterales Nephroblastom

MERKE

Die präoperative Chemotherapie ermöglicht durch Tumorreduktion bei 60 % der Patienten eine Rückführung in Stadium I (Downstaging) und damit eine signifikante Verbesserung der Prognose.

6. Prognose

Die Prognose hängt wesentlich vom **Grad der Malignität,** dem **postoperativen Stadium** und der **Metastasierung** zum Zeitpunkt der Diagnose ab. Durch präoperative Chemotherapie werden heutzutage mit koordiniertem multidisziplinärem Vorgehen 90 % der Patienten langfristig geheilt. Bei nicht metastasiertem unilateralem Tumor beträgt die Gesamtüberlebensrate 97 %. Auch bei metastasiertem Nephroblastom kann bei kompletter Remission nach Chemotherapie ein Gesamtüberleben von 90 % erreicht werden. Prognostisch günstig wirken sich zudem ein Lebensalter < 2 Jahre sowie ein Tumorvolumen < 500 ml nach präoperativer Chemotherapie aus. Eine **schlechtere Prognose** haben Patienten mit diffuser Anaplasie und blastenreichem Wilms-Tumor.

ZUSAMMENFASSUNG

Das Nephroblastom (Wilms-Tumor) ist ein maligner embryonaler Mischtumor des Kindesalters, der bei zunächst verdrängendem Wachstum durch **Umfangszunahme des Abdomens** meist ohne klinische Beschwerden auffällt. Der Erkrankungsgipfel liegt zwischen dem 1. und 4. Lebensjahr. Eine wichtige Rolle bei der Entstehung spielen genetische Veränderungen von **Wilms-Tumor-Suppressorgenen** und epigenetische Mechanismen. Vor Therapiebeginn erfolgt ein **Staging** durch bildgebende und nuklearmedizinische Verfahren. Stadieneinteilung, Klassifikation und Therapie sind in Europa durch langfristige prospektive Studien der SIOP und GPOH festgelegt. Der **präoperativen Chemotherapie** schließt sich die partielle oder totale **Tumornephrektomie** an. **Postoperative Chemotherapie** und **Radiotherapie** werden in Abhängigkeit von Stadium und Histologie durchgeführt. Die **Prognose** ist mit einer Gesamtüberlebensrate von 90 % ausgezeichnet.

WAS WÄRE, WENN ...

- ... die Eltern die notwendige Therapie eines niedrig malignen Nephroblastoms verweigern würden?
  - Grundsätzlich ist die Einwilligung der Eltern bei jeder medizinischen Behandlung notwendig. Wenn durch missbräuchliche Ausübung des Sorgerechts eine Gefährdung des Kindeswohls durch Verweigerung einer Erfolg versprechenden und lebensnotwendigen Therapie gegeben ist, besteht jedoch die Möglichkeit, die elterliche Einwilligung durch das Vormundschaftsgericht ersetzen zu lassen. Da die Behandlung eines Kindes ohne die Unterstützung der Eltern aber eine große Belastung für alle Beteiligten darstellt, sollten Sie immer versuchen, den Eltern durch die Darlegung der Erfolgschancen sowie der infausten Prognose ohne Therapie die Unsicherheit zu nehmen und sie von der Notwendigkeit des Vorgehens zu überzeugen. Eine Entscheidung über das weitere Vorgehen sollte immer eine Einzelfallentscheidung sein und mit Kollegen und dem zuständigen Oberarzt abgewogen werden.

50

Gedeihstörung und Misslaunigkeit (11 Monate)

Christine Prell

Anamnese

Leonie ist 11 Monate alt. Sie wurde 5 Monate lang voll gestillt, seitdem erhält sie zusätzlich Obst-, Gemüse- und Breimahlzeiten. Seit dem 7. Monat nimmt sie nicht mehr an Gewicht zu. Sie leidet an breiigen, voluminösen Durchfällen und starkem Meteorismus. Auch ihr Wesen hat sich verändert. Das Mädchen, das früher immer gut gelaunt war, ist jetzt häufig eine missmutige kleine Nervensäge.

Untersuchungsbefund

Bei der Untersuchung wirkt Leonie blass und ängstlich. Das Gewicht liegt mit 7,2 kg unterhalb der 3. Perzentile, die Körperlänge liegt auf der 10. Perzentile. Das Abdomen ist ausladend, die Extremitäten wirken dünn, das Gesäß faltig.

1. **Welche Verdachtsdiagnose stellen Sie?**

2. **Nennen Sie weitere mögliche Symptome und Verlaufsformen.**

3. **Welche Erkrankungen können mit der oben beschriebenen Erkrankung assoziiert sein?**

4. **Wie sichern Sie die Diagnose?**

5. **Welche Therapie empfehlen Sie?**

6. **Welche Differenzialdiagnosen müssen Sie in Betracht ziehen?**

Fall 50 Gedeihstörung und Misslaunigkeit (11 Monate)

1. Diagnose

Bei dem hier geschilderten Fall handelt es sich am ehesten um die klassische Manifestation einer **Zöliakie.** Hierbei handelt es sich um eine **immunologisch bedingte Multiorganerkrankung** ausgelöst durch Gluten, den Eiweißbestandteil von Weizen, und Prolamine verwandter Getreidearten (Roggen, Dinkel, Gerste) bei genetisch prädisponierten Individuen (Assoziation mit HLA-Antigenen DQ2 und DQ8). Gliadin, die alkohollösliche Komponente von Gluten, ist das schädigende Agens. Bei intrazellulärer Aufnahme von Gliadinmolekülen in Enterozyten kommt es zu einer zytotoxischen Reaktion, an der aktivierte Lamina-propria-T-Zellen und Zytokine beteiligt sind. Das Autoantigen ist dabei die Gewebetransglutaminase. Die Folge ist eine Zottenatrophie mit einer erheblichen Einschränkung der resorptiven Oberfläche, wodurch es zu einer schweren Malabsorption von Nahrungs- und Mineralstoffen kommt.

2. Klinik

Nach der Einführung von getreidehaltiger Beikost kommt es zum Auftreten von **chronischen Durchfällen** mit voluminösen, übel riechenden, fettglänzenden Stühlen. Die Kinder sind auffallend missmutig und weinerlich. Es kommt zu Gewichtsstillstand oder Gewichtsverlust, und es entsteht eine **Gedeihstörung** mit Kreuzen der Perzentilen nach unten (➤ Abb. 50.1). In der weiteren Folge kommt es zu einer schweren Dystrophie mit vollständigem Fehlen von subkutanem Fettgewebe (Tabaksbeutelgesäß) und einem massiv vorgewölbten Abdomen bei dünnen Extremitäten. Bei fortgeschrittener Malabsorption können **Eiweißmangelödeme, Vitamin-K-Mangel-Blutungen** und eine **Vitamin-D-Mangel-Rachitis** auftreten. Die Kinder sind aufgrund einer ausgeprägten **Eisenmangelanämie** blass. Sie zeigen eine **muskuläre Hypotonie** und sind infektanfällig.

Folgende Zöliakie-Verlaufsformen können unterschieden werden:

- **Zöliakie mit gastrointestinaler Manifestation (klassische Zöliakie).**
- **Zöliakie mit extraintestinaler Manifestation (atypische Zöliakie,** z. B. mit Kleinwuchs, Anämie, Osteoporose).
- **Silente Zöliakie:** Keine Symptome einer Zöliakie, sonst werden jedoch alle Kriterien der Diagnose erfüllt (positive Serologie und auffällige Histologie).
- **Latente Zöliakie:** Keine Symptome und normale Dünndarmschleimhaut bei positiven zöliakiespezifischen Antikörpern.
- **Transiente Zöliakie:** Zöliakie, bei der alle diagnostischen Kriterien erfüllt waren, heilt aus und tritt bei erneuter Glutenbelastung nicht wieder auf.
- **Refraktäre Zöliakie:** Persistierende Zottenatrophie trotz streng glutenfreier Diät.

MERKE

Bei einer Eisenmangelanämie ohne erkennbare Ursache sollte immer an eine Zöliakie gedacht werden!

3. Assoziierte Erkrankungen

Die Zöliakie ist mit einer Reihe von Autoimmun- und anderen Erkrankungen assoziiert. Bei Vorliegen einer

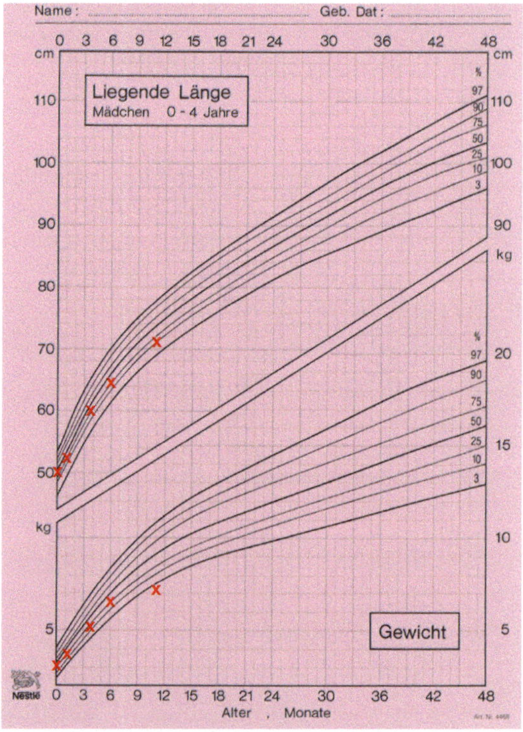

Abb. 50.1 Perzentilenkurve der Patientin. [V492]

dieser Erkrankungen sollte regelmäßig eine Zöliakie ausgeschlossen werden, da die Häufigkeit deutlich über dem Risiko der Allgemeinbevölkerung liegt:

- Diabetes mellitus Typ 1
- Selektiver IgA-Mangel
- Dermatitis herpetiformis Duhring
- IgA-Nephropathie
- Autoimmune Schilddrüsenerkrankungen
- Autoimmune Erkrankungen von Leber und Gallenwegen
- Trisomie 21
- Ullrich-Turner-Syndrom
- Williams-Beuren-Syndrom

Auch Verwandte 1. Grades von an Zöliakie Erkrankten sollten auf das Vorliegen dieser Erkrankung untersucht werden.

4. Diagnostik

- **Routinelabor:** Mikrozytäre Anämie, Serumeisen erniedrigt, Ferritin erniedrigt, Hypoproteinämie, Hypalbuminämie, Gerinnungsstörung, Hypokalzämie durch verminderte Vitamin-D- und Kalziumresorption, alkalische Phosphatase erhöht.
- **Zöliakiespezifische Antikörper:** Die Bestimmung der **t-Transglutaminase-IgA-Antikörper** weist eine hohe Sensitivität auf und ist derzeit der Test der Wahl. **Endomysium-IgA-Antikörper** besitzen ebenfalls eine hohe Sensitivität und Spezifität. Bei IgA-Mangel sollten Endomysium-IgG-Antikörper oder IgG-Antikörper gegen deamidiertes Gliadinpeptid bestimmt werden.
- **Dünndarmbiopsie** (➤ Abb. 50.2 und ➤ Abb. 50.3): Vor Diätbeginn muss die Diagnose eventuell histologisch gesichert werden, Ausnahmen siehe unten. Die Beurteilung schließt die Zottenhöhenabnahme, die Kryptenhyperplasie und die Quantifizierung der intraepithelialen Lymphozyten (IEL) ein.

Nach den neuesten Empfehlungen kann auf eine Dünndarmbiopsie verzichtet werden, wenn folgende Voraussetzungen erfüllt sind:

- Kind/Jugendlicher ist < 18 Jahren.
- t-Transglutaminase-IgA-Antikörper sind größer als das 10-Fache der Norm.
- Bestätigung der Seropositivität durch Bestimmung der Endomysium-Antikörper in einer 2. Blutprobe.

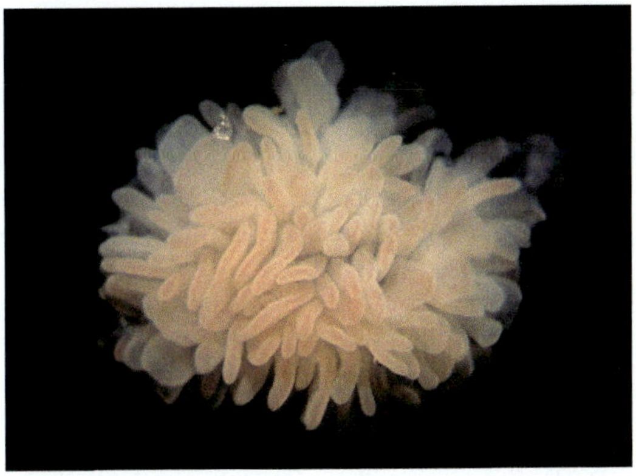

Abb. 50.2 Lichtmikroskopie eines Dünndarmbiopsats. Normalbefund mit normalen Dünndarmzotten. [T409]

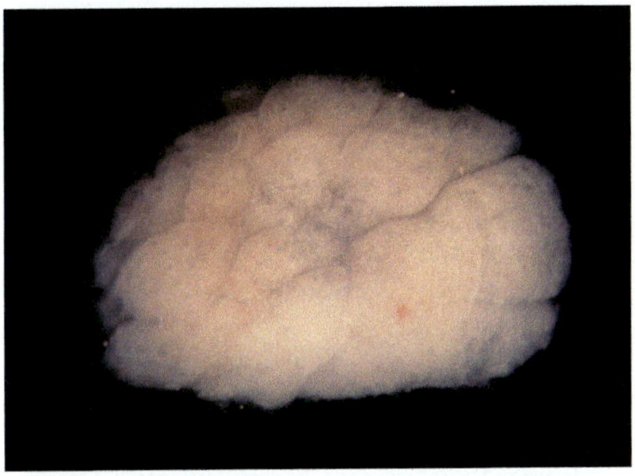

Abb. 50.3 Lichtmikroskopie eines Dünndarmbiopsats. Totale Zottenatrophie bei Zöliakie. [T409]

- Aufklärung und Dokumentation durch einen Kindergastroenterologen bezüglich der Interpretation der Testergebnisse, der Optionen der Diagnosestellung und der lebenslangen Konsequenzen.

MERKE

Ein begleitender selektiver IgA-Mangel kann bei der serologischen Zöliakiediagnostik zu falsch negativen Ergebnissen führen!

5. Therapie

Die Therapie der Zöliakie besteht in einer **lebenslangen glutenfreien Diät.** Das bedeutet, dass auf Weizen, Roggen, Gerste, Dinkel und Grünkern verzichtet werden muss. Alternative Kohlenhydrate sind Mais, Reis, Hirse, Buchweizen, Amaranth und reine Weizenstärke (sog. Primastärke). Hafer und entsprechende Produkte sind für die meisten Zöliakiepatienten nicht toxisch, wenn die Produkte nicht kontaminiert sind. Die durchgestrichene Ähre ist das international anerkannte Zeichen für glutenfreie Lebensmittel.

Bei Mangel an Mikronährstoffen bei Diagnosestellung sollte eine gezielte Substitutionstherapie durchgeführt werden. Es sollte eine Ernährungsberatung durch eine erfahrene Ernährungsfachkraft erfolgen. Praktische Hilfe bietet auch die Deutsche Zöliakie-Gesellschaft (DZG). Gut verständliche Onlinekurse für Patienten und Ärzte findet man unter www.zoeliakie-verstehen.de (Projekt „Focus IN CD" des EU-geförderten Programmes „Interreg Central Europe").

Unter der Diät kommt es innerhalb von Wochen bis Monaten zu einer Rückbildung der Symptome, die Schleimhaut normalisiert sich innerhalb von 6–12 Monaten.

MERKE

Die Therapie einer Zöliakie besteht in einer lebenslangen streng glutenfreien Diät.

6. Differenzialdiagnosen

- **Andere Malabsorptions- oder Maldigestionssyndrome:** Mukoviszidose, Kuhmilchprotein-Unverträglichkeit, angeborene intestinale Enzymdefekte, Acrodermatitis enteropathica
- **Chronische Erkrankungen:** Chronisch-entzündliche Darmerkrankungen, HIV-Enteropathie, primäre Immundefekte, Nierenerkrankungen, Herzinsuffizienz, Tuberkulose, Malignome
- **Störungen des sozialen Umfelds/psychiatrische Erkrankungen:** Vernachlässigung, Münchhausen-by-proxy-Syndrom, Essstörung

ZUSAMMENFASSUNG

Die **Zöliakie** ist eine immunologisch bedingte Systemerkrankung, die mit einer **Zottenatrophie** der Dünndarmschleimhaut und Malabsorption einhergeht. Die Diagnose wird meist im frühen Kleinkindalter gestellt. Oligosymptomatische Formen der Zöliakie mit Kleinwuchs oder **Eisenmangelanämie** können jedoch Jahre bis Jahrzehnte unerkannt bleiben. Eine **glutenfreie Diät** sollte erst begonnen werden, wenn die Kriterien zur Sicherung der Diagnose Zöliakie erfüllt sind. Eine strikte Einhaltung der Diät ist notwendig, um Folgeerkrankungen wie Osteoporose, Infertiliät oder maligne Darmlymphome zu vermeiden.

WAS WÄRE, WENN ...

- ... Leonies Mutter mit den beiden klinisch gesunden Geschwisterkindern Amelie (6 Jahre) und Sophie (8 Jahre) zu Ihnen zur Beratung käme?
  - Beide Schwestern haben als Verwandte 1. Grades ein erhöhtes Risiko, auch an einer Zöliakie zu erkranken. In diesem Fall kann bei beiden Mädchen der HLA-Haplotyp bestimmt werden. Nur bei **positivem HLA-DQ2/DQ8-Haplotyp** besteht die Möglichkeit, eine Zöliakie zu entwickeln. Ein negativer Gentest macht weitere Kontrollen auf Zöliakieantikörper dagegen unnötig.

Register